Koch

Das 4-Wochen-Anti-Entzündungsprogramm

Dr. med. Simone Koch ist Ärztin mit den Schwerpunkten Funktionelle-, Umwelt- und Ernährungsmedizin. Hier steht die Heilung der Krankheitsursache im Vordergrund und nicht das kurzfristige Lindern von Symptomen. In ihrer Privatpraxis in Berlin hat sie sich auf Autoimmunerkrankungen, hormonelle Dysbalancen sowie Patienten mit unklaren Beschwerdebildern und umweltmedizinischen Erkrankungen spezialisiert. Bekannt ist sie durch ihre Aktivitäten auf ihrem hoch frequentieren Instagramaccount @drsimonekoch und ihren zahlreichen Auftritten auf Kongressen, in Podcasts und Vorträgen. Mehr über sie kann man auf ihrer Homepage www.drsimonekoch.de erfahren.

Widmung:
dem Biohackpack für die unablässige Inspiration

Dr. med. Simone Koch

Das 4-Wochen-Anti-Entzündungsprogramm

Immunsystem, Stoffwechsel & Hormone ins Gleichgewicht bringen
Stille Entzündungen stoppen

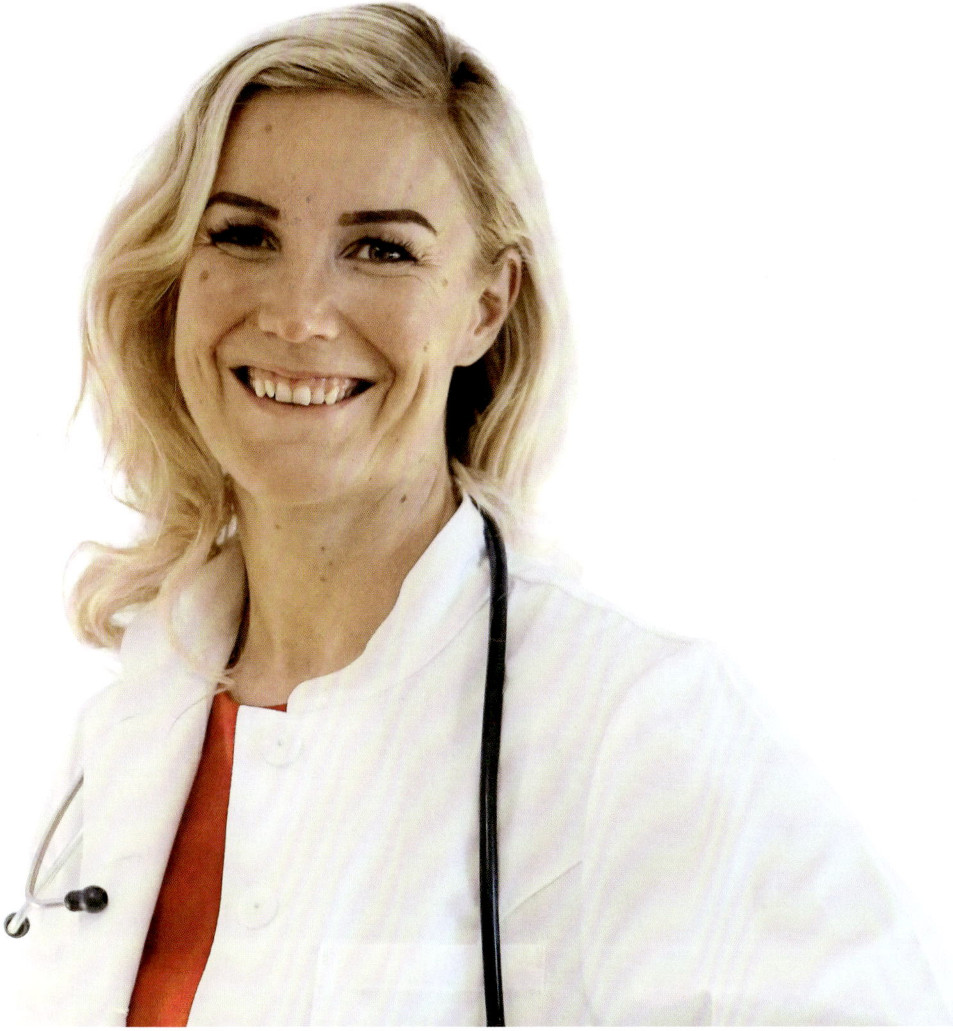

TRIAS

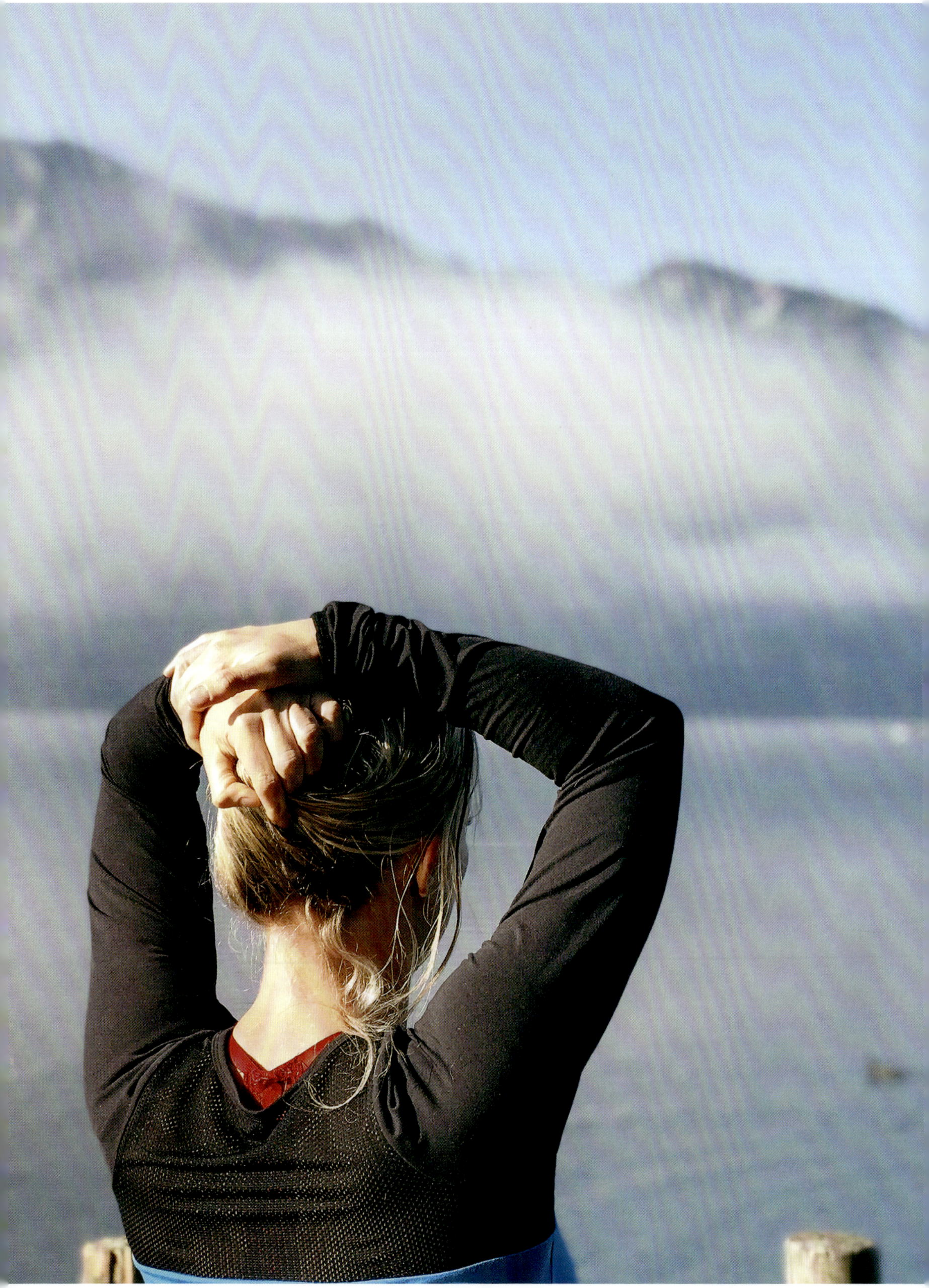

7 Wie meine Geschichte zu diesem Buch führte

13 Wie entsteht eine stille Entzündung?

14 Das Immunsystem: eine Armee, viele Gesichter

28 Die stille Entzündung erkennen

32 Chronischer Stress

48 Tagesrhythmik und Licht

62 Die Bedeutung von Schlaf

72 Entzündungsfördernde Lebensstilfaktoren

86 Atmung als Werkzeug gegen Entzündung

94 Entzündliche und antientzündliche Nahrung

108 Die antientzündliche Macht der Kälte

119 Die praktische Umsetzung

120 Die Vier-Wochen-Challenge

122 Woche 1: die Magie des Beginns

132 Woche 2: die goldene Mitte

148 Woche 3: Zauber der Nacht

158 Woche 4: das große Ganze

160 Mein perfekter Tag

169 Ein Wort zum Schluss

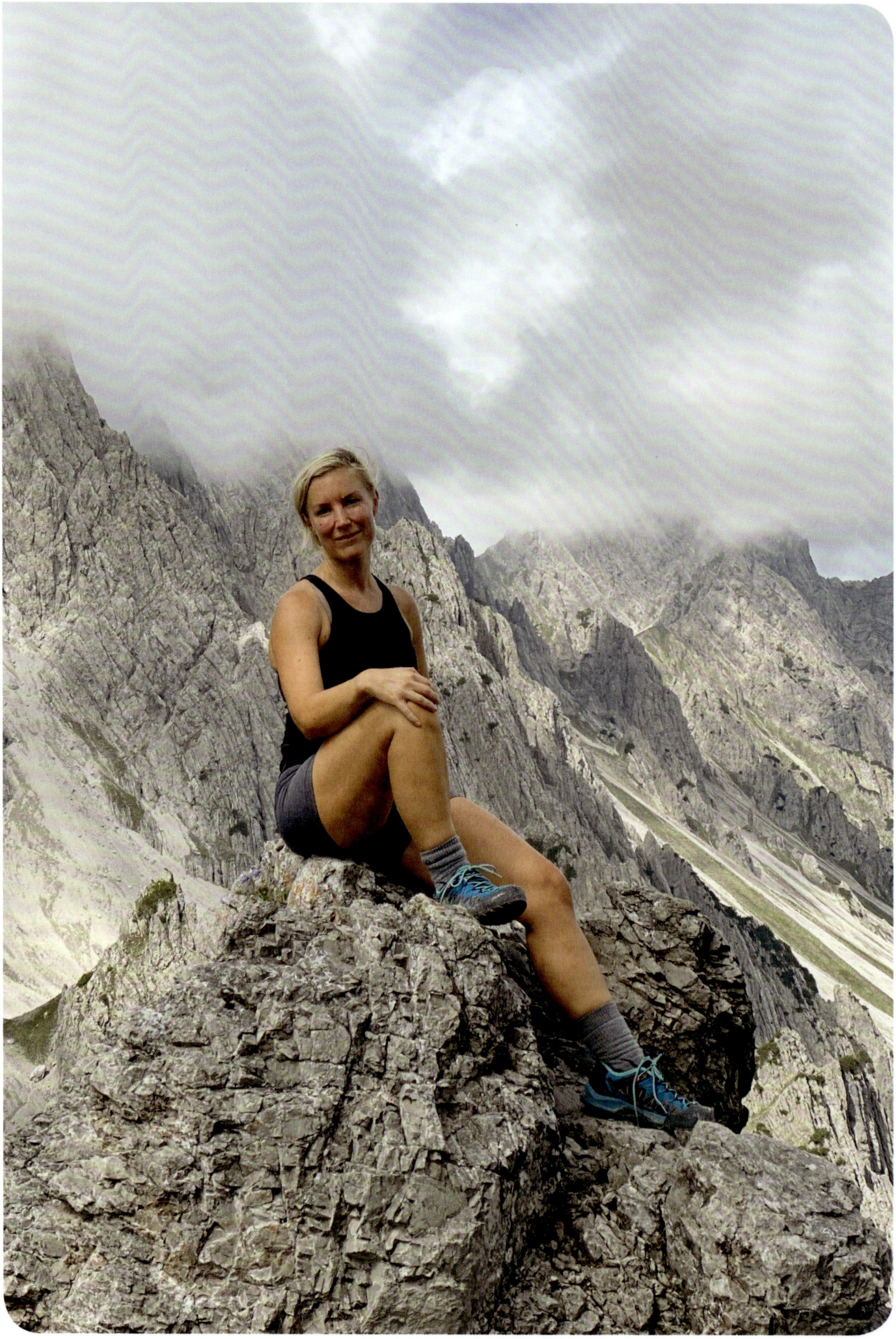

Wie meine Geschichte zu diesem Buch führte

Als ich anfing dieses Buch zu schreiben, kam ich gerade von einem meiner Wochenend-Retreats zurück, die ich für Menschen mit Autoimmunerkrankungen durchführe, damit sie zu einer praktischen Durchführung einer gesundheitsfördernden Lebensweise gelangen. Vor allem die Geschichte einer Teilnehmerin ist mir stark im Gedächtnis geblieben, weil sie mich so sehr an meine eigene erinnert hat. Eigentlich war sie immer ein fröhlicher Mensch mit einem – aus ihrer Sicht – perfekten Leben. Doch dann war plötzlich von einem Tag auf den anderen alles anders: die Person, die sie gekannt und mit der sie sich identifiziert hatte, war verschwunden. Denken, sich bewegen und Freude im Leben empfinden war plötzlich unmöglich geworden. Wie könnte das alles nun mit dem Thema dieses Buches zusammenhängen, das Sie gerade in Ihren Händen halten? Und was hat dies alles mit der stillen Entzündung zu tun?

Wenn wir uns verletzen, so führt dies im Anschluss zu einer Entzündung und Schwellung, welche die Funktion des betroffenen Körperteils stark beeinträchtigt. Da es hier einen klaren Zusammenhang zwischen Ursache und Wirkung gibt, machen wir uns, zumindest wenn die Verletzung nicht allzu schwer ist, keine großen Sorgen. Wir warten ab, bis unser Körper den Schaden behoben hat und die Funktion wiederhergestellt ist. Dies nennt man dann in der Medizin »Restitutio ad integrum«, eine vollständige Wiederherstellung. Was passiert aber, wenn das Immunsystem und die Heilungsprozesse in ihrer Funktion gestört sind und diese Wiederherstellungsprozesse nicht so laufen, wie sie sollten? Im Falle einer Verbrennung könnten wir eine schwere Infektion und im schlimmsten Fall den Verlust der Extremität oder sogar des Lebens erleiden. Solche Prozesse können auch still in unserem Inneren ablaufen und dazu führen, dass nach und nach immer mehr Prozesse ihre ursprüngliche Funktion verlieren. Der Anteil des Immunsystems, der Entzündung hervorruft, gewinnt zunehmend die Oberhand. In der Folge verlieren wir Unmengen Energie und ganze Systeme, wie der Magen-Darm-Trakt, das Gehirn oder sogar das Herz, nehmen ihre Funktion nicht mehr wie gewohnt wahr. Diese Prozesse nennt man dann »stille Entzündung« oder auf Englisch »silent inflammation«. Und genauso wie man Umweltverschmutzung heute nicht mehr als schwarzen Smog am Himmel wahrnehmen kann, sondern wir im Verborgenen multiplen Giftstoffen ausgesetzt sind, finden auch Entzündungsprozesse in unserem Körper heute viel häufiger im Stillen statt. Die chronische stille Entzündung wird inzwischen als eine der Hauptursachen für alle modernen Zivilisationskrankheiten wie Übergewicht, Diabetes Typ 2, Herzinfarkt, Schlaganfälle und Bluthochdruck gehandelt. Aber auch das große Heer der Ausgebrannten und Erschöpften scheint mit chronischen Entzündungsprozessen in Verbindung zu stehen. In unserem Körper herrscht nämlich ein ständiger Krieg zwischen den entzündlichen und den antientzündlichen Systemen. Und nur, wenn diese sich miteinander im Waffenstillstand befinden, geht es uns wirklich gut. In Medizin und Wissenschaft nennt man diesen Zustand Homöostase. In diesem Buch werde ich aber meist von Balance sprechen.

Ich selbst habe diesen Krieg in sehr eindrucksvoller Art und Weise fast mein ganzes Leben lang erfahren. Bereits mit zwölf Jahren hatte ich das Gefühl, mein Körper würde sich auf eine für mich ungute Art und Weise verändern. Ich begann meine erste Diät mit dem Ziel, wieder 33 kg zu wiegen. Wenn ich daran zurückdenke, finde ich es erschreckend und traurig, dass ich mich schon als Kind überhaupt mit solchen Dingen auseinandergesetzt habe. Aber ich war damals sehr belesen und immer neugierig auf Experimente mit mir selbst. Mein erstes Langzeitfasten begann ich mit 14 Jahren. Ich war auf der Suche nach etwas, das mir meine Energie zurückbringen und mich von Bauchschmerzen und Heißhungerattacken auf Süßes befreien würde. So begann meine Karriere mit unzähligen Ernährungsformen, die von Vegetarismus über Kohlsuppe, Rohkost, Atkins- und Strunz-Diäten und vieles mehr reichen. Gut in Erinnerung ist mir geblieben, dass ich eigentlich immer das Gefühl hatte, schwerfällig und aufgebläht zu sein, außer wenn ich fastete. Auch litt ich immer wieder unter depressiven Phasen und war zum Teil sehr erschöpft. Das erste Mal fühlte ich mich mit 16 Jahren so und dann immer wieder. Dazu war ich unglaublich infektanfällig. Jede schwerere Anstrengung verursachte bei mir eine Mandelentzündung oder einen grippalen Infekt. Als wenn das nicht gereicht hätte, litt ich seit meinem siebten Lebensjahr unter Schlafstörungen.

Ab und zu ging es mir hervorragend und ich erinnere mich, wie ich während meiner Studienzeit auf meinem Balkon stand und topfit mit einem Gefühl tiefen Glücks im Inneren in den Sonnenaufgang blickte. So wohl hatte ich mich bis dahin noch nie gefühlt. Dass dies eventuell etwas mit der Ernährungsform zu tun haben könnte, durchschaute ich noch nicht. Ich verzichtete damals auf Kohlenhydrate und nahm deswegen kein Getreide zu mir. Und auch aus der Tatsache, dass es mir in meinem veganen Jahr, in dem ich sehr viel Getreide verzehrte, so schlecht ging wie noch nie im Leben, verknüpfte ich lediglich mit Anämie durch Eisenmangel, aber nicht mit den eigentlichen Inhalten meiner Ernährung. Meistens war ich schlank und sportlich, aber dies war vor allem einer eisernen Disziplin und meinem starken Willen geschuldet. Leicht fiel es mir nie.

Intuitives Essen war also seit meinem 12. Lebensjahr ein Fremdwort für mich geworden. Sobald ich nur ansatzweise das aß, »was ich wollte«, nahm ich blitzschnell zu und musste danach darum kämpfen, zu meinem Wohlfühlgewicht zurückzukehren. Als ich mit 16 an einer Segelfreizeit teilnahm, bei der Unmengen an dänischen Backwaren verzehrt wurden, hatte ich in zwei Wochen so viel zugenommen, dass meine eigene Mutter mich beim Abholen zunächst nicht wiedererkannte. Und immer träumte ich davon, dass es leicht sein möge und einfach. Zu Beginn meiner beruflichen Tätigkeit machte ich eine recht zeitintensive Kommunikationsausbildung, die an einer ganzen Reihe von Wochenenden in einem Bio-Hotel in Österreich stattfand. Das Essen war clean und hervorragend. Dennoch musste ich immer die gesamte Mittagspause auf dem Fahrradergometer verbringen, um nicht jeweils nach den Wochenenden ein bis zwei Kilo schwerer zu sein, und dass, obwohl ich mich bei den Portionen bereits stark einschränkte. Mein Energielevel war desaströs. Nach der Arbeit schlief ich fast immer auf dem Sofa ein, während mein Partner mit seinen Studienkollegen lernte. Außerhalb der Arbeit hatte ich weder Freunde noch Hobbys, da mir hierfür komplett die Zeit fehlte. Nur meine regelmäßige sportliche Tätigkeit zog ich durch, außer wenn ich mal wieder eine meiner superhartnäckigen Erkältungen hatte … und die hatte ich oft. Fast jeden Winter hustete ich wochenlang. Zum Teil war meine Atemhilfsmuskulatur vom Husten so überlastet, dass jede Bewegung schmerzte. Und noch heute ergreift mich eine Welle von Panik, wenn ich einmal husten muss, da ich immer fürchte, es könnte wieder eine Bronchitis sein, die dann ewig mein ganzes Leben beeinträchtigt.

Rückblickend kann ich sagen, dass sich mein Körper durch die unerkannte Zöliakie permanent in einem Zustand der Unterversorgung und der chronischen Entzündung befand. Er konnte gar nicht optimal funktionieren. Jede zusätzliche Belastung brachte das gesamte System zum Kippen und akute Entzündung, Erschöpfung, Gewichtszunahme und Ähnliches begannen. Es gab immer mal Phasen, meist in Zusammenhang mit Low-Carb-Diäten (bei denen Getreide verboten war), in denen es mir hervorragend ging. Da ich aber nicht genau wusste, wo die Ursachen liegen und ich die einzelnen Symptome nicht ausreichend zusammenbringen konnte, schaffte ich es nie, dauerhaft sinnvolle Verhaltensweisen in meinem Leben zu integrieren. Meine Neigung, mich immer für alle in meinem Umfeld verantwortlich zu fühlen und mir grundsätzlich zu viel aufzuhalsen, half auch nicht unbedingt. Dabei kannte ich sehr viele Bausteine zur Stressreduktion und einer gesunden Lebensweise schon seit meiner Kindheit: Fantasiereisen, Meditation und Achtsamkeit gehörten zu unserem Familienalltag. Mit zwölf Jahren machte ich meinen ersten Feldenkrais-Kurs, mit 16 erlernte ich das luzide Träumen und zwei Jahre später durchlief ich die komplette philippinische Schamanenausbildung. Der Stress des Alltags und die Ausbildung in der Schulmedizin, die mit ihrer extremen Beanspruchung gar keinen Raum für einen Gedanken außerhalb der Norm lässt, hatten aber all das verschüttet. Zudem fehlten selbst mir als Wissenschaftlerin ein paar solide Fakten und Mechanismen, um das Problem der chronischen Entzündung endlich anzugehen. Erst

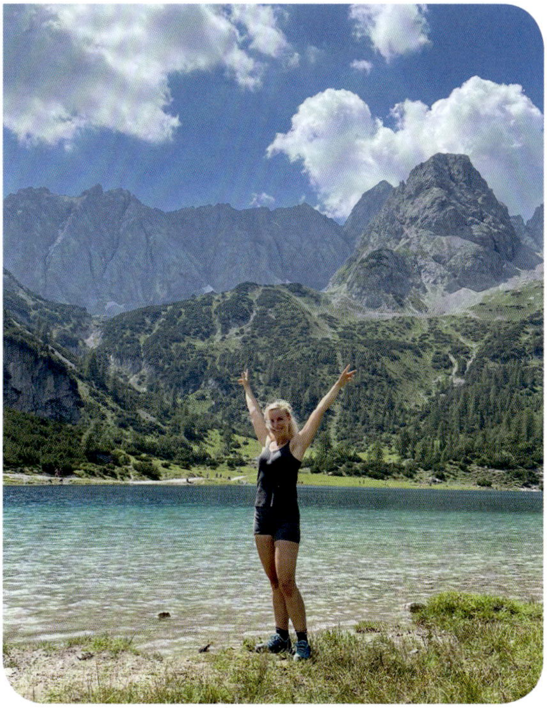

der erste Schub und der in kurzem Abstand folgende zweite Schub (bei dem ich in kürzester Zeit 30 Kilo zunahm) einer schweren postpartalen Thyreoiditis (eine nach der Geburt auftretende Sonderform der Hashimoto-Thyreoiditis) führten dazu, dass ich mich endgültig meiner selbst annahm und mich auf einen langen, steinigen, aber am Ende sehr erfolgreichen Weg der dauerhaften Heilung begab. Die Ernährung spielte hierbei eine sehr große Rolle, da ich mit meinen autoimmunen Vorerkrankungen bestimmte Lebensmittel gar nicht vertrage. Aber auch die Optimierung meines schon immer gestörten Schlafes, meiner Darmflora und ihrer Funktion, Thermogenese durch Kältetherapie, das feste Integrieren von Achtsamkeit in meinen Alltag, das Beenden von kräftezehrenden Beziehungen, das Erlernen und vor allem auch Anwenden multipler Atemtechniken, und endlich zu lernen, wie wichtig es ist, auf meinen Körper zu hören und nicht ständig meine Grenzen zu überschreiten, waren die Bausteine meiner Genesung.

Über die Jahre hatte ich die Ehre und Freude, all das Erlebte und das über die Jahre gesammelte Wissen auch meinen Patienten zugutekommen zu lassen.

Was ich bei meiner Arbeit immer wieder sehe, ist, wie schwer es Menschen fällt, die Dinge, die man eigentlich weiß, dauerhaft in den Alltag zu integrieren. Wenn wir den Top-Biohackern und Gesundheits-Influencern folgen, erscheint alles so einfach. Es ist aber so, dass diese ganz andere Voraussetzungen haben, als der »normale Mensch«. Schließlich verdienen sie ihr Geld damit, einem gesunden und antientzündlichen Lebensstil nachzugehen. Beim Lesen einiger dieser Bücher kam bei mir das Gefühl auf, dass ich eigentlich keiner beruflichen Tätigkeit nachgehen kann, wenn ich all die Tipps und Möglichkeiten darin umsetzen will. Daher möchte ich Ihnen in diesem Buch eine zeitlich abgegrenzte Herausforderung mitgeben. Es soll der Versuch sein, eine übersichtliche und machbare Reihe von Anleitungen zu geben, zusammen mit dem nötigen Wissen, das motivieren soll, sie auch durchzuführen. Denn in letzter Instanz muss der Impuls zur Veränderung in dieser Welt, in der wir uns so weit von dem Entwurf wie wir leben sollten, entfernt haben, aus uns selbst kommen. Damit wir dennoch ein gesundes und energiereiches Leben führen.

Natürlich gibt es unendlich viele, zum Teil sehr teure Nahrungsergänzungsmittel, die helfen können, diesen Zustand zu erreichen. Wenn aber das Fundament nicht stabil ist, sind sie im Prinzip komplett verschwendetes Geld. Daher werde ich mich in diesem Buch auf die Dinge konzentrieren, die man selbst umsetzen kann und die einfach und relativ kostengünstig zu bekommen sind. Denn wer hat schon eine Infrarotsauna im Garten oder einen wasserstoffanreichernden Wasserspender in der Küche. Außerdem gibt es viele wirkungsvolle und durchaus sinnvolle Behandlungsgeräte, die jedoch durch ihre Preise pro Sitzung für viele kaum infrage kommen. Ihre Wirkung kann man jedoch auch durch die Aufnahme bestimmter Übungen und Verhaltensweisen stabil in das Leben integrieren.

Was du brauchst, um diese Herausforderung zu meistern, ist der Wille, deine Komfortzone zu verlassen und am Ball zu bleiben. Selbst wenn dir manchmal die Motivation fehlt, solltest du die absolute und totale Verantwortung für dein Leben übernehmen. Natürlich kann man mit einem Betablocker den Blutdruck senken, das zugrunde liegende Problem bleibt jedoch weiterhin bestehen und wird, zusammen mit den Nebenwirkungen des Medikaments, die eigene Lebensspanne verkürzen und die Energie, die einem jeden Tag zur Verfügung steht, drastisch einschränken. Und so sollte das Ziel dieser Herausforderung sein, mit so viel Energie und Freude wie irgendwie möglich durchs Leben zu gehen und nicht nur gerade so zu überleben. Viele von uns haben so lange Zeit in einem zombieartigen Zustand überlebt, dass sie angefangen haben zu glauben, dass dies der Normalzustand sei. Wir akzeptieren, dass uns schon im Alter von 40 Jahren alles wehtut und es uns schwerfällt, morgens aus dem Bett zu kommen, obwohl wir doch bis ins hohe Lebensalter voller Kraft durchs Leben gehen könnten. Erfreulicherweise habe ich hierfür in meiner Familie einige gute Beispiele gehabt, die mir auch klar gemachten haben, dass es harte Arbeit ist, diesen Zustand zu erhalten. Sowohl meine Großeltern als auch mein Urgroßvater haben die 90 in vollem Gesundheitszustand weit überschritten, obwohl sie zum Teil massiven psychischen und körperlichen Belastungen ausgesetzt waren. Damit möchte ich auf keinen Fall die Lasten, die jeder Einzelne zu tragen hat, kleinreden oder negieren, sondern nur dazu ermutigen, den ersten Schritt auf dem Weg zu gehen. Wenn dieser einmal getan ist, möchte ich dich Schritt für Schritt anleiten weiterzugehen, damit du am Ende aufblicken kannst und feststellst, dass du, ganz ohne es zu merken, den Gipfel erreicht hast. Bestimmt hattest du dabei sogar viele Momente der Freude.

Ich wünsche dir viel Spaß auf deinem Weg und sage in diesem Sinne: Lasst uns damit beginnen.

Simone Koch, im Frühjahr 2021

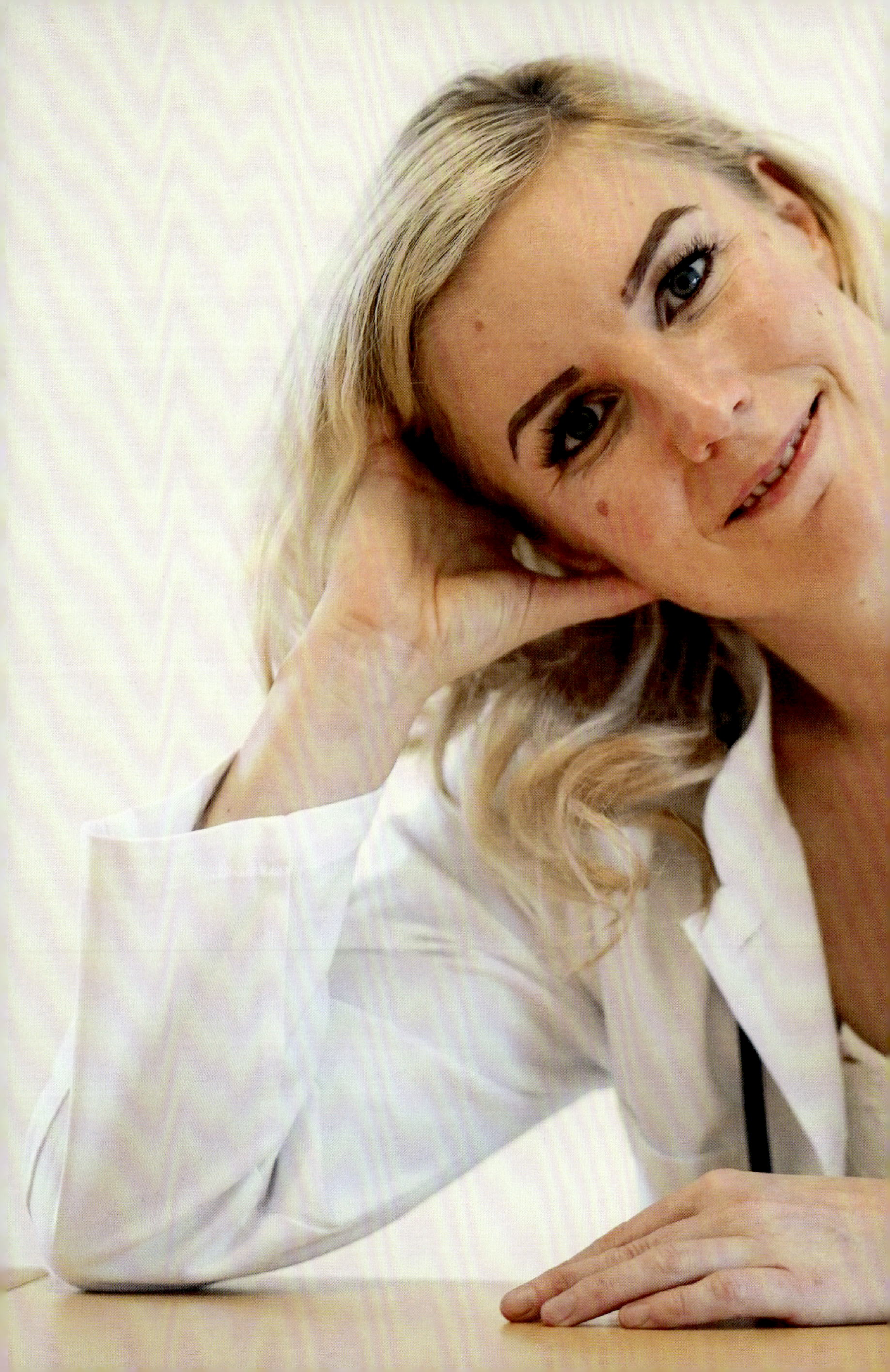

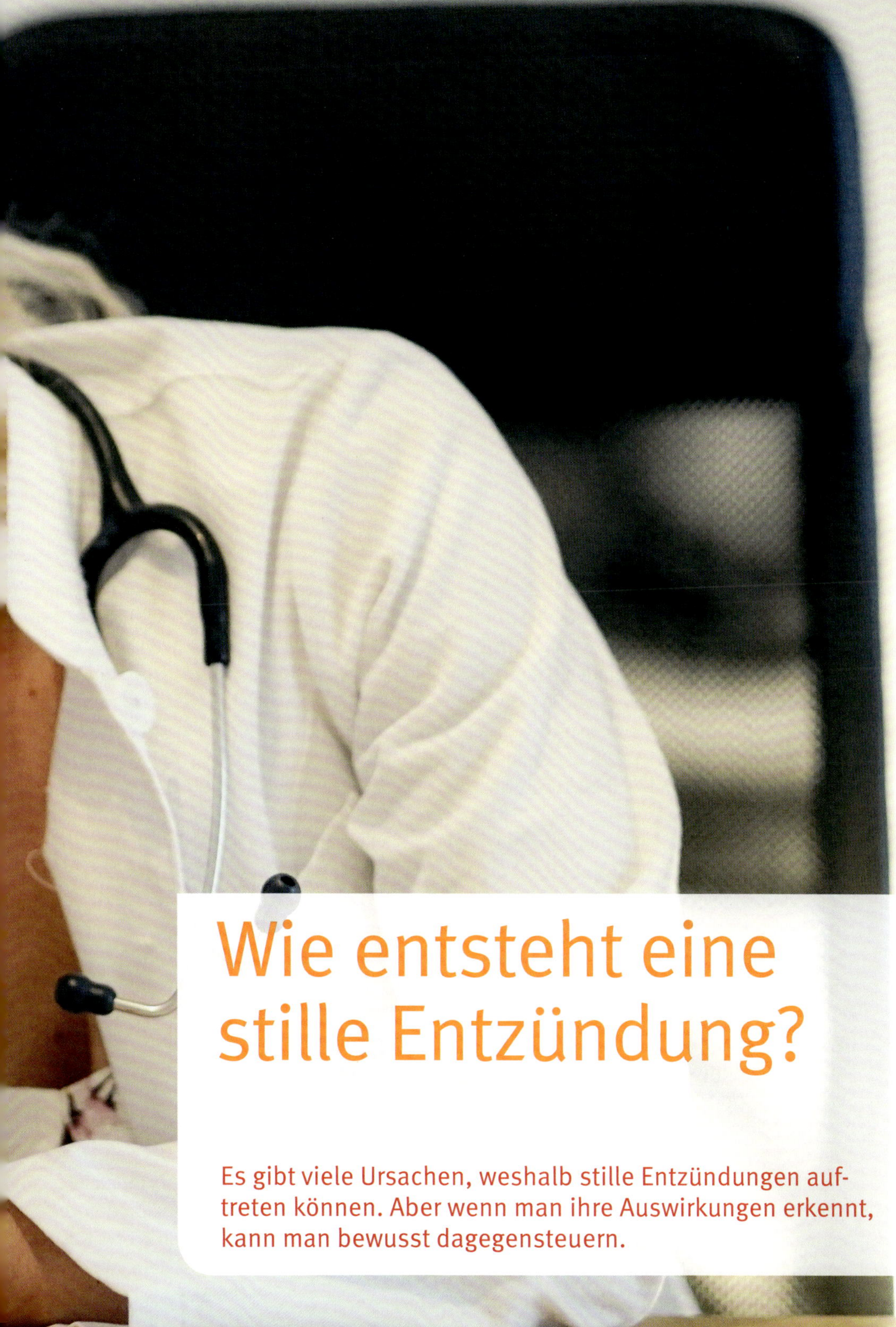

Wie entsteht eine stille Entzündung?

Es gibt viele Ursachen, weshalb stille Entzündungen auftreten können. Aber wenn man ihre Auswirkungen erkennt, kann man bewusst dagegensteuern.

Das Immunsystem: eine Armee, viele Gesichter

Unser Immunsystem ist unglaublich komplex und nicht leicht zu verstehen. Daher stelle ich erst einmal alle Teammitglieder mit ihren Funktionen vor.

Entzündungen sind hilfreich und nützlich. Wenn wir uns in den Finger schneiden, sorgen die entzündlichen Prozesse und Signale dafür, dass wir nicht von fremden Bakterien überrannt und gefressen werden. So werden die Regenerations- und Reparationsprozesse des Körpers aktiviert. Ohne Entzündung keine Heilung und keine Verbesserung. Es konnte zum Beispiel gezeigt werden, dass die Einnahme von antientzündlichen Stoffen wie Ibuprofen nach dem Sport zwar dafür sorgt, dass man weniger Muskelkater hat, aber dadurch, dass die proentzündliche Prostaglandin-E2-Antwort unterdrückt wird, kommt es zu signifikant weniger Muskelwachstum. In geringerem Umfang gilt dies auch für andere antientzündliche Substanzen und Antioxidantien wie Vitamin C. Seinen Post-Work-out-Eiweißshake sollte man tatsächlich pur und nicht mit Beeren oder Greens genießen, sonst torpediert man eventuell seinen eigenen Fortschritt.

Akute Entzündungen entwickeln sich sehr schnell, haben meist einen heftigen Verlauf und verschwinden nach wenigen Tagen wieder. Subakute Entzündungen können unseren Körper auch mal ein paar Wochen beschäftigen, bevor sie schließlich abklingen. Verläuft eine Entzündung jedoch chronisch und stumm im Verborgenen, so wird sie zu einer massiven Bedrohung für den ganzen Körper. Nach Angaben der WHO, der Weltgesundheitsorganisation, ist die chronische stille Entzündung inzwischen die Todesursache Nummer 1 weltweit, da sich die meisten Zivilisationskrankheiten auf sie zurückführen lassen. Bevor wir aber dazu kommen, was eine stille Entzündung eigentlich ist und wo ihre Ursachen zu suchen sind, widmen wir uns erst mal den Akteuren in diesem Spiel: den Zellen und Botenstoffen des Immunsystems.

Täglich gibt es neue Erkenntnisse über das Immunsystem und seine Funktionen. In den letzten 50 Jahren hat es daher zahlreiche Paradigmenwechsel zu seiner Funktion gegeben. Auch wenn ich mich für dieses Buch an den neuesten Studien aus dem Jahre

2020 orientiert habe, kann es sein, dass sich, bis du diese Zeilen liest, bereits wieder ein paar Dinge geändert haben. Ich denke aber, die Grundbotschaft wird die Gleiche bleiben.

Darüber hinaus ist es mir wichtig, eine Brücke zwischen enorm komplexen Prozessen und einer möglichst guten Verständlichkeit zu finden. Ich werde daher einige Prozesse vereinfachen und Mitspieler, die für die chronische stille Entzündung weniger wichtig sind, weglassen.

Das Immunsystem befindet sich in unserem gesamten Körper. Manche Organe wie die Thymusdrüse und die Milz sind Organe des Immunsystems, andere sind ein großer Teil davon, wie zum Beispiel das Knochenmark und der Darm. Über das lymphatische System ist alles miteinander verbunden. Ziel des Immunsystems ist es, Eindringlinge (Pathogene) von außen zu finden und zu vernichten. Bakterien, mit denen wir in Symbiose leben, werden von unserem Körper nicht als fremd angesehen und somit auch nicht angriffen. Zumindest, wenn alles normal läuft.

Eine der großen Besonderheiten der Zellen des Immunsystems und aller immunologischen Reaktionen von Zellen ist, dass man sie nicht klar in die Bösen und die Guten einteilen kann. Fast alle Zellen und auch Botenstoffe können für den Körper gute Funktionen ausfüllen. Geraten sie jedoch aus dem Gleichgewicht, so kehren sich ihre hilfreichen Eigenschaften ins Gegenteil und können uns erheblich schaden.

Da es nicht ganz einfach ist, in diesem System durchzublicken, habe ich mir überlegt, wie man Bilder für diese »Welt« benutzen kann. Da fiel mir das Spiel ein, das meine Schwester so liebt: Live Action Role Playing. Ein- bis zweimal im Jahr finden hier sogenannte Großcons in Deutschland statt, an deren Ende Tausende von Menschen in zwei Gruppen aufgeteilt werden. So gehen sie dann aufeinander los, um möglichst den Sieg davonzutragen. Hierbei gibt es Späher, Rufer, Bogenschützen, Trolle, Elfen und Halblinge, Musikanten und Zauberer und nicht zuletzt die sogenannten Sprenggoblins. Letztere jagen sich mit einem Sprengstofffass selbst in die Luft, nur um möglichst viele Gegner mit sich in den Limbus (so was wie die Zwischenwelt zum Jenseits) zu reißen. Zur Orientierung dienen diverse Hilfen, dennoch gibt es auch mal Missverständnisse. Am Ende lässt sich aber meistens ein Sieger ermitteln. Da das Immunsystem mit seinen Unmengen an Funktionen, Zellklassen und Typen, verschiedenen Sprachen, Waffen und Subspezialisierungen, mich sehr an dieses Fantasy-Heer erinnert, werde ich im Folgenden ein etwas chaotisches Heer einer fantastischen Welt als Analogie nutzen.

Die Teammitglieder

Das Immunsystem besteht aus einer angeborenen Abwehr und einer erworbenen. Sie sind zwar eng miteinander verwoben, doch ihre Aufgaben sind verschieden.

Das Bollwerk – angeborenes Immunsystem

Die Antwort des angeborenen Systems erfolgt sofort, allerdings nicht besonders gezielt. Die meisten Zellen sind ortsgebundene Wächter, auch wenn es ihnen möglich ist, bei Bedarf in Gewebe einzuwandern.

Basophile/Eosinophile/Neutrophile Die ersten beiden Klassen sind vor allem an allergischen Reaktionen und an der Abwehr von Parasiten beteiligt. Die Neutrophilen hingegen sind die schnellsten Zellen des Immunsystems mit der brutalsten Abwehrstrategie. Was von ihnen als fremd erkannt wird, wird zerstört. Gleichzeitig schütten sie eine ganze Reihe von Faktoren aus, die den Entzündungsprozess einleiten. Diese Neutrophilen sind die Orks: schnell, gemein, stark, effektiv, aber nur mäßig schlau.

Natürliche Killerzellen Das sind die dummen starken Bergtrolle in der Mannschaft. Sie greifen alles an, was fremd oder ungewohnt aussieht. Dies können Bakterien, Viren oder auch Tumorzellen, unglücklicherweise aber auch zum Beispiel leicht veränderte körpereigene Zellen oder Spermazellen sein. Sie brauchen keinen Außenreiz, kein Signal und keine Anweisung, um dies zu tun. Dadurch sind sie allerdings auch etwas schwierig zu steuern.

Monozyten/Makrophagen Monozyten und Makrophagen sind im Prinzip das Gleiche. Als Monozyten sind sie frei im Blut unterwegs, sobald sie sich jedoch in einem Gewebe niederlassen, entwickeln sie sich weiter zu den unbeweglichen, großen und etwas trägen Makrophagen. Bei den Makrophagen gibt es solche, die sauber und fair kämpfen, Angriffe abblocken und dann in ihre Ruheposition zurückkehren. Es gibt aber auch solche, die mal in den Berserkermodus verfallen und durch ihre Aggression Schwierigkeiten haben, Freund von Feind zu unterscheiden. Sie lassen sich nur schwer wieder beruhigen. Vor allem die Makrophagen haben daher eine große Rolle in der Entwicklung chronisch stiller Entzündungen. Nicht alle, aber einige der Monozyten machen einen Abstecher in den Thymus für eine gezieltere und spezifischere Ausbildung. Die Makrophagen sind die Waldtrolle der Armee. Deutlich klüger als ihre Bergverwandten, aber immer noch im mit Vorsicht zu genießen.

Dendritische Zellen Diese Fresszellen helfen den beweglichen und spezialisierten Truppen bei der Strategieentwicklung. Sie erkennen den Krankheitserreger, fressen ihn und präsentieren seine Strukturen nach außen. Diese Info kann dann von den Spezialisten, den T-Helferzellen, aufgenommen und an die B-Zellen weitergegeben werden. Diese Gruppe der Trolle der Ebenen ist wesentlich klüger und arbeitet gezielter als ihre Artgenossen.

Mastzellen Sie bewegen sich nicht im Blut, sondern sind an bestimmte Gewebe gebunden. Diese unbeweglichen Späher sind wehrlos, machen aber unglaublich viel Geschrei und zünden die Signalfeuer an, wenn ein Gegner sie attackiert. Das bedeutet, sie schütten reichlich Histamin aus und können ihr Heimatgewebe mit der ausgelösten Entzündungsreaktion erst mal lahmlegen. Sie sind vor allem in der Haut und Schleimhaut zu finden. Die Mastzellen sind die Signalzauberer in unserer Geschichte.

Strategen, Spezialisten und Magier – erworbenes Immunsystem

Seine Antwort erfolgt wesentlich gezielter und strategischer, es braucht aber etwas länger für den Aufbau.

B-Lymphozyten Bis es zum Angriff kommt, warten die B-Zellen in den Lymphknoten (Kasernen). Hier werden sie aktiviert, sobald ihr Einsatz nötig wird. B-Zellen produzieren zunächst ausschließlich IgM-Antikörper. Je nachdem, welche Infos sie von den T-Helferzellen bekommen haben, passen sie ihre Strategie zunehmend an, bis diese genau zum vorhandenen Gegner passt. Docken die IgM-Antikörper an, so registriert das die B-Zelle und beginnt nun mit der Expression von IgG-Antikörper. Sie ist zu einer reifen Plasmazelle geworden. Einige B-Zellen werden nach Ende der Schlacht zu Gedächtniszellen und tragen die strategischen Infos weiter, bis sie eventuell wieder gebraucht werden. Sie sind damit der entscheidende Faktor für Immunität. Aktivierte und reife B-Zellen werden im lymphatischen System durch den Körper transportiert. Es gibt zwei Sorten Plasmazellen. Die langlebigeren und die kurzlebigeren. Die mit der kurzen Lebensspanne wandern an die Orte im Gewebe, wo ein Entzündungsgeschehen herrscht, angelockt durch die Signalstoffe der anderen Immunzellen. Die langlebigeren Plasmazellen gehen zurück an den Ort ihres Ursprungs: ins Knochenmark. Von hier aus geben sie konstant die spezifischen Antikörper ins Blut ab. Diese verteilen sich im gesamten Körper, um die Feinde ins helle Licht zu tauchen und damit für die Fresszellen sichtbar zu machen. Die B-Lymphozyten sind die Kampfmagier. Ihre Such- und Zerstörungszauber sind präzise und tödlich.

T-Lymphozyten Sie sind für fast alles zu gebrauchen: als Strategen (Helferzellen), tödliche Kämpfer (T-Killerzellen) und Schlichter (T-Regulatorzellen). So richtig zu Hause fühlen sich die T-Zellen aber in enger Zusammenarbeit mit den B-Lymphozyten. Unter den T-Zellen gibt es jene, die eher strategisch und beruhigend aus der Abwehr eingreifen und dafür sorgen, dass die Waldtrolle nicht völlig durchdrehen (regulatorische T-Zellen). Des Weiteren gibt es die Halblinge (T-Helferzellen), bei denen es Späher gibt (TH2-System) und solche, die die Kommunikation zwischen den Zellen organisieren (TH1-System). Gebildet werden die T-Zellen als T-Vorläuferzellen. Bevor man diese in den Kampf schicken kann, müssen sie erstmal ins Trainingslager im Thymus. Hier lernen sie alles darüber, wer Feind und wer Freund ist und welche Taktiken sinnvoll in welcher Situation anzuwenden sind. Außerdem wird ihre Spezialisierung ermittelt und sie werden Killer- (CD8-Zellen) oder Helferzellen (CD4-Zellen). Auch die T-Helferzellen werden, sobald sie ihre Ausbildung im Thymus hinter sich haben, im lymphatischen System zu ihren Einsatzorten gebracht. In unserer Geschichte sind die Killer- und Regulatorzellen die Elfen, die Helferzellen sind die Halblinge.

Wer die Teammitglieder des Immunsystems noch besser kennenlernen möchte, kann in das Wimmelbild auf der nächsten Seite tiefer einsteigen und auf Entdeckungsreise gehen.

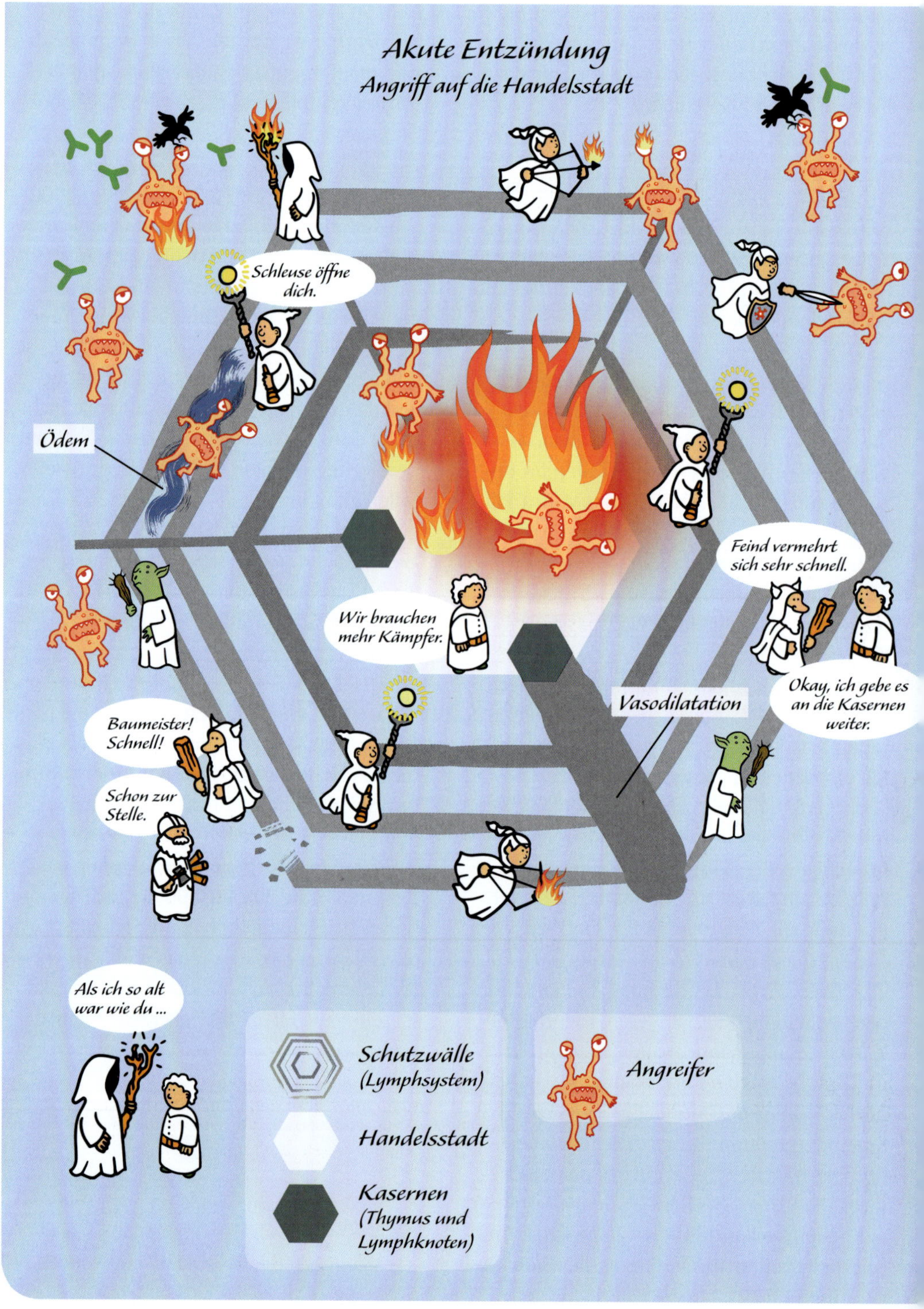
Akute Entzündung
Angriff auf die Handelsstadt
Schleuse öffne dich.
Ödem
Feind vermehrt sich sehr schnell.
Wir brauchen mehr Kämpfer.
Okay, ich gebe es an die Kasernen weiter.
Vasodilatation
Baumeister! Schnell!
Schon zur Stelle.
Als ich so alt war wie du ...
Schutzwälle (Lymphsystem)
Handelsstadt
Kasernen (Thymus und Lymphknoten)
Angreifer

Teammitglieder des Immunsystems

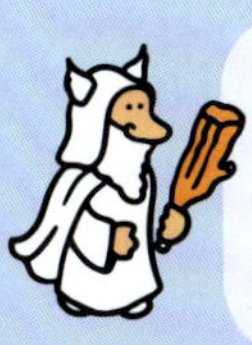

Trolle (Makrophagen und dendritische Zellen)
- patrouillieren auf den äußeren Wällen
- haben einen sehr kleinen Patrouillen-Radius
- rufen nach den Baumeistern (Fibroblasten)
- geben Infos über den Feind an die Halblinge weiter

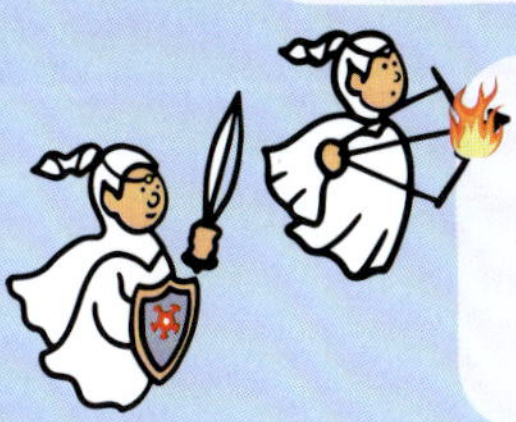

Elfenbogenschützen und -krieger (T-Killerzellen)
- patrouillieren ständig auf den Wällen
- erhalten von den Halblingen Infos über den Feind
- kämpfen durchdacht und präzise
- setzen Feuerzauber ein

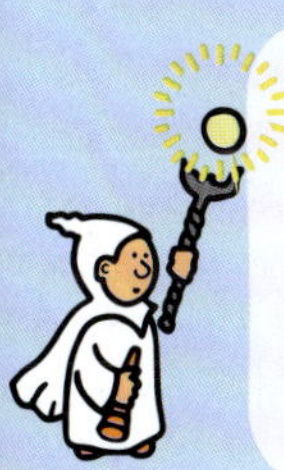

Signalzauberer (Zytokine und Interleukine)
- sind auf dem zweiten Wall fest stationiert
- können selbst nicht gut kämpfen
- melden Probleme per Signal (Histamin und Serotonin)
- erweitern die Wege zu den Kasernen und den inneren Gebieten (Vasodilatation)
- öffnen die Schleusen des Burggrabens (Ödeme)

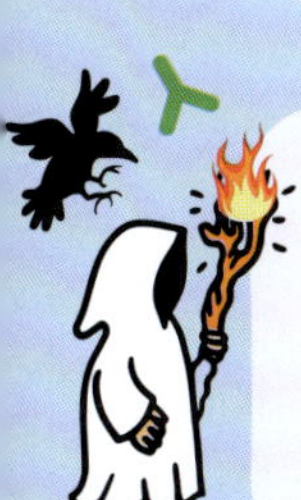

Kampfmagier (B-Lymphozyten)
- markieren Feinde mit einem Suchzauber (Antikörper), der die magisch trainierten Krähen anlockt (Komplementsystem)
- setzen Feuerzauber ein
- manche Magier sind sehr alt (Gedächtniszellen) und erinnern sich an uralte Schlachten

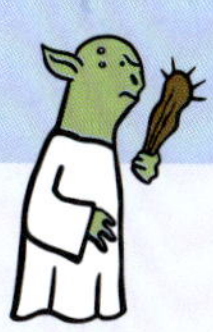

Orks (T-Lymphozyten)
- töten schnell und präzise
- sind leicht reizbar

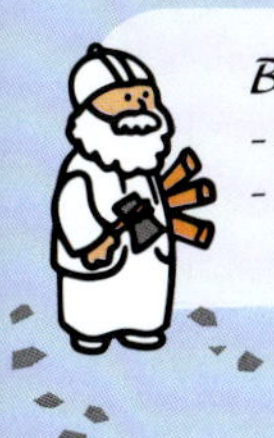

Baumeister (Fibroblasten)
- sind in ständiger Bewegung
- schließen Lücken im Wall (TNF-Alpha und Interleukin-1)

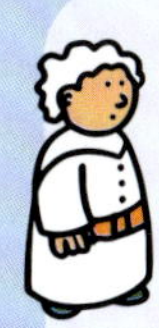

Halblinge (Helferzellen)
- sind in ständiger Bewegung
- geben Infos über den Feind an die Kasernen weiter, wo weitere Kämpfer speziell für diesen Kampf ausgebildet werden

Wie in jedem guten Heer wird die Schlacht nur dann gewonnen, wenn alle eng zusammenarbeiten und viel kommunizieren. Dringt also ein Pathogen in den Körper ein, so erfolgt der erste Angriff über Zellen aus den Wächtertruppen. Sind diese erfolgreich, so erledigen sie den Angreifer und präsentieren dann unverwechselbare Teile auf ihrer Außenhülle. So wird ein wichtiges Erkennungsmerkmal des Gegners an die restlichen Truppen weitergegeben.

Anhand dieser präsentierten Struktur können die T-Lymphozyten nun strategisch genauer angreifen oder die Information über die T-Helferzellen an die B-Zellen weitergeben, welche dann präzise und absolut genau reagieren, indem sie spezifische Antikörper produzieren. Einige der B-Zellen merken sich Aussehen und Strategie des Gegners für einen langen Zeitraum, manchmal sogar für immer, sodass sie beim nächsten Angriff sofort reagieren können und den schnellen Sieg davontragen.

Die jeweils nächste Reihe kommt allerdings immer nur dann zum Einsatz, wenn Teile des gegnerischen Heers durchbrechen konnten.

Ersatztruppen und Baumeister

Viele der Strukturzellen des Körpers sind in der Lage, selbst Entzündungsmediatoren auszuschütten und sich damit Hilfe zu holen. Einige, wie die Fibroblasten, werden zudem durch bestimmte Botenstoffe der Entzündung zum Einströmen angeregt, um mit Reparaturprozessen zu beginnen.

Fibroblasten Diese Zellen gehören zum Bindegewebe. Sie führen vor allem Reparaturen durch, wenn es nicht gelingt, die ursprüngliche Struktur wiederherzustellen.

Endotheliale Zellen Sie umkleiden alle Gefäße. Inzwischen weiß man, dass ihre Reaktionen auf Entzündung der entscheidende Faktor für die Entwicklung von Herz-Kreislauf-Erkrankungen sind.

Epitheliale Zellen Dies sind die Zellen der Schleimhäute. Sowohl im Darm als auch sonst wo. Da sie sehr viel Kontakt zur Außenwelt haben, haben sie besonders viele Verteidigungsmechanismen und Möglichkeiten, nach Hilfe zu rufen. Zu ihnen gehört auch das IgA, ein Antikörpersystem, das nur für die Schleimhäute da ist. In ihrer unmittelbaren Nähe befinden sich meist größere Ansammlungen von Sturmtruppen in Wächterposition. Zudem können sie sich selbst verteidigen, indem sie reichlich Schleim produzieren, um den Gegner wegzuspülen. Etwas, das vom Besitzer der Zellen meist weniger geschätzt wird.

Adipozyten Entgegen dem, was man früher dachte, sind die Fettzellen, zu denen die Adipozyten zählen, mitnichten stille Energiespeicher. Sie spielen eine große Rolle bei der Generierung von Entzündungen, als auch dabei, diese am Leben zu erhalten. Fettzellen sind in der Lage, über 80 verschiedene Hormone und Botenstoffe zur Modulation des Immunsystems zu produzieren. Da sie sehr vulnerabel sind, fühlen sie sich schnell »belästigt« und geben dann Entzündungsstoffe ab. Mehr hierzu im Kapitel »Entzündungsfördernde Lebensstil-Faktoren« (Seite 72).

Myozyten Auch die Muskelzelle ist nicht nur ein stummer Arbeiter, sondern macht mit Signalstoffen auf Probleme, Überarbeitung und nötige Reparaturen auf sich aufmerksam. Zudem regen bestimmte Signalstoffe den Körper zu einer erhöhten Energieausbeute und Produktion an. Die von ihnen produzierten Myokine haben ebenfalls einen großen Anteil an Balance und Wohlbefinden. Auch hierzu mehr im Kapitel »Entzündungsfördernde Lebensstil-Faktoren« (Seite 72).

Das »magische« Arsenal

Komplementsystem Es komplettiert bzw. unterstützt unser Immunsystem. Entgegen dem, was man früher glaubte, gehört das Komplementsystem zum angeborenen Immunsystem und dient der direkten Abwehr von Mikroorganismen. Es besteht aus 30 verschiedenen Proteinen, die im Plasma unterwegs sind und zu einem kleineren Teil auch zellgebunden vorkommen. Sie werden überwiegend in der Leber produziert, in geringeren Mengen aber auch von Fibroblasten, Makrophagen und Lymphozyten. Man kann sich die Proteine des Komplementsystems ein bisschen wie die Leuchtfeuerrakete des Körpers vorstellen. Finden sie einen »Feind«, so rufen sie Unmengen ihrer Freunde, die dann das Ziel komplett überziehen, um es so für die Fresszellen des Körpers sichtbar zu machen. Gleichzeitig schütten sie Lockstoffe aus, die das Ziel als besonders »lecker« erscheinen lassen. Dieser Prozess des Findens, Andockens und Markierens läuft in einer bestimmten Reihenfolge ab. Es gibt hierbei den klassischen Weg und einen alternativen Weg.

Der als klassischer Weg bezeichnete Vorgang führt zu einem Andocken an einen Antigen-Antikörper-Komplex von IgM oder IgG. Besonders relevant ist dieser Weg, der Mannose-bindendes Lektin benötigt, bei bestimmten Bakterien und Candida-Hefen. Es gibt Gendefekte, die dazu führen, dass kaum Mannose-bindendes Lektin gebildet wird, wodurch dieser Weg stark beeinträchtigt wird.

Beim alternativen Weg finden das Andocken und die Zerstörung der Feindzelle unabhängig von Antikörpern statt. Der Auslöser sind hier bakterielle Endotoxine. Dieser Weg ist zum Beispiel für die Jarisch-Herxheimer-Reaktion verantwortlich, wenn durch das massenhafte Absterben pathologischer Keime im Darm unter einer (antibiotischen, phytotherapeutischen oder ernährungsmedizinischen) Behandlung große Mengen bakterieller Endotoxine frei werden. Jedoch besonders aktiviert wird dieser Weg nämlich durch die Lipopolysaccharide gramnegativer Bakterien, wie zum Beispiel Escherichia Coli und den Zellwandbestandteilen von Hefepilzen. Da man zunächst dachte, dass das Komplementsystem zum erworbenen Immunsystem gehört, wurde die Reaktion auf den Antikörper-Antigen-Komplex als klassische Reaktion benannt. Inzwischen weiß man, dass das Komplementsystem zum angeborenen Immunsystem gehört und daher der alternative Weg eigentlich der klassische ist.

Warum ist das wichtig? Wenn ich eine Verminderung von Entzündungsprozessen erreichen will, muss ich herausfinden, an welcher Stelle das Immunsystem überaktiv ist, um dies regulieren zu können. Für das erworbene und das angeborene Immunsystem gibt es hier unterschiedliche Maßnahmen.

Unabhängig vom Anlocken der Fresszellen können die Proteine des Komplementsystems auch selbst einen Angriffskomplex bilden, der Löcher in die Membran der Zielzelle macht und schließlich zu ihrer Zerstörung führt.

Man kann sie sich ein bisschen wie eine riesige Menge magischer Vögel vorstellen, die sich laut krächzend auf den Feind setzt, aber wenn sich die Gelegenheit bietet, ihn auch tödlich verletzen kann.

Eine letzte, aber für immer mehr Menschen recht entscheidende Funktion ist die Mastzellaktivierung durch das Komplementsystem. Hiernach wird eine große Menge an Entzündungsfaktoren durch die Mastzellen ausgeschüttet, zum Beispiel Histamin und Serotonin. Eine Überregulation dieses Mechanismus ist wahrscheinlich eine der Ursachen für chronische Mastzellaktivierungen, die einen Anteil an chronischen Entzündungen haben können.

Die Proteine des Komplementsystems, die man auch Zymogene nennt, kommen überall in unserem Körper vor. Solange sich keine Mikroorganismen zeigen, führen sie ein friedliches Leben. Kommt es jedoch zu Störungen und sie werden unnatürlich aufgeregt und aggressiv, können sie durch ihre stark zellschädigenden Eigenschaften erheblichen Schaden anrichten.

Interleukine und Zytokine Interleukine und Zytokine sind die Signalzauber und Leuchtfeuer, die die Truppen überall loslassen, sobald ein Gegner auftaucht. Sie rufen damit um Hilfe und lösen Prozesse aus, die bei der Verteidigung unterstützen sollen. Es gibt unzählige von ihnen in allen Farben und Formen. Ein paar spezielle möchte ich jedoch genauer beschreiben, da sie besonders wichtige Rollen spielen.

Interleukin-6 Dieses Interleukin ist einer der stärksten Entzündungsmediatoren. Es macht ein extrem helles Licht, das stark genug sein kann, dass es selbst Zerstörung verursacht. Erreicht Interleukin-6 die Leber, so sorgt es für einige der unschönen Begleiterscheinungen von Entzündung. Es verdickt das Blut, regt die Zerstörung roter Blutzellen an, vermindert die Produktion von Eiweiß (Albumin) und regt zur Produktion von CRP als weiterem Entzündungssignalstoff an. Es erhöht stark die T-Zellaktivität. Dies wird bei chronischer Entzündung dann schnell zum Problem, da diese sich bei Langeweile irgendwann gegen den eigenen Körper richten. Das Gleiche kann auch für die B-Zellen gelten.

Interleukin-1 Es sorgt dafür, dass die Truppen den Weg durch die Straßen schneller finden und auf die Wälle kommen. Außerdem gibt es das Signal, vermehrt andere Signalzauber wie TNF-Alpha zu aktivieren. Es ist auch eines der Signale, um die Baumeister heranzurufen und zu zügiger, aber nicht immer 100 % sauberer Arbeit anzuregen. In unserem Körper bedeutet das, der Schaden verheilt, es entsteht jedoch eine Narbe. Die Kriegertruppen reagieren auf Interleukin-1 mit vermehrter Kampfeslust. Es ist damit ein mächtiger Entzündungsunterstützer.

TNF-Alpha Das ist vor allem ein »Signalzauber« der Trolle. Es ruft nach mehr Truppen, indem es kleine Leuchtfeuer entzündet, das heißt, der Körper bekommt Fieber. Seine Besonderheit ist aber, dass es so furchteinflößend aussehen kann, dass die Gegner vor Schreck erstarren. Im Körper induziert es die Apoptose, den kontrollierten Zelltod. Erhöhte TNF-Alpha-Spiegel führen zu einer permanenten Aktivierung der Hypothalamus-Hypophysen-Nebennierenrinden-Achse und verursachen im Körper chronischen Stress. Zudem macht es die Zellen des Körpers insulinresistent.

Alle Interleukine und Zytokine sind an der Entwicklung von Erschöpfung und Konzentrationsstörungen und dem Bedürfnis, sich auszuruhen und zu schonen, beteiligt. Dazu kommen wir aber später noch genauer.

Wappen von Feind und Freund

MHC-Komplex Leider gibt es unter den Gegnern des Immunsystems auch Gestaltwandler und Dämonen, die Besitz von den Stadtbewohnern ergreifen können. Daher müssen diese immer einen Ausweis bei sich tragen, auf dem eine geheime Parole aufgedruckt ist, die nur die Stadtbewohner kennen und die absolut geheim gehalten wird. Dies ist der MHC-Komplex, der von allen zellkerntragenden Zellen des menschlichen Körpers ausgebildet wird. Es können MHC-I- und -II-Komplexe gebildet werden. MHC-I ist der Passierschein der Zellen, der sie als körpereigen darstellt. Wann immer sie eine Killerzelle treffen, zeigen sie ihren Ausweis vor und dürfen dann unbeeinträchtigt passieren. Nach Gebrauch muss der Ausweis »neu gedruckt« werden. Stimmt etwas mit den Zellen nicht, ist sie zum Beispiel von einem Virus (Dämon) befallen, so weiß dieser die Parole nicht oder der neue Ausweis sieht verdächtig aus. Trifft er auf eine Killerzelle, so macht diese kurzen Prozess und exekutiert Dämon samt Wirt.

MCH-II kann nur von Fresszellen gebildet werden. Wir bleiben mal beim Bild von den Trollen (Makrophagen), die den feindlichen Angreifer komplett verschlucken. Dank spezieller Säuren (Lysozyme) kann der Troll ihn komplett verdauen – nur die Helme nicht. Diese kommen beim nächsten Rülpser wieder heraus und der Troll hängt sie sich mit einer Kette um den Hals, damit alle seine Mitstreiter sehen können, welche Helme der Gegner trägt und entsprechend vorgehen können. Besonders die Halblinge (T-Helferzellen) schauen immer wieder mal bei den Trollen vorbei, um dann die Botschaft über das Aussehen der gegnerischen Rüstung an die anderen Truppenmitglieder weitergeben zu können.

Natürlich sind diese Prozesse insgesamt noch viel komplizierter und nicht jeder Halbling erkennt, was der Troll ihm da präsentiert, aber ich denke, langsam bekommen wir eine ganz gute Vorstellung.

Die Markierungszauber für die Angriffstruppen

Es gibt verschiedene Antikörperklassen, die in unserem Körper verschiedene Reaktionen auslösen. So können nur IgG und IgM das Komplementsystem aktivieren. Die anderen Antikörperklassen bedienen sich anderer Wege. Folgende Klassen gibt es.

Immunglobulin M Dies ist die erste Antikörperklasse, die bei Kontakt mit einem Feind (Antigen) gebildet wird. Immunglobulin M ist im Vergleich zu den anderen Antikörpern riesig, kann daher aber im übertragenen Sinn deutlich härter zuschlagen. Mit seiner durchschnittlichen Lebensdauer von nur fünf Tagen kann eine Immunglobulin-M-Welle genauso schnell wieder vorbei sein wie sie gekommen ist. Immunglobulin M ist schlecht darin, Viren und Toxine zu neutralisieren, ist aber die einzige Immunglobulinklasse, die ein Fötus bereits in der Gebärmutter bilden kann.

Immunglobulin G Es sind die häufigsten Antikörper. Sie sind in fast allen Körperflüssigkeiten zu finden. Immunglobulin G bildet 15% des Blutserums. Ihre durchschnittliche Lebensdauer beträgt 23 Tage. Immunglobulin G sind die einzigen Antikörper, die die Plazentaschranke passieren können. Was man im Hinterkopf behalten sollte, wenn unerfüllter Kinderwunsch vielleicht einer der Gründe ist, das Programm aus diesem Buch zu machen. Aufgrund seiner sehr kleinen Größe kann Immunglobulin G die meisten Gewebe passieren.

Immunglobulin D Immunglobulin D kommt nahezu ausschließlich an B-Zellen gebunden vor und ist ein Reifezeichen der B-Lymphozyten, wenn diese nicht mehr nur Immunglobulin ausbilden, sondern damit begonnen haben auch Immunglobulin D auszubilden.

Immunglobulin A Dieses Immunglobulin hält fünf Tage und ist das Verteidigungsglobulin der Schleimhäute. Es kann das Komplementsystem nicht aktivieren, da deren zerstörerischen Kräfte an den Schleimhäuten fatal wären. Immunglobulin A kann aber sehr wohl zu Verklebungen von Feinmaterial führen und Viren neutralisieren.

Immunglobulin E Immunglobulin E ist ein Monomer, dessen Lebensspanne mit nur zwei Tagen überaus kurz ist. Bindet es jedoch an Mastzellen, so verlängert das seine Überlebensdauer erheblich auf insgesamt zwei Wochen. Es kann nicht das Komplementsystem aktivieren und auch kein Verkleben erzeugen. Ist es jedoch an Mastzellen gebunden, so hilft es der Mastzelle, an Antigene anzudocken, woraufhin die Mastzelle große Mengen Histamin ausschüttet. Dieses Entzündungssignal ruft dann aggressivere Vertreter des Immunsystems auf den Plan. Zudem kommt es zum Wassereinstrom, was zu einer Verdünnung des problematischen Stoffes führen soll. Von außen sehen wir Schwellungen. Es ist verantwortlich für allergische Reaktionen, aber auch für die Reaktion auf viele Insektengifte und die Verteidigung gegen Parasiten.

Der singuläre Name Antikörper lässt das Bild entstehen, dass es sich um Einzelstrukturen handelt, tatsächlich handelt es sich bei den einzelnen Klassen jedoch überwiegend um Antikörper-Konstrukte. So ist Immunglobulin E ein Antikörper-Pentamer, das heißt, es besteht aus fünf Teilen.

Warum ist das wichtig? Immunglobulin M ist deutlich potenter als Immunglobulin A, kann aber aufgrund seiner Größe Schleimhäute nicht passieren, wo dann das Immunglobulin A gebraucht wird, welches deutlich kleiner ist.

Die Funktion der Antikörper

Markieren Durch die Bindung an bestimmte Bestandteile der Fremdzelle markiert der Antikörper diesen »Feind«. Dies kann dann die Proteine des Komplementsystems oder direkt Fresszellen des Immunsystems auf den Plan rufen.

Verkleben Werden diverse Feindzellen markiert, so können die Antikörper diese miteinander verkleben und verbinden. Die jetzt viel größeren Komplexe werden von den Angriffstruppen des Immunsystems leichter erkannt und vernichtet.

Tumorzellmarkierung Einige der Antikörper sind ebenfalls in der Lage, ungewöhnliche Teile an Tumorzellen zu erkennen und zu markieren und damit zur Zerstörung freizugeben. Sie haben daher einen großen Anteil an der Homöostase und Gesundheit des ganzen Körpers.

Virusneutralisation Das bedeutet eine Bindung an die befallenen Zellen, sodass das Virus gar nicht erst freigesetzt werden kann.

Giftneutralisation Antikörper können direkt an bestimmte Gifte binden und diese damit neutralisieren.

Die Funktion der zellulären Entzündungsmediatoren

Serotonin Wird als Entzündungsmediator von den Thrombozyten freigesetzt. Es bewirkt eine Erweiterung der Gefäße und erhöht die Durchlässigkeit der Gefäße zum Gewebe. Es ist, zusammen mit Histamin, einer der Mediatoren, die dafür sorgen, dass man in einer entzündlichen Stelle so schnell Wasser einlagert. Hierzu an späterer Stelle noch mal mehr.

Histamin Wird überwiegend von den Mastzellen freigesetzt und ist als Entzündungsmediator ansonsten dem Serotonin recht ähnlich.

Arachidonsäureableger Arachidonsäure ist eine Omega-6-Fettsäure und findet sich vor allem in tierischen Fetten von konventionell gehaltenen Schweinen und Geflügel. Den Omega-Fettsäuren werden wir uns in einem späteren Kapitel (Seite 95) noch mal deutlich intensiver widmen, aber hier sei diese Fettsäure schon einmal erwähnt.

Prostaglandine und Leukotriene Rufen ebenfalls Schwellungen und Vasodilatation hervor.

Lipoxine Sie sind ausnahmsweise mal antientzündlich und können sich als antientzündliche Mediatoren an Epithelzellen anheften.

Akute Entzündung: Verteidigung der Stadt

Um zu lernen, an welcher Stelle es zu Störungen in der Entwicklung und vor allem dem Abklingen einer Entzündung kommen kann, schauen wir uns nun an, wie ein Entzündungsprozess unter dem Zusammenspiel aller Armeemitglieder so abläuft.

Die Stadt liegt friedlich da. Sie ist umgeben von mehreren Stadtmauern, zwischen denen der Stadtgraben fließt. Diverse Truppen, von denen viele die Fähigkeit zur Signalzauberei (Zytokine, Interleukine u.a.) und für Suchzauber beherrschen, patrouillieren auf den Wällen. Die Wälle haben direkte Zugangswege zu den Kasernen (Thymus und Lymphknoten), in denen neue Rekruten ausgebildet werden. Diese können von dort aus im Notfall sehr schnell auf den Wällen sein (Lymphsystem). Die Waffenkammern entlang der Wälle sind gefüllt und können jederzeit geöffnet werden. Auf den äußeren Wällen sitzen vor allem die Berg- und Waldtrolle (Makrophagen und dendritische Zellen), denen es nichts ausmacht, nur wenig Bewegung zu bekommen. Ihr Patrouillen-Radius ist sehr klein.

Auf dem zweiten Wall sind die Signalzauberer fest stationiert zu finden, welche zwar nicht gut selbst kämpfen können, aber dafür umso stärker darauf aufmerksam machen können, wenn es Probleme gibt. Elfenbogenschützen und Krieger (beides T-Killerzellen), Orks (Lymphozyten), Halblinge (Helferzellen) und Kampfmagier (B-Lymphozyten) hingegen befinden sich in ständiger Bewegung. Die Späh- und Suchzauber (Antikörper) der Magier fliegen scheinbar ziellos über der Stadt. Einige von den Magiern sind alt (Gedächtniszellen), sehr alt. Sie können sich noch an Schlachten aus uralten Zeiten erinnern und werden nicht müde davon zu berichten.

Plötzlich passiert es: Scheinbar wie aus dem Nichts fällt ein feindliches Heer über die Stadt her. Viele werden bereits auf dem ersten Wall von den Trollen aufgehalten. Einige, die sich vorbeischleichen konnten, werden jedoch von den Signalzauberern gesichtet. Diese lassen ihre Zauber (Histamin, Serotonin) los und der Himmel ist plötzlich hell erleuchtet. Gleichzeitig erweitern sich per Zauberei die Wege zu den Kasernen und den inneren Gebieten, um Nachschub zu ermöglich (Vasodilatation). Außerdem schwillt der Burggraben an, nachdem eine dafür vorgesehene Schleuse geöffnet wurde (Ödeme). Durch die erweiterten Straßen strömen die Truppen der Elfenkrieger und Halblinge zum Ort des Geschehens. Die flinken Halblinge laufen zu den Trollen, um sich die Infos über den Feind abzuholen und geben diese umgehend an die Elfen weiter, welche nun sehr gezielt, durchdacht und präzise in den Kampf miteinsteigen.

Ebenfalls von den Trollen kommt die Bitte um Verstärkung und der Ruf nach den Baumeistern (Fibroblasten etc.), um sofort die Lücken im Wall wieder zu schließen (TNF-Alpha und Interleukin-1).

Da die Elfenkrieger und Kampfmagier auch gerne Feuerzauber einsetzen, brennt mittlerweile die halbe Stadt, was sich aber vor allem ungünstig auf die Gegner auswirkt, die sich weniger gut auskennen und schnell in einer Sackgasse landen, wo sie dem Feuer nicht mehr entkommen können. Diverse Feinde sehen sich mit einem Suchzauber markiert, der, nachdem die Volieren geöffnet wurden, die unzähligen magisch trainierten Krähen (Komplementsystem) anlockt. Diese drücken den Feind in ihrer Masse zu Boden, bis ein stärkerer Verteidiger kommt, um sich seiner anzunehmen. Dabei rufen sie ununterbrochen, sodass jeder Verteidiger weiß, wo sein Feind zu finden ist. Manchmal, wenn sie in der absoluten Überzahl sind, picken sie den Gegner selbst zu Tode.

Die Stadt erstrahlt in rotem Licht und die Straßen sind magisch ungewöhnlich vergrößert. Der Burggraben führt so viel Wasser, dass Angriffe des Feindes mit Pech oder Gift chancenlos sind und viele Gegner schon an diesem Hindernis scheitern. Die Schreie der Verwundeten hallen durch die Straßen, und die Heiler kommen langsam hinzu. Mittlerweile haben die Halblinge die Infos auch in die Kasernen zu den neuen Rekruten gebracht und all jene, die für diese Art Feind ausgebildet wurden, schwärmen aus. Manchmal, wenn es sehr eilt, macht sich sogar ein Troll selbst auf den Weg. Neue Suchmagier und Elfenkrieger füllen die Straßen. Die Übermacht der Verteidiger trägt schließlich den Sieg davon. Herbeigerufen von den vielen Stimmen der Truppen kommen mehr und mehr Baumeister und reparieren überall den Schaden und löschen die Feuer. Alle ziehen sich wieder zurück auf ihre Wachposten und Patrouillen. Nur die neuen Rekruten schließen sich den bestehenden an und füllen damit die Lücken der Gefallenen. Die Suchzauberer füllen noch eine Weile die Zauber auf, bevor sie sich zurückziehen. Alles ist wieder still und ruhig.

Nur die alten Kampfmagier werden nicht müde, die anderen zu warnen, dass so ein Angriff jederzeit wieder erfolgen kann.

Ich hoffe, in dieser kleinen Geschichte sind folgende Dinge klar geworden:

- Es gibt furchtbar viel Geschrei und daher Potenzial für Fehlinformationen.
- Ganz viele Dinge passieren gleichzeitig.
- Das Immunsystem selbst richtet sehr viel Schaden an, der hinterher wieder repariert werden muss.
- Alle Bestandteile erfüllen wichtige Funktionen, ohne die es nicht geht.
- Entzündung ist essenziell, damit wir überleben können.

Hormesis – oder die Menge macht das Gift

Hormesis (griech.: Anregung, Anstoß) ist genau die Menge an Reiz, die den Körper zu Anpassungsprozessen veranlasst, ohne dass es zu Schäden kommt.

Damit folgt die Hormesis einer Kurve in Form des alten Schreibschriftbuchstabens J. Bis zu einer gewissen Stärke bewirkt der Reiz keine Anpassung, dann mit zunehmender Stärke immer mehr, bis er dann zu stark ist, um vom Körper kompensiert zu werden und er den Zellen Schaden zufügt.

Im Grunde ist dieses Prinzip vom körperlichen Training bekannt. Trainiert man zu sanft, kommt es zu keinerlei Muskelwachstum und Anpassung. Trainiert man zu hart, kann es zu Verletzungen kommen. Dazwischen gibt es einen recht großen Bereich, in dem wir den Körper dazu anregen, sich zu verbessern und in Zukunft auch auf stärkere Reize nicht mit Schäden zu reagieren. Das heißt, die Widerstandskraft steigt.

Auch viele positive Auswirkungen von Pflanzen sind auf das hormetische Prinzip zurückzuführen. So regt Sulforaphan in senfölhaltigen Gewächsen (wie zum Beispiel Brokkoli oder Blumenkohl) den Körper zur besseren Entgiftung an, da es sich dabei eigentlich selbst um einen Giftstoff handelt. In Pflanzen ist es aber in so geringer Dosis enthalten, dass es, wenn überhaupt, nur einen widerstandsfördernden Effekt im Sinne der Hormesis erzeugt. Neben den vielen anderen Ursachen für chronische systemische Entzündungen, wird auch unser allzu bequemer Lebensstil als Ursache dafür angesehen, dass wir so anfällig für chronische Erkrankungen geworden sind. Da wir uns nie mehr um Wärme, Schlaf, Nahrung und Überleben kümmern müssen, bekommt unser Körper auch keine Reize mehr, sich zu verbessern und seine Widerstandskraft zu erhöhen.

Besonders wichtig ist dieses Prinzip auch hinsichtlich der Mitohormesis. Dieser Begriff wurde 2011 vom deutschen Arzt und Wissenschaftler Michael Ristow geprägt. In einigen eigenen Studien sowie einigen von ihm zusammengetragenen großen Metaanalysen konnte er zeigen, dass die Mitochondrien ab und zu einer gewissen Menge an oxidativem Stress ausgesetzt sein müssen, um ihre Funktion optimal wahrnehmen zu können und um die Bildung der zelleigenen Abwehr von Sauerstoffradikalen anzuregen. Die Arbeitsgruppe konnte sogar nachweisen, dass der vor Diabetes schützende Effekt von Sport aufgehoben wird, wenn immer nach dem Sport Antioxidantien eingenommen werden. Auch wenn diese Konzepte vielfach diskutiert werden, finde ich es wichtig, das »Wann« mit in einen Behandlungs- und Verhaltensplan mit einzubeziehen und dass es sehr wohl ein »Zuviel des Guten« gibt.

Die stille Entzündung erkennen

Selbst wenn eine chronische Entzündung bereits erkannt wurde, ist es ratsam, sich auf Ursachenforschung zu begeben. So kann das Problem an der Wurzel gepackt werden.

Wie aus der vorigen Erzählung hoffentlich klargeworden ist, ist es absolut notwendig, dass es mal laut, heiß und ungemütlich wird, um gefährliche Eindringlinge zügig zurückzudrängen. Wenn aber die Trolle nicht auf ihre Wachposten zurückgehen, sondern anfangen, harmlose Stadtbewohner zu erschlagen, Signalzauberer plötzlich die Gebäude der Stadt zur Zerstörung markieren und Kampfmagier permanent ihr Unheil anrichten lassen, sodass es ständig irgendwo brennt, dann wird es unschön. Es macht nicht mehr viel Freude, in dieser Stadt zu leben. Die Bewohner befinden sich permanent in Angst und Schrecken, sind zunehmend müde und ausgezehrt und verlieren die Freude am Leben.

Bei der chronischen Entzündung sind die Entzündungsmediatoren wie CRP, TNF-Alpha, Interleukin-6 und andere ständig erhöht, ohne dass es einen konkreten Feind zu bekämpfen gibt. Die anderen Immunzellen werden ständig an neue Stellen gelockt, um hier einen vermeintlichen Feind anzugreifen, finden aber keinen vor. Zunehmend »übermüdet« und frustriert fangen sie dann zum Teil an, körpereigenes Gewebe anzugreifen. Manchmal stellen sie ihren Dienst auch ganz ein oder stressen ihren Besitzer mit »ständigem Geschrei« in Form von Histamin- oder Serotoninausschüttung. Die Spezialisten werden zunehmend unaufmerksam und verlieren ihre klare Ausrichtung. Problematisch ist zudem, dass es sehr teuer und aufwendig ist, ein so großes Heer permanent in Habachtstellung zu halten. Eine Erhöhung der verschiedenen Entzündungsmediatoren mit einer entsprechenden Aktivierung der Immunzellen erhöht den Bedarf des Körpers um bis zu 500 kcal täglich, wie eine Schweizer Forschungsgruppe nach Gabe von Bakterien-Endotoxinen festgestellt hat. Da diese Energie irgendwo abgezogen werden muss, fehlt sie meist dem Gehirn.

Langfristig wird die systemische chronische Entzündung mit folgenden Erkrankungen in Zusammenhang gebracht:

- Herz-Kreislauf-Erkrankungen inklusive Herzinfarkt und Schlaganfall
- Demenz
- Autoimmunerkrankungen
- nicht alkoholische Fettleber
- Diabetes mellitus Typ 2
- metabolisches Syndrom
- neurodegenerative Erkrankungen
- Fatigue
- Burn-out
- u.a.

Die Symptome der systemischen chronischen Entzündung lesen sich wie eine Aufzählung der Beschwerden, die einem in fast jeder Arztpraxis bei den meisten Patienten begegnen:

- Freudlosigkeit
- Libidoverlust
- Konzentrationsstörungen
- Antriebslosigkeit
- Erschöpfung
- Schlafstörungen
- Insulinresistenz
- Bluthochdruck
- Dyslipoproteinämie (Fettstoffwechselstörung)
- Blutzuckerdysregulationen
- Infektanfälligkeit
- Entwicklungsstörungen in der Kindheit

Zudem wird die Energiegewinnung und -verteilung nachhaltig gestört, was jede Menge weitere Störungen ganzer Organsysteme hervorrufen kann.

Bei Rheumapatienten konnte man sehr eindrucksvoll zeigen, dass die Blockade von TNF-Alpha mit einem Biological nicht nur zu einer Verbesserung des Rheumas, sondern auch zu einer Wiederherstellung der Insulinsensitivität und einem stark verringerten Risiko, an Demenz zu erkranken, einhergeht.

Ursachen

Da die chronische stille Entzündung für die meisten Zivilisationskrankheiten verantwortlich zu sein scheint, ist es naheliegend, dass die Zivilisation und unsere Lebensart verantwortlich sind. Dies wurde durch die Forschung bestätigt. Als Ursachen sind bekannt:

- Schlafmangel und schlechte Schlafqualität
- gestörte zirkadiane Rhythmen und künstliches Licht
- Strahlung
- chronische Infektionen
- Übergewicht
- Bewegungsmangel
- falsche Ernährung
- chronischer Stress und Überforderung
- unzureichende soziale Kontakte
- Xenohormone und Giftstoffe
- Dysbiosen (Ungleichgewicht von guten und schlechten Bakterien) von Darm, Mund und Haut

Man könnte die Liste sicher noch fortführen, doch dies sind erst mal die wesentlichen Dinge. Ich hoffe, bis hierhin ist jedem klargeworden, warum es sich lohnt, zu versuchen, den Entzündungszustand des Körpers so gering wie möglich zu halten und dass es bei diversen Erkrankungen hilfreich ist, damit zu beginnen, den Prozess umzukehren.

Diagnostik

Der Mensch im Allgemeinen hat die Dinge gerne schwarz auf weiß. Aber auch wenn man sich einig ist, dass die Ursache vieler der modernen Erkrankungen bei der chronischen systemischen Entzündung liegt, gibt es noch keine standardisierten Verfahren zur Diagnostik. Aus den Ausführungen übers Immunsystem erschließen sich aber hoffentlich ein paar Stoffe, nach denen man schauen sollte:

- hoch-sensitives C-reaktives Protein (CRP; sehr unspezifische Diagnostik, dafür aber günstig)
- Tumornekrosefaktor-Alpha (TNF-Alpha)
- Interleukin-6 (Il-6)
- Interleukin-1 (Il-1)
- Interferon-Gamma und -Alpha (IFN-Gamma und -Alpha)

Wenn dein Therapeut dir möglicherweise sagt, deine Werte seien »altersgerecht«, so ist es wichtig zu wissen, dass diese Werte zwar statistisch im Alter ansteigen, aber bei völlig gesunden Alten kein bisschen höher sind als bei jungen Menschen. Dennoch wird der Zustand, in den die Zellen sich begeben, wenn sie anfangen, chronisch entzündet zu sein, als »Vergreisungs-assoziierter sekretorischer Phänotyp« bezeichnet. Die Zellen machen eine vorzeitige Vergreisung durch. Tatsächlich lässt chronische Entzündung in jeglicher Hinsicht schneller altern. Mit den oben genannten Zytokinen und einem großen Immunzellstatus bemüht man sich daher gerade, eine Berechnungsmöglichkeit des immunologischen Alters festzulegen. Da dies aber noch nicht spruchreif und ein großer Immunzellstatus sehr teuer ist, würde ich erstmal bei den obigen Werten bleiben. Was leider bei diesen Markern gar nicht beachtet wird, ist der Einfluss antientzündlicher Faktoren wie Antioxidantien, Omega-3-Fettsäuren und Ähnlichem. Solange es keine standardisierten Marker und Verfahren gibt, braucht es erst mal weiterhin einen guten und erfahrenen Therapeuten, der das Muster zusammenfügt und den Verlauf einer systemisch chronischen Entzündung beurteilt.

Entstehung

Nun kennt aber jeder die Cousine der Tante des Bruders Freund, der schon seit 40 Jahren raucht, trinkt, jedes Wochenende feiern geht und trotzdem topfit ist. Von vorzeitiger Alterung keine Spur. Was macht unsere Zellen anfällig und löst den Zustand der vorzeitigen Vergreisung aus? Der komplette Prozess ist noch nicht vollständig verstanden, aber es gibt ein paar klare Hinweise. Es wird angenommen, dass bestimmte DNA-Genotypen, Störungen in den Telomeren, ungünstige epigenetische Aktivierungen, schlechte Mitochondrien-Funktion und oxidativer Stress besonders anfällig für die oben genannten Ursachen machen.

Zu diesen Begriffen braucht es ein bisschen Erklärung, die ich Ihnen bildlich vor Augen führen möchte. Meine Kinder haben Unmengen Legosteine. Dazu gehört ein riesiger Stapel Bauanleitungen. Ein Großteil der möglichen Gebäude, Tiere und Co. ist aber derzeit ein unaufgebauter Haufen von Steinen. Genauso muss man sich auch unser Erbgut (Genom) vorstellen. Es ist eine Bibliothek von Bauanleitungen, aber bei Weitem nicht alles aus dieser Bibliothek wird auch gebaut. Manchmal sind Fehler in den Bauanleitungen, die aber niemals auffallen, wenn das, wofür sie nötig wären, nicht gebaut wird. Findet ein Ereignis statt, dass das Raussuchen und Bauen eines bestimmten »Teils« notwendig macht, so nennt man dies epigenetische Aktivierung. In unserer DNA sind es aber nicht ganz viele kurze und längere Anleitungen, sondern eine 1,8 Meter lange Aneinanderreihung von Bauplänen. Um Anfang und Ende eines bestimmten Planes zu erkennen, liegen dazwischen die Telomere. Nachdem eine Anleitung abgelesen wurde, wird oft eine Seite herausgerissen, das heißt, ein Stück Telomer geht verloren. Daher wird die Telomerlänge mit Resilienz und dem Alterungsprozess in Zusammenhang gebracht, auch wenn neuere Untersuchungen an langlebigen Menschen gezeigt haben, dass diese anscheinend nicht immer in Korrelation steht.

Viele der genannten Lebensstile und Umweltursachen führen zu oxidativem Stress, vermehrten Fehlern beim Lesen der Bauanleitung, zum Bau von Teilen, die sonst nicht gebaut worden wären und insgesamt schlechterer Funktion unserer Mitochondrien. Dies erklärt, warum die durch chronische systemische Entzündung entstehenden Krankheiten so auf dem Vormarsch sind.

Schauen wir uns im Folgenden die Risikofaktoren – und wie man sie verbessern kann – etwas genauer an.

Chronischer Stress

Wenn die Belastungen zu viel werden und der Stress chronisch wird, so hat das Auswirkungen auf das Hormonsystem. Sein Gleichgewicht entgleist und es kann zu Krankheiten kommen.

Hatten wir nicht schon immer viel Stress? Wenn man sich die Generation meiner Großeltern anguckt, die einen Weltkrieg miterlebt haben, muss man sich schon fragen, warum diese dann deutlich weniger an stressinduzierten Erkrankungen gelitten haben? Mehr Stress kann man doch eigentlich gar nicht haben, oder? Was unterscheidet die heutige Welt und unseren heutigen Stress von damals? Warum sind Burn-out und Überforderung zu einer wahren Epidemie geworden?

Es ist schwierig festzulegen, was Stress bedeutet und diesen für Studien zu standardisieren. Zum einen orientiert man sich stärker an psychologischen Markern und Fragebögen, zum anderen werden Stresshormonspiegel und Entzündungsparameter genutzt. Im Wesentlichen nutzt man in der Wissenschaft zur Stressinduktion zwei verschiedene Szenarien: vor einer Gruppe einen unvorbereiteten Vortrag halten und mit vielen Menschen in einem Fahrstuhl eingesperrt sein. Nun sollte jedem klar sein, dass der empfundene Stress stark von den Grundvoraussetzungen der betroffenen Person abhängen dürfte, was das Ganze so schwierig macht. Was man aber sicher weiß, ist, dass beide Szenarien zu einem vorübergehenden Anstieg von Interleukin-6 führen und damit auch einen proentzündlichen Effekt haben, der sich schnell zurückbildet. Was aber, wenn dieser Reiz dauerhaft auftritt?

Ähnlich wie bei der Entzündung haben akuter und chronischer Stress ganz unterschiedliche Auswirkungen auf unseren Körper. In den Untersuchungen der letzten Jahre zu Traumaerfahrungen hat sich gezeigt, dass Traumata und entsprechende biochemische Veränderungen vor allem dann entstehen, wenn wir uns ausweglos ausgeliefert fühlen und keine Möglichkeit haben, das Trauma körperlich zu verarbeiten. Da viele Stressoren der heutigen Zeit still und unauffällig sind, aber in unserem Körper zu einem massiven Stress kumulieren, es also weniger die großen schwerwiegenden Ereignisse, sondern die vielen kleinen sind, die dazu führen, dass irgendwann all unsere Reserven aufgebraucht sind, ist es extrem schwierig, diesem gezielt zu begegnen.

Die Generation meiner Großeltern hatte üblicherweise nur einen Job und eine klare Lebensaufgabe. Gerade weil Überleben hier viel mehr im Fokus stand, bestand nicht der Anspruch, hundert Dinge gleichzeitig machen zu müssen. Auch über die perfekte Kindererziehung, das makellose äußere Erscheinungsbild und das nächste angesagte Fitnessprogramm musste man sich keine Gedanken machen. Die sozialen Netzwerke waren stabil und dauerhaft. Die besten Freunde meines Opas begleiteten ihn von seiner Jugendzeit bis zu ihrem Tod. (Sein hohes Alter hatte leider die negative Begleiterscheinung, dass er nahezu all seine Freunde überlebte.) Es gab drei Fernsehprogramme und eine Tageszeitung, und der sonntägliche Tatort war das Highlight an medialem Entertainment. Dafür saß man viel mit der ganzen Familie unter dem Kirschbaum, machte Musik oder arbeitete im Garten. Die Aufgaben waren überschaubar und durch das eingeschränkte Angebot hatte man nicht das Gefühl, ständig etwas zu verpassen.

In der heutigen Zeit entstehen die »Stressoren«, und das kann auch ein blöder Kommentar in den sozialen Medien sein, so schnell, dass die recht langsamen Reaktionen der Kortisol-Achse nicht mehr ausreichen. Es müssen zunehmend die schnellen und akuten Stresshormone Adrenalin und Noradrenalin miteingreifen und so bleibt das Kortisol dauerhaft hoch. Dies hat einen massiven Energieverbrauch zur Folge, was wiederum proentzündlich wirken kann, wenn dem Energiefresser Immunsystem nicht genug Energie zur Verfügung steht.

Ich denke, der Punkt ist klargeworden. Schauen wir uns nun auf biochemischer Ebene an, warum wir hinsichtlich der Stresstoleranz und der Veränderungen unserer Hormone so schlecht vorbereitet sind auf die Belastungen der heutigen Zeit.

Steroidhormon-Stoffwechsel

Steroidhormone werden im menschlichen Körper zum allergrößten Teil in der Nebennierenrinde, den Keimdrüsen (Eierstock oder Hoden) und im zentralen Nervensystem gebildet. Ihr Ausgangsstoff ist immer Cholesterin. Sie sind damit lipophile Hormone und können durch Zellmembranen wandern, um dort die intrazellulären Steroidhormonrezeptoren zu besetzen. Für einige von ihnen gibt es auch Rezeptoren auf der Zellwand, die andere Wirkungen entfalten als die intrazellulären Rezeptoren. Das Cholesterin, ihr Ausgangsstoff, ist für die Steroidhormonsynthese entscheidend, obwohl in den letzten 30 Jahren ein medialer Feldzug gegen Cholesterin geführt wurde. Deswegen glauben immer noch viele Menschen, eine Ernährung wäre umso gesünder, je weniger Cholesterin sie enthält. Tatsächlich ist Cholesterin jedoch die Ausgangssubstanz für eine der wichtigsten Hormonklassen in unserem Körper und eine dauerhaft zu niedrige Aufnahme kann erheblichen Schaden verursachen. Inzwischen weiß man auch, dass erhöhte Cholesterinspiegel die Folge chronisch systemischer Entzündung sind und damit ein Symptom, aber nicht die Ursache für endotheliale Entzündungen. Aus Cholesterin wird dann Pregnenolon gebildet, was daher auch als die Mutter aller Steroidhormone bezeichnet wird. Das hier agierende Enzym liegt im Mitochondrium. Dies bedeutet: Ist die Mitochondriendichte und ihre Funktion unzureichend, kann hierdurch auch die Steroidhormonsynthese beeinträchtigt werden. Und auf kaum etwas reagieren die Mitochondrien so beleidigt wie auf chronische Entzündungsprozesse.

Von hier aus geht es weiter in drei wesentlichen Achsen:

- Progesteron und gegebenenfalls später Aldosteron in der Zona glomerulosa
- Kortisol in der Zona fasciculata
- Testosteron und daraus Östrogen in der Zona reticularis sowie im Hoden bzw. Ovar

Die verschiedenen Hormone werden in unterschiedlichen Schichten der Nebennierenrinde gebildet. Und hierbei werden die Vorstufen von der äußeren Schicht in die Tiefe weitergegeben. Zur Bildung der Geschlechtshormone werden die entsprechenden Vorstufen inaktiviert an Steroidhormon-bindendes Globulin (SHBG) gebunden, mit dem Blut zum Ovar bzw. zum Hoden transportiert, wo dann die Umwandlung in die Steroidhormone stattfindet. Beim Mann ist die Aromatase, die aus Testosteron und Androstendion, Estradiol und Estrone macht, in viel geringerem Maße vorhanden, sodass hier überwiegend Androgene gebildet werden. Bei der Frau ist diese Aromatase in so starkem Maße vorhanden, dass die Androgene zum überwiegenden Anteil sofort weiter in Östrogen umgewandelt werden. Ein kleiner Anteil der Geschlechtshormonproduktion erfolgt in der Zona reticularis der Nebenniere.

Das Ganze funktioniert ein bisschen wie eine Kette mit den Kisten bei einem Wohnungsumzug, nur dass es an einigen Stellen mehrere Abzweigungen gibt. Ob die Pregnenolon-Ableger ihre Reise zu den Keimdrüsen antreten, hängt davon ab, wie viel Kortisol die Nebenniere hieraus bilden will. Besteht für den Körper ein deutlich höherer Bedarf an Kortisol, so wird das Pregnenolon an dieser Stelle der Kette immer sofort »weggegrapscht«, bevor es kompliziert auf das Steroidhormon-bindendes Globulin geladen wird. Egal wie stark der Eierstock stimuliert wird, hier kommt erst mal einfach nicht genug Ausgangsmaterial an. Diesen Vorgang nennt man Pregnenolonstealing (stealing = stehlen).

Dies ist in vielerlei Hinsicht ungünstig. Zum einen dadurch, dass insgesamt weniger Steroidhormone zur Verfügung stehen, was zu Antriebslosigkeit, Muskelmasseverlust, Aufmerksamkeitsstörungen, Schlafstörungen, Libidoverlust und vielen anderen Problemen führen kann. Bei Frauen kann es zu einem so gravierenden Mangel an Östrogen kommen, dass in dessen Folge der Eisprung ausbleibt, was wiederum eine hoch entzündlich wirkende Östrogendominanz durch einen nahezu kompletten Verlust der Progesteronproduktion zur Folge hat. Hinsichtlich der Entwicklung von chronisch systemischen Entzündungen ist es aber besonders problematisch, da Testosteron und Progesteron die Hormone in unserem Körper mit der stärksten antientzündlichen Wirkung sind, welche nun überwiegend wegfallen. Zusätzlich wirkt Kortisol zwar antientzündlich durch eine Unterbindung der Ausschüttung von TNF-Alpha und Interleukin-1. Die Interleukin-6-Spiegel werden aber nicht beeinflusst, sodass hierüber die proentzündliche Lage permanent am Laufen bleibt.

Da der erhöhte Bedarf an Kortisol erst durch ständigen Stress mit der damit einhergehenden erhöhten Interleukin-6 Produktion entstanden ist, hat nun eine chronische systemische Entzündung begonnen.

Steroidhormonabbau

Der Abbau der Steroidhormone erfolgt nahezu vollständig in der Leber und das in mehreren Phasen. Da dies zum Teil zur sogenannten »Giftung« führt (die entstehenden Abbauprodukte können toxische Wirkungen haben), kann es zu Problemen und entzündlichen Prozessen kommen, wenn im Rahmen dieser Abbauprozesse Staus auftreten. Problematisch ist hier insbesondere das Östrogen, da es bei Stau in den bevorzugten Abbauwegen zur Bildung von toxischen Metaboliten durch das Ausweichen in andere Abbauwege kommt. Die endgültige Ausscheidung erfolgt dann über die Galle in den Darm oder zu einem geringeren Anteil über die Niere.

Einen Großteil des Abbaus übernehmen Enzyme der Cytochrom-P450-Familie (CYP). Diese Monooxygenasen führen Hydroxylierungen durch. Das bedeutet, sie sorgen dafür, dass fettige Stoffe wasserlöslich werden. Das ist ein bisschen so, wie wenn man nach einem sehr fettigen Essen abspült und viel Spülmittel benutzen muss, um das Fett wasserlöslich zu machen, damit das Geschirr sauber wird und der Abfluss nicht verstopft. Nach der Hydroxylierung erfolgt nach Möglichkeit die Methylierung über die Catechol-O-Methyltransferase (COMT). Was die COMT

Beispiele für am Östrogenabbau beteiligte CYPs

CYP1A1: Diese CYP spielt sowohl im Steroidhormon eine große Rolle als auch im Fettsäurenabbau. Auch beim Abbau vieler sonst krebserregender Giftstoffe ist sie wichtig.
Inhibition: Übermaß gesättigter Fette, Omega-6-Fettsäuren
Beschleunigung: Kreuzblütler, Leinsaat, Soja, Kaffee, Rosmarin

CYP3A4: Diese CYP ist am Abbau multipler Arzneimittel wie Statinen und Antidepressiva beteiligt.
Inhibition: Grapefruitsaft, Baldrian, Kurkuma, Ginseng, Pfefferminz
Beschleunigung: Johanniskraut, Ingwer, Knoblauch, Lakritze, Pestizide, Nikotin, Koffein

CYP1B1: Auch diese CYP ist für den Abbau von Steroidhormonen sowie Cholesterin zuständig. Des Weiteren kümmert sie sich um fettlösliche Gifte.
Inhibition: Hopfen, Grapefruit
Beschleunigung: polychlorierte Bisphenole (zum Beispiel in Weichmachern und Lacken)

nicht schafft, bleibt entweder erstmal liegen und kann im Körper sein Unwesen treiben oder wird über den enzymunabhängigen Weg der Eprimierung aus dem Körper entfernt. Dieser Weg ist immer möglich, auch wenn nötige Nährstoffe fehlen und es bei der COMT zu einem starken Stau gekommen ist. Unglücklicherweise haben die hier entstehenden Metaboliten noch eine starke östrogenartige und gewebewachstumsanregende Wirkung. Hiermit fördern sie Entzündungsprozesse, Wassereinlagerungen, Gewichtszunahmen und vieles andere mehr. Ein Überschuss von Metaboliten auf diesem Abbauweg ist sehr ungünstig und ein hoher Risikofaktor dafür, im weiteren Leben einen gynäkologischen Tumor, vor allem Brustkrebs, zu bekommen.

Man könnte jetzt denken, die Beschleunigung wäre hier doch etwas Gutes, schließlich wird der Abbau beschleunigt. Tatsächlich sind die Substrate der CYPs jedoch die, die toxische Auswirkungen auf den Körper haben, vor allem, wenn sie nicht umgehend von der COMT weiter abgebaut und ausgeschieden werden können. Da die COMT sich aber neben den Östrogenen noch mit allen anderen Steroiden, Katecholaminen und vielen anderen mehr beschäftigen muss, ist es häufig hilfreich ihr eine kleine Atempause zu gönnen, indem man die Prozesse der CYPs verlangsamt.

Chronische Aktivierung der Stressachse

Ähnlich wie Östrogen hat auch Kortisol einen schlechten Ruf abbekommen. Aber alle, die unter einer zu niedrigen Kortisol-Produktion leiden, wissen, dass die Kraft in der Mitte des Weges liegt und nur in einer sauberen Balance Wohlbefinden zu erreichen ist. Denn das Gefühl von Stress entsteht im Wesentlichen erst mal durch unser autonomes Nervensystem und die dem Sympathikus zugehörigen Neurotransmitter Noradrenalin und Adrenalin in unserem Gehirn. Diese sorgen für klassische Stressreaktionen wie Herzrasen, erhöhter Blutdruck, starke innere Unruhe etc.

Ausgeglichen werden diese Stressreaktionen gegebenenfalls durch ein weiteres Katecholamin, das Dopamin. Dopamin macht eher ein freudig erregtes und gespanntes Gefühl. Ist ausreichend Dopamin vorhanden, so wird die akute Stressreaktion in ihrer Stärke abgemildert. Kortisol ist dann, genau wie DHEA, Teil der Stressbewältigungsantwort unseres Körpers. Wenn diese nicht erfolgt, kommt der Prozess nicht wieder zur Ruhe. Gereiztheit, Überforderungsgefühl bis hin zu Panikattacken können die Folge sein.

Stress ist nicht gleich Stress

Stress ist der Grundstock jeder hormetischen Anpassung (Seite 27). Nur wenn wir immer genau so viel Stress haben und eine entsprechende sinnvolle Gegenreaktion, dass unser Körper Verbesserungsmaßnahmen vornimmt, entwickeln wir uns, räumen in unseren Zellen auf und sorgen dafür, dass quasi alles auf dem neuesten Stand ist. Das gilt sowohl für körperliche Prozesse wie den Zustand der Mitochondrien, als auch für nervale und hormonelle Prozesse im Rahmen unserer Hirnchemie. Ein »Bore-out« durch zu wenig Stimulation ist ebenso schlimm wie ein »Burn-out« durch immerwährende Überstimulation. Stress bedeutet für unser Nervensystem nicht immer Katastrophen. Auch eine neue Liebe, Sex, lange Aufenthalte in der Sonne, Sauna, Sport, aufregende Errungenschaften, Kälte und vieles andere mehr sind Stressoren für unseren Körper, die aber so schnell wieder vergehen, wie sie gekommen sind und zum Teil in sinnvoller und hilfreicher Weise hormetische Anpassungsprozesse anstoßen.

Stress, ein System mit drei Ebenen

Als Nächstes erfolgt normalerweise eine Aktivierung der Hypothalamus-Hypophysen-Nebennierenrinden-Achse (HHN). Zentraler Oberaufseher ist immer der Hypothalamus. Hier gehen alle Eindrücke ein, werden sortiert, kategorisiert und gegebenenfalls entsprechende Maßnahmen eingeleitet. Der Hypothalamus sendet dann in vielen Fällen Signale an die Hypophyse. Diese ist so was wie der Vorsteher der Arbeiter in unserem endokrinologischen System. Sie kann recht still und nett sein, aber wenn es nötig ist, auch ganz schön rumschreien. Ihre treuen Untergebenen sind unter anderem die Schilddrüse, die Nebennierenrinde und die Keimdrüsen (Eierstöcke oder Hoden). Wie jeder gute Vorarbeiter hat die Hypophyse mit den Hormonen Prolaktin und dem Wachstumshormon auch noch ein paar eigene außergewöhnliche Fähigkeiten im Köcher. Diese wendet sie aber ebenfalls nur an, wenn dies vom Hypothalamus angeordnet wurde. Gemäß den Anweisungen der Hypophysen agieren dann, wenn alles gut ist, die sogenannten Effektor-Organe (eben Nebenniere, Schilddrüse und Keimdrüsen) mit einer höheren oder niedrigeren Hormonproduktion. Während die Erhöhung von Adrenalin und Noradrenalin quasi sofort mit einer Verzögerung weniger Sekunden auftritt, braucht es durch die etwas komplizierteren Signalwege ca. 3–5 Minuten, bevor der Kortisolspiegel steigt. Das Kortisol kümmert sich nun um die Bereitstellung von Energie für die vermeintlich körperlich anstrengende Situation (der Grund für den unbändigen Hunger auf Süßes und/oder Kohlenhydrate bei Stress). Es fördert Wachsamkeit und Gedächtnisleistung (zu niedriges Kortisol = deutlich schlechteres Langzeitgedächtnis) und schließlich sorgt es für die Rückregulation zum Normalzustand. Normalerweise laufen diese Systeme so präzise und einwandfrei, dass wir davon nur recht wenig bemerken, schon gar keine langfristigen Einschränkungen.

Das hungrige Gehirn

Funktioniert vor allem die Energiebereitstellung nicht optimal, sind neuroglukopene Symptome eine mögliche Folge. Das bedeutet, unsere Hirnzellen werden nicht ausreichend mit Energie versorgt. Schwindel, Denkstörungen, Erschöpfung, Sprachschwierigkeiten bis hin zum Gefühl eines drohenden Blackouts können auftreten. Verstärkt treten diese Symptome leider auf, wenn auch im Insulin- und Leptinstoffwechsel etwas nicht stimmt. Normalerweise führt die Stressreaktion nämlich dazu, dass erst mal kein Insulin mehr ausgeschüttet wird, damit das Gehirn wirklich den Brennstoff bekommt. Übrigens kann das Gehirn als einziges Organ in gewissem Grad Glukose auch unabhängig vom Insulinspiegel aufnehmen. Eines der Dinge, die seine Sonderstellung hinsichtlich der Energieversorgung in unserem Körper zeigt.

Ein weiterer Faktor ist ein chronisch durch Entzündung aktives Immunsystem, das wie bereits mehrfach erwähnt, neben dem Gehirn der größte Energiefresser unseres Körpers ist. Da Stress Entzündung verursacht und Entzündung wieder Stress, befinden wir uns abermals in einem verhängnisvollen

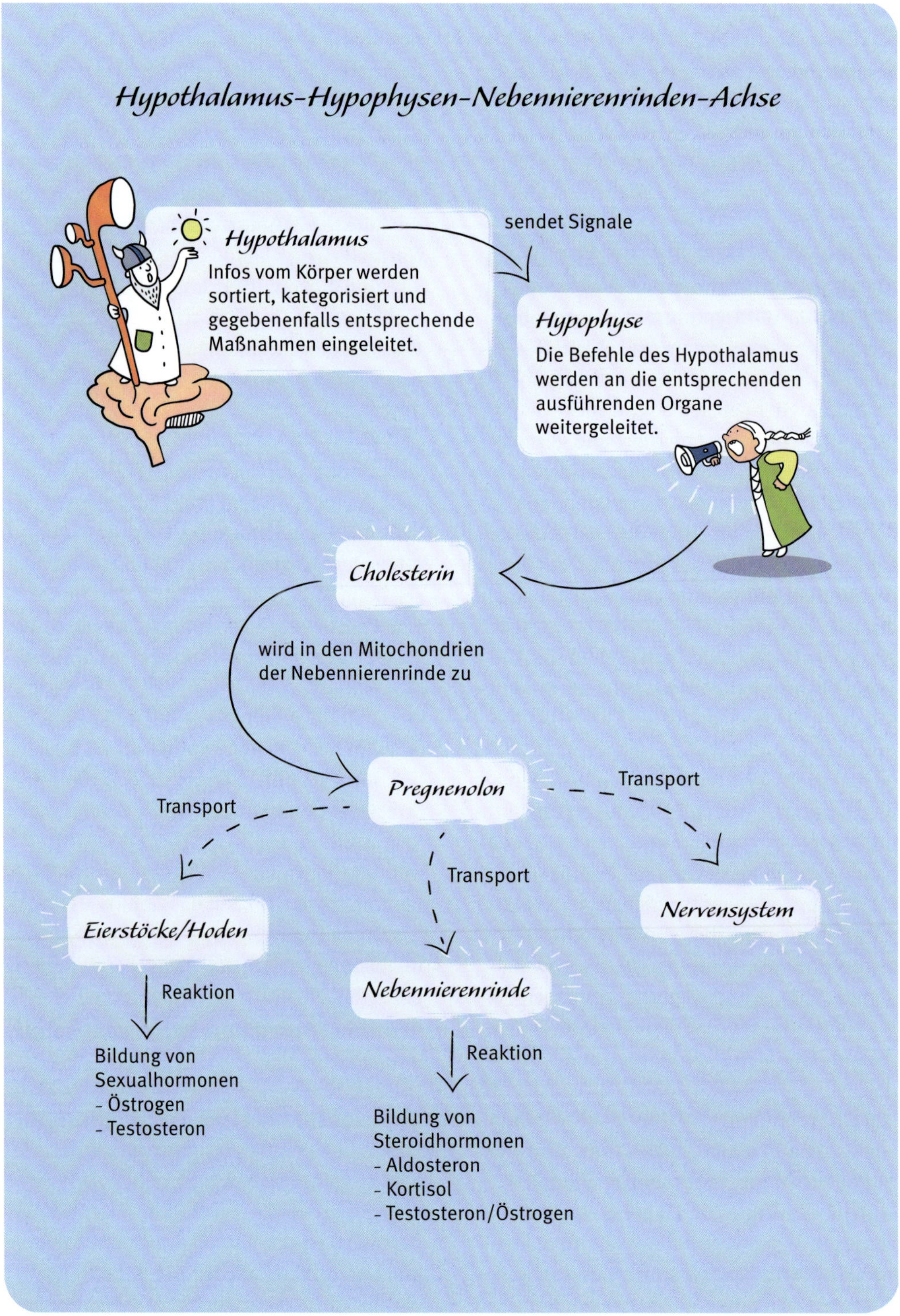

Hypothalamus-Hypophysen-Nebennierenrinden-Achse
Hypothalamus
Infos vom Körper werden sortiert, kategorisiert und gegebenenfalls entsprechende Maßnahmen eingeleitet.
sendet Signale
Hypophyse
Die Befehle des Hypothalamus werden an die entsprechenden ausführenden Organe weitergeleitet.
Cholesterin
wird in den Mitochondrien der Nebennierenrinde zu
Pregnenolon
Transport
Transport
Transport
Eierstöcke/Hoden
Nebennierenrinde
Nervensystem
Reaktion
Bildung von Sexualhormonen
- Östrogen
- Testosteron
Reaktion
Bildung von Steroidhormonen
- Aldosteron
- Kortisol
- Testosteron/Östrogen

Kreislauf. Besteht aufgrund einer Insulinresistenz ein dauerhaft zu hoher Insulinspiegel im Blut, kann dies die Symptome deutlich verschlimmern. Wie bereits im ersten Kapitel (Seite 21) beschrieben, ist einer der Gründe für eine Insulinresistenz ein erhöhter TNF-Alpha-Spiegel bei Entzündung.

Wenn alles normal abläuft, reguliert sich Adrenalin innerhalb von 30 Minuten wieder zurück auf die Ausgangssituation. Bis Kortisol wieder bei »normal« ist, vergeht ein längerer Zeitraum von ca. 1–2 Stunden. Und es muss eine ausreichende Glukosezufuhr für das Gehirn erfolgen, damit sich der Wert beruhigen kann. Um dies zu gewährleisten, bleibt Insulin normalerweise sogar noch länger erniedrigt, als Kortisol erhöht ist. Hilfreich ist hierbei eine »Postbelastungsmahlzeit« mit energiedichten und vor allem kohlenhydratreichen Lebensmitteln. Allerdings muss man hier aufpassen, dass diese Mahlzeit nicht weit übers Ziel hinausschießt. In einer Studie der Universität Lübeck nahmen die Probanden nach einer Stresssituation 110% mehr Kalorien zu sich, als sie durch die Situation zusätzlich verbraucht hatten. Auf Dauer kann dies ein Grund für Übergewicht sein. Erfolgt die ausreichende Aufnahme von Glukose nicht, kann die Neuroglykopenie anhalten, vor allem wenn der Körper kein Training darin hat, sich aus alternativen Quellen wie Fett zu bedienen.

Die Gefahr von Dauerstress

Da ich weiß, dass dieses Thema einige stark umtreibt, werden wir uns dem später noch mal intensiver widmen, unabhängig vom Thema synthetische Geschlechtshormone.

« Hypothalamus-Hypophysen-Nebennierenrinden-Achse (HHN) mit Hormonbildung

Erst mal machen wir hier aber einen Punkt. Kortisol hat also einen wesentlichen Anteil daran, unser Stresssystem in die Ruhelage zu bringen, damit unser Gesamtsystem in Homöostase, also ins Gleichgewicht kommt, und damit uns selbst zum Wohlbefinden zu führen. Im Gegensatz zu Adrenalin und Noradrenalin führt Kortisol nicht zu Herzrasen und Unruhe, sondern sogar zu einer Dämpfung dieser Reaktionen, auch wenn es als Reaktion auf einen Stressor als ein Stresshormon zu betrachten ist. Da es unseren Körper zur Freigabe von Energien veranlasst, um diese dem Gehirn zur Verfügung zu stellen, gegebenenfalls zuungunsten anderer Systeme, führt seine dauerhafte Aktvierung zu einem zunehmenden Zusammenbruch aller Systeme, einem Verlust an Muskelmasse und sonstiger Organgröße und zu vorzeitiger Alterung. Ein beeindruckendes Beispiel ist hierfür der Lachs. Nachdem er sich auf den Rückweg zu seinen Laichgebieten gemacht hat, stirbt er. Dies geschieht durch eine permanente Überaktivierung der Kortisol-Achse, die zum zunehmenden Zerfall aller inneren Organe, aber auch zu Höchstleistungen führt, um das Laichgebiet zu erreichen. Lachse, bei denen man die Achse unterbunden hatte, starben nach dem Ablaichen nicht. Allerdings kamen die meisten von Ihnen auch nie im Laichgebiet an, weil ihnen der entscheidende »Push« des Kortisols fehlt. Glücklicherweise sind wir keine Lachse und haben eine wesentlich längere Toleranz gegenüber Ungleichgewichten, dennoch zeigt das Beispiel eindrucksvoll, wie wichtig es ist, dieses Gleichgewicht anzustreben.

Kortisol – ein System mit zwei Schaltern

Um zu verstehen, wie Kortisol gleichzeitig eine Beruhigung als auch die Anregung der

Stressachse verursachen kann, müssen wir uns die verschiedenen Rezeptoren fürs Kortisol und ihre Wirkung anschauen. Kortisol bindet an zwei Arten von Rezeptoren: den sehr empfindlichen Mineralokortikoid-Rezeptor und den deutlich weniger empfindlichen Glukokortikoid-Rezeptor. Diese fungieren als Plus und Minus eines Regelsystems. Der Mineralokortikoid-Rezeptor fährt das Stresssystem weiter hoch, der Glukokortikoid-Rezeptor regelt es runter. Das heißt, erst wenn ein gewisser Peak an Kortisol erreicht ist, kommt es zur Aktivierung von Glukokortikoid und damit zur Rückkehr in die Homöostase.

Wird dieser Peak nicht erreicht, so verharrt das Stresssystem in seiner Aktivierung und wir fühlen uns permanent innerlich unruhig und unausgeglichen, leiden im schlimmsten Fall unter Symptomen wie Herzrasen, Schwitzen und Zittern. Hier liegt das Problem bei ständigen unterschwelligen Stressreizen, wie die systemisch chronische Entzündung sie verursacht. Dadurch, dass niemals der entsprechende Peak erreicht wird, das Kortisol aber auch nicht von allein in den Normalbereicht sinkt, kommt es zu einer Dauerstressbelastung.

Da diese ständige Dauerbelastung zu einem Zusammenbruch der Systeme unseres Körpers und schließlich zum Tode führen würde, beginnt die Hypothalamus-Hypophysen-Nebennierenrinden-Achse unempfindlich zu werden. Insgesamt wird weniger auf Stimuli reagiert und die Ausschüttung von Hormonen auf die Stimulationshormone von Hypothalamus und Hypophyse werden auch immer geringer. Zudem erhöht der Körper die Bindungsglobuline Kortisol-bindendes Globulin und Steroid-Hormon-bindendes Globulin massiv, um die Überproduktion an Kortisol abzubinden. Chronisch systemische Entzündungen tragen dazu bei, dass die Empfindlichkeit der Rezeptoren für CRH (Corticotropin-Releasing-Hormon) an der Hypophyse stark abnimmt. Sie verursachen eine CRH-Resistenz. In der Folge geht die natürliche Rhythmik der Kortisolausschüttung verloren und der Körper verliert die Fähigkeit auf Stressoren adäquat zu reagieren.

Kennt ihr die psychologische Studie, bei der die männlichen Probanden sich eher in eine Frau verliebten, die sie auf einer schwankenden Hängebrücke kennenlernten als in jemanden, den sie in ruhiger Umgebung kennengelernt haben? Genau das würde ohne die Reaktion der Hypothalamus-Hypophysen-Nebennierenrinden-Achse nicht passieren. Denn unser Körper stuft Ereignisse, die zu einer so hohen Kortisol-Reaktion führen, das hinterher wieder runter reguliert werden kann (siehe Plus-/Minus-Reaktion des Kortisols), als emotional bedeutend relevanter und erinnerungswürdiger ein. So können wir uns sowohl an Ereignisse als auch an Fakten viel besser erinnern, wenn wir eine emotionale Stressreaktion verknüpfte Bindung dazu haben. Das ist auch der Grund, warum sich einige Männer jedes Fußballergebnis ihrer Lieblingsmannschaft merken können, aber partout nicht, dass sie bitte Eier mitbringen sollten.

Findet dieser Aufregungsausstoß von Hormonen bei Stress und Aufregung nicht mehr statt, so kann das ganze Leben öde und sinnlos werden, und eine Depression kann sich anbahnen. Solange unsere Hormone, die für uns typischen Aufs und Abs durchlaufen, bekommen wir das Gefühl, ein sinnvolles Leben zu führen. Es passieren bemerkenswerte

Dinge, die wir auch so abspeichern. Das Leben fühlt sich bunt an.

Das Problem ist, dass wir, wenn unser Körper sich gezwungen sieht, die Hypothalamus-Hypophysen-Nebennierenrinden-Achse abzuschalten, gar nicht bemerken, dass die Farben grauer geworden sind. Es ist, als ob unser Farbregler jeden Tag ein kleines Stück nach unten geschoben wird, sodass es von uns kaum zu bemerken ist, aber irgendwann ist alles nur noch grau. Dann haben wir uns aber bereits so daran gewöhnt, dass wir vergessen haben, wie die Welt in Farbe aussah …

Hohes Kortisol und eine gestörte Hypothalamus-Hypophysen-Nebennierenrinden-Achse haben ebenfalls starke Auswirkungen auf die Blutzuckerregulation und die Blutfette. Vor allem das abdominale Fett hat 10-mal mehr Rezeptoren für Kortisol. Einer der Gründe, warum unter starkem Stress schnell ein Bäuchlein entsteht, während der Rest des Körpers schlank bleibt. Dieses Fett soll dazu dienen, in akuten Stresssituationen schnell Energie zur Verfügung zu stellen. Begünstigt wird dieser Prozess noch durch zu niedrige Testosteron- und Progesteron-Spiegel. Da Kortisol-bindendes Globulin auch diese beiden Hormone mit abbindet und zudem bei der ständigen Notwendigkeit einer Überproduktion an Kortisol irgendwann von der Ausgangssubstanz Pregnenolon nicht mehr genug zur Verfügung steht, haben wir mal wieder einen verhängnisvollen Kreislauf. Das überflüssige Bauchfett und die im abdominalen Fett im Übermaß produzierten Zytokine wie Interleukin-6 und TNF-Alpha können »sickness behavior« hervorrufen und tragen zur Chronifizierung der entzündlichen Situation im Körper bei.

Was hier hoffentlich klar geworden ist, ist dass das Problem nicht in der Nebennierenfunktion, sondern in einer Dysregulation der Hypothalamus-Hypophysen-Nebennierenrinden-Achse liegt. Viele der Symptome, die oft mit einer verminderten Nebennierenrindenfunktion in Zusammenhang gebracht werden, sind eigentlich chronische Entzündungsprozesse, die mit einer Dysregulation der Hypothalamus-Hypophysen-Nebennierenrinden-Achse in Zusammenhang stehen. Die als Symptom fast immer vorhandene Müdigkeit und Erschöpfung wird nämlich in erster Instanz im Hypothalamus und nicht in der Nebenniere moduliert. Die Funktion des Hypothalamus wird unter anderem durch Orexine reguliert, welche sowohl für die Regulation des Schlaf-wach-Rhythmus, die Appetitregulation und des Energiestoffwechsels verantwortlich sind. Systemisch chronische Entzündung führt zu einer Hemmung der Orexin-Rezeptoren, was erhebliche Erschöpfung zur Folge hat. Ebenfalls gehemmt werden die Orexin-Rezeptoren durch Leptin. Ein Prozess, der möglicherweise mitverantwortlich ist für den schlechten Energielevel bei Übergewicht und Leptin-Resistenz. Auch die Leptin-Resistenz wird durch chronische Entzündung gefördert.

Tests zu Nebennierenrinde und Achsen-Funktion

Das alles hat in dir vielleicht den Wunsch hervorgerufen herauszufinden, wie es um deine Nebennierenrindenfunktion und deine Hypothalamus-Hypophysen-Nebennierenrinden-Achse bestellt ist. Daher möchte ich dir eine kleine Übersicht geben, welche Tests man machen kann und sollte, um zu schauen, ob es hier Probleme gibt.

Kortisoltages- und Nachtprofil im Speichel
Um festzustellen, ob die Form der Kortisol-Kurve gestört ist, braucht es eine Tageskurve. Um eine wirkliche Kurvenform zu ermitteln, sollten mindestens fünf Messungen, besser sieben erfolgen. Da im Stadium II, welches tatsächlich das häufigste Stadium der Nebennierenfehlfunktion ist, oft am Tag kaum Ausschüttung stattfindet, dafür aber zu viel in der Nacht, sollte immer auch ein Nachtprofil erstellt werden, wenn das Tagesprofil auffällig war. Wichtig: Im Blut lassen sich zu niedrige funktionelle Werte durch zu hohe Bindungsproteine nicht ermitteln. Da chronischer Stress aber immer mit einer Erhöhung des kortisolbindenden Globulins und oft auch des Steroid-Hormon-bindendes-Globulins einhergeht, ergibt eine Messung im Blut nur wenig Sinn.

Kortisol im 24-Stunden-Urin Mit diesem Test kann unterschieden werden, ob es sich bei niedrigen Speichelwerten um eine zu niedrige Produktion oder um zu wenig freies Kortisol handelt. So ist bei chronischem Stress die Kurve abgeflacht bis zu niedrig, der Wert im Urin aber eher zu hoch als Zeichen des chronischen Stresses.

ACTH-Stimulationstest Hierbei wird ACTH gegeben, um zu beobachten, ob sich die Nebennierenrinde adäquat stimulieren lässt. Eine vorherige Therapie mit Glukokortikoiden oder – wie wir gelernt haben – hormonellen Kontrazeptiva verfälscht die Stimulierungsreaktion der Nebennierenrinde.

Steroid-Hormon-bindendes Globulin Da kortisolbindendes Globulin nicht gemessen werden kann, kann man sich mit der Messung von Steroid-Hormon-bindendem Globulin behelfen. Denn liegt hier eine deutliche Erhöhung vor, so kann davon ausgegangen werden, dass auch Steroid-Hormon-bindendes Globulin erhöht ist.

CRH-Test Vermutet man, dass das Problem in der Hypophyse liegt, so wird Corticotropin-Releasing-Hormon gegeben, um eine Stimulation durchzuführen. Bei chronischem Stress liegt allerdings oft eine Resistenz der CRH-Rezeptoren in der Hypophyse vor, die dann zu einem seltsamen Ergebnis führt. (Funktionelle Störungen werden in der Endokrinologie des Menschen leider immer noch weitestgehend ignoriert. Interessant ist, dass die Veterinärmediziner da viel weiter sind und zum Beispiel Nebennierenrindenfehlfunktion bei Rennpferden ein bekanntes und dann gut behandelbares Krankheitsbild ist.)

Genetische Probleme im Stresshormonabbau

COMT-Polymorphismus Polymorphismen sind Mutationen auf einer DNA-Base, die so häufig vorkommen, dass man sie nicht mehr als Mutationen bezeichnet. Die Veränderung der Catechol-O-Methyltransferase (COMT) auf dem Genloki 158 kann dazu führen, dass die Stresshormone Adrenalin und Noradrenalin deutlich schneller oder langsamer abgebaut werden. Je nachdem, wie sich das Gen zusammensetzt. Besonders relevant wird dies bei Energiemangel, wie er bei der chronisch systemischen Entzündung vorliegt. Auch die Immunzellen selbst können Stresshormone bilden, sodass sich der Prozess weiter hochschaukelt. Menschen mit diesem Polymorphismus sind in Stresssituationen besonders anfällig für:

- Schmerzreize
- auditive Reize
- Licht

Wenn du es in Stresssituationen nicht ertragen kannst, dass das Radio läuft oder du fast immer eine Sonnenbrille tragen musst, wäre es vielleicht sinnvoll, einmal einen Gentest durchführen zu lassen. Kann Noradrenalin nicht adäquat abgebaut werden, kommt es zudem zu einer Aktivierung von NF-Kappa-B, was wiederum massiv Entzündung hervorruft, indem es die Freisetzung von proentzündlichen Zytokinen anregt und zudem die Funktion der COMT weiter einschränkt. Ein verhängnisvoller Kreislauf.

Da fragt man sich doch, warum die Evolution zugelassen hat, dass ein so großer Anteil der Menschen sich mit einem solchen Polymorphismus vermehren konnte. Unter den für uns normalen Lebensbedingungen mit guten Regenerationsphasen, guter Dopamin-Versorgung und guten ATP-Spiegeln, sind Menschen mit diesem Polymorphismus wesentlich schneller leistungsfähig als die, die ihn nicht haben. Sie sind charismatische Siegertypen mit Führungsqualitäten und geben selten auf. Auf jeden Fall der Typ Mensch, der gute Chancen gehabt hätte, in der Stammeshierarchie weit oben zu stehen und einen attraktiven Partner zu finden. Erst unsere heutige Lebensweise der ständigen Verfügbarkeit und Beschallung hat diesen einst genetischen Vorteil in einen Nachteil verkehrt. Selbst wenn man Träger eines Met/Met-Polymorphismus ist, sollte man sich klar machen, dass man wahrscheinlich ein direkter Nachfahre des Clanchefs ist, und sich diese Variante, wenn man all die anderen Stressoren, Entzündungsfaktoren und Giftstoffe verringert, durchaus positiv in Leistung und Konzentration zeigen kann.

Frauen haben es leider hier noch viel schwerer als Männer. Aufgrund ihres deutlich höheren Anteils an Östrogenen ist die COMT umso schneller überlastet, und es entstehen die oben genannten Auswirkungen. Vor allem bei hohen Katecholaminspiegeln und hohem Anfluten von Östrogenmetaboliten kommt es zur Bildung von Katecholöstrogenen, welche dann ebenfalls eine stresshormonartige Wirkung haben und den Prozess verstärken. Daher sind alle Maßnahmen zur Stresskontrolle und Aktivierung des Parasympathikus für Frauen, vor allem um den Eisprung herum und in der zweiten Zyklushälfte, besonders wichtig. Denn das Problem ist nicht der Stress und die Stressachse selbst, sondern die Kontrolle der Stressachse und die schnelle Beendigung der Stressreaktion.

Methylen-Tetrahydrofolat-Reduktase-(MTHFR-)Mutation Auch die Methylen-Tetrahydrofolat-Reduktase hat etwas mit der COMT-Funktion zu tun, da sie dafür sorgt, dass das für die Funktion der COMT absolut notwendige Methionin recycelt wird und nicht in dem hoch entzündlichen Stoff Homocystein zurückbleibt. Homocystein wird zudem für entzündliche Prozesse an den Endothelzellen verantwortlich gemacht und heizt hier der chronischen Entzündung immer wieder ein. Insgesamt ist das MTHFR-Gen für Methylierungsprozesse innerhalb von über 200 verschiedenen lebenswichtigen Prozessen im Körper verantwortlich. Da synthetische Folsäure bei dieser Mutation nicht benutzt werden kann, kumuliert sie und kann neurotoxische Stoffe ausbilden. Billige Multi-Nahrungsergänzungsmittel und Präparate mit Folat oder reiner Folsäure sollten daher unbedingt vermieden werden.

Brain-drived-Neuro-Faktor (BDNF) Das BDNF-Gen ist verantwortlich für die Reparationen in unserem Gehirn. Variationen in diesem Gen scheinen die Hypothalamus-Hypophysen-Nebennierenachse erheblich zu stören.

Die genauen Mechanismen sind noch nicht bekannt, liegt jedoch diese Mutation vor, so sollte ein besonderes Augenmerk auf Techniken gesetzt werden, die die Produktion von BDNF verbessern.

MAO-Gen Die Monoaminooxidasen sind die zweite Gruppe an Enzymen, die für den Abbau der Katecholamine verantwortlich sind. Hier erfolgt eine enge Zusammenarbeit mit der COMT. Auch sie sind auf der äußeren Mitochondrienmembran beheimatet, was wieder bedeutet: schlechte Mitochondrienfunktion = schlechtere MAO-Funktion. Neben den Katecholaminen sorgen sie für den Abbau einer ganzen Reihe von Giftstoffen. Auch das Serotonin ist ein Substrat der MAO, weswegen viele Antidepressiva über den Weg der MAO-Hemmung arbeiten. Bestehen Veränderungen im MAO-Gen, so werden wiederum Katecholamine vermindert abgebaut mit ähnlichen Auswirkungen wie bei der COMT. Bekannt wurde die MAO-A-Mutation dadurch, dass man in einer Studie herausfand, dass sich diese bei amerikanischen Gefängnisinsassen besonders häufig fand, woraufhin diverse Medien »Über die Gene des Bösen« und Ähnliches schrieben. In sinnvoll durchgeführten wissenschaftlichen Studien ließ sich jedoch keinerlei Zusammenhang zwischen der Mutation und aggressivem Verhalten feststellen. Die Ureinwohner Neuseelands und auch die heutige Bevölkerung von Neuseeland tragen zu einem großen Teil diese Mutation, es gibt hier aber weniger Verbrechen, was die Aggressionstheorie ebenfalls widerlegt.

Ebenfalls als wissenschaftlich nicht haltbar zeigte sich die Idee des »Warrior«-Gens, die aus diesen Untersuchungen entstand, auch wenn davon auszugehen ist, dass Träger der MAO-A-Mutation, genau wie Träger des COMT-Polymorphismus, schneller in ihre volle Leistungsfähigkeit kommen, aber eben auch schneller in einen Zustand der Überforderung.

Da auch ein Teil des Abbaus von Nahrungsaminen über die MAO läuft, ist das Risiko für Histaminintoleranzen und Mastzellproblemen bei einer MAO-Mutation wahrscheinlich erhöht, aber auch hierzu gibt es noch keine einheitlichen Daten.

Um herauszubekommen, ob man Träger der einen oder anderen Mutation ist, kann man diese entweder in einem humangenetischen Labor untersuchen lassen oder über einen der mittlerweile vielen Services bestimmen lassen. Die so ermittelten Ergebnisse kann man dann durch verschiedene Auswertungstools laufen lassen, unter denen einige kostenpflichtig und andere kostenlos sind. In Studien wurde für diese Art von Genanalysen jedoch eine Fehlerquote von etwa 30% ermittelt. Daher würde ich, wenn es hier zu einem positiven Ergebnis kommt, in Erwägung ziehen, zumindest diese Genvariante noch mal in einem standardisierten Labor zu untersuchen, bevor man vielleicht sein ganzes Leben danach ausrichtet.

Wird ein Beutetier von einem Raubtier verfolgt und gelingt ihm die Flucht, so kann man hinterher ein Schüttelmanöver beobachten, dass vermuten lässt, das arme Tier hätte nun einen epileptischen Anfall. Tatsächlich ist diese Reaktion aber nötig, um einen Abbau der Stresshormone zu ermöglichen und dafür zu sorgen, dass es nicht durch eine dauerhafte Aktivierung der Bildung von massivem oxidativem Stress aus Stickoxid kommt (s. u.). Der Psychologe und Biophysiker Peter Levine hat in einem halben Jahrhundert Forschung eindrucksvoll

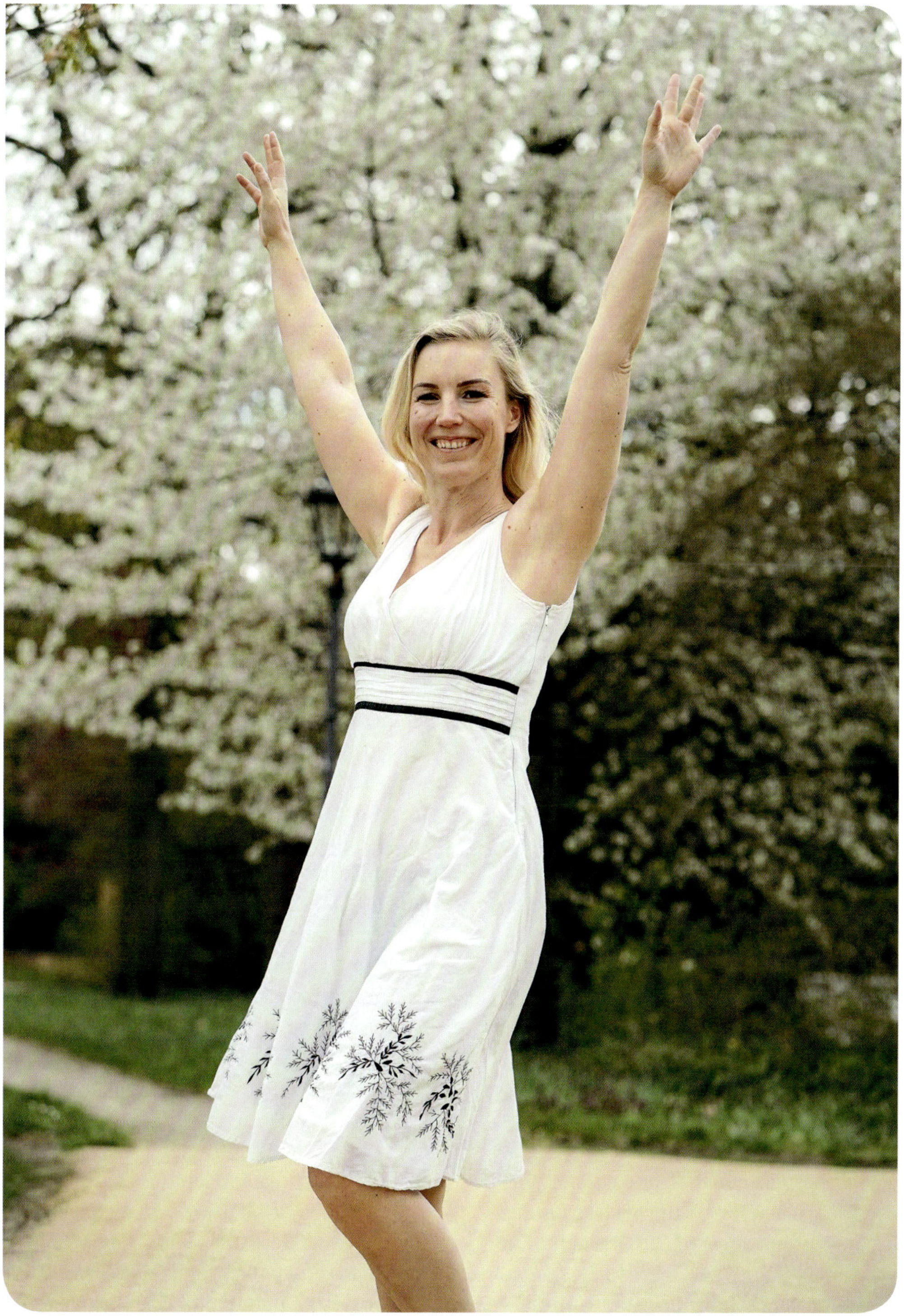

zeigen können, dass es nämlich genau hierzu und in der Folge zu einer posttraumatischen Belastungsstörung kommt, wenn der Stress nicht körperlich im Rahmen von Schüttel- und Zitterreaktionen oder starker Bewegung abgebaut werden kann. Da der Mensch in traumatischen Situationen mitunter einfriert, findet diese Reaktion dann nicht statt. Man konnte feststellen, dass dieses »Freezing« einer der wichtigsten Prädiktoren dafür ist, ob sich später eine posttraumatische Belastungsstörung entwickelt. So baut dann auch sein Behandlungskonzept auf einer sanft über den Körper durchgeführten Traumatherapie auf.

Nun soll es hier nicht um die Behandlung einer Posttraumatischen Belastungsstörung gehen, sondern um den ganz normalen Wahnsinn, dem wir tagtäglich ausgesetzt sind. Sich durchzuschütteln ist nämlich auch für uns enorm hilfreich, um wieder zurück in unsere Balance zu finden. Hierbei gilt, je mehr psychisches Trauma eine Rolle spielt, umso sanfter sollte dies geschehen. Tanzen halte ich persönlich aber immer für sinnvoll und hilfreich. Die intensive schüttelnde Bewegung erhöht zudem den Lymphabfluss und hilft dem Körper bei der Gewebeentgiftung, was vor allem bei lipophilen Giftstoffen, zu denen wir in einem der nächsten Kapitel kommen (Seite 81), von großem Nutzen ist. Alternativ kann ein kleines Minitrampolin genutzt werden. Die sehr sanften Bewegungen sind besonders hilfreich für jemanden, zurück in seinen Körper zu finden, der sich bereits im Trauma-Modus befindet und für den daher jedes Fühlen des Körpers eine Gefahr darstellt. Wie oben schon erwähnt, kann auch so ein seelisches Trauma der ständige Grund für Entzündungsprozesse sein. Hier spielt sowohl die ständige Erhöhung der Ausschüttung von Stresshormonen als auch die bei Angst und Panik stattfindende Bildung von Interleukin-6 eine Rolle.

Eine unglaublich schöne Möglichkeit, im Flow und mit anderen Menschen tanzen zu können, sind die in den letzten Jahren aufgekommenen Ecstatic-Dance-Veranstaltungen. Bei diesen drogenfreien Tanzpartys, die zudem zu Zeiten stattfinden, die einem nicht völlig den Biorhythmus zerschießen, kann ganz frei und ohne komische Gefühle über mehrere Stunden getanzt werden. Wer gerne tanzt, sollte diese großartige Möglichkeit zum Stressabbau und zur Möglichkeit, seinen Körper in seiner ganzen Kraft und Schönheit zu spüren, unbedingt einmal ausprobieren.

NO/ONOO-Zyklus

NO oder Stickoxid ist in den meisten Fällen in unserem Körper etwas Gutes. Es verbessert die Durchblutung der Extremitäten und auch der Genitalien. Es sorgt bei Belastung für den »Pump« in unserer Muskulatur, reguliert den Blutdruck, beugt Gefäßverschlüssen vor u.v.a.m. Untersuchungen bei COVID-19 haben gezeigt, dass viele der schwer Erkrankten einen NO-Mangel hatten, der das Risiko für massive Verengungen der Atemwege erhöhte. Aber auch bei Stickstoffmonoxid gibt es einen Zustand der perfekten Balance. Einige Infektionen oder nicht verarbeitete massive plötzliche Stressereignisse können zu einem Überschuss an Stickoxid führen. Zusammen mit Superoxid wird das mächtige Oxidans Peroxynitrit gebildet. Stehen dem Körper nun nicht genügend Antioxidantien zur Verfügung, so führt das Peroxynitrit zu einer Störung der Superoxid-Dismutase und einer Aktivierung von NF-Kappa-B, was wiederum massive Entzündung im Körper verursacht und auch an anderen Stellen für Störungen sorgt (siehe COMT, Seite 35). Hierdurch fallen noch mehr Oxidantien an, aus denen dann wieder Peroxinitrit gebildet werden kann. Durch Störungen der Mitochondrien geraten zunehmend alle Systeme ins Ungleichgewicht, denn ohne das von den Mitochondrien bereitgestellte ATP fehlt dem Körper an vielen Stellen Energie. Er muss nun vermehrt auf andere Wege der Energieproduktion zurückgreifen, bei denen mehr »Abfallprodukte« anfallen. Das wiederum belastet die Leber und verstärkt den Entzündungskreislauf. Dieser von Prof. Martin Pall aufgestellte und erforschte Teufelskreis wird als einer der Ursachen für komplett aus dem Gefüge geratende systemisch chronische Entzündungen betrachtet und soll eine wesentliche Rolle bei der Entwicklung schwerer Folgeerkrankungen wie dem Fatigue-Syndrom oder der Fibromyalgie spielen.

Tagesrhythmik und Licht

Unser biologischer Tagesrhythmus wird zwar maßgeblich vom natürlichen Hell-Dunkel-Rhythmus bestimmt, doch auch die persönliche innere Uhr hat hier ein Wörtchen mitzureden.

Schon in vorherigen Kapiteln habe ich über meine Großeltern geschrieben. Dies liegt zum einen daran, dass sie durch ihre ständige Anwesenheit einen großen Einfluss auf mein Leben hatten, und dass ihre Gesundheit und Kraft bin ins hohe Alter für mich ein perfektes Beispiel dafür sind, was möglich ist. Das gilt in diesem Fall auch für ein »normales« Leben in einer Stadt, bei dem man sich an einer natürlicheren Lebensweise orientiert. So kann mein Opa auch als ein wunderbares Beispiel für die Macht von Rhythmen dienen. Als studierter Agrarwissenschaftler hatte er insgesamt sicher ein sehr gutes Gespür für die Rhythmen der Natur. Da er als Kriegsversehrter schon recht früh in Rente gehen konnte, verbrachte er seine Zeit vom Frühjahr bis zum Herbst fast vollständig im Garten. Wobei das Wort Garten die falsche Vorstellung davon erschafft, um was es dabei ging. Auf den 2000 Quadratmetern Land zwischen unseren Häusern unterhielt mein Opa eine nachhaltige Landwirtschaft mit Vieh und Ackerbau, die meinen Großeltern und ein Stück weit auch uns ein autarkes Leben ermöglichte. Sein Tag begann um 5:30 Uhr, wo er sich zunächst mit seinen »Frühschwimmern« traf – und zwar das ganze Jahr über, egal bei welchem Wetter. Danach wurden die Tiere gefüttert, Unkraut gejätet und je nach Jahreszeit gepflanzt oder geerntet usw. Meine Oma und, als sie noch lebten, meine Urgroßeltern, waren für das Verarbeiten, Einmachen, Haltbarmachen, Trockenen usw. verantwortlich. Und natürlich wurden auch meine Schwester und ich sowie unsere beiden Pflegebrüder regelmäßig in die Arbeit eingespannt. Im Sommer gab es viel frisches Obst und Gemüse, im Winter Fermentiertes und Eingemachtes, die Spargelsaison war kurz und alle freuten sich monatelang auf den Holundersekt. Den Winter verbrachte mein Opa an seinem Spinnrad. Dort wurde ungefärbte Naturwolle hergestellt, mit der meine Oma dann für die ganze Familie Strickwaren herstellte. Ein Luxus, den ich leider ab der Pubertät nicht mehr zu schätzen wusste. Manchmal wünschte ich, ich hätte einen der zweifarbigen Norwegerpullis aufbewahrt. Um 11:30 Uhr gab es Mittag- und um 17:30 Uhr Abendessen. War dem nicht so, so wurde mein Opa ungemütlich. Nach dem Mittag hielten die beiden 30 Minuten Mittagsschlaf, um 21:30 Uhr ging das Licht aus. Im Sommer selten etwas später, aber spätestens mit dem Sonnenuntergang lagen sie immer im Bett. Da »Energiesparen« bei ihnen noch sehr präsent war, war die Küche der Raum, in dem sich meist alle aufhielten, nach Sonnenuntergang im Winter mit ein paar Kerzen beleuchtet, und relativ spät durfte noch eine Salzsteinlampe einziehen. Niemals wäre meinem Opa eine künstliche Weihnachtsbeleuchtung oder Ähnliches ins Haus gekommen.

Über die Bedeutung dieser Rhythmen für die Gesundheit machte ich mir damals nur sehr wenig Gedanken, lebte sie aber weitestgehend mit. Als natürlicher Frühaufsteher begleitete ich Opa in den Ferien gerne zum Schwimmen und am Wochenende konnte er sehr stur sein, wenn es darum ging, dass man Erdbeeren eben vor dem Frühstück erntet und nicht erst, wenn das »Partyvolk« ausgeschlafen hat.

Vielleicht liegt es daran, dass für mich immer klar war, dass wirkliche gute Leistung nur im Rahmen fester Rhythmen möglich ist. Unterstützend kam dazu, dass mein Versuch, für mein erstes Anatomietestat den Stoff innerhalb kürzester Zeit durch Nachtschichten zu verinnerlichen, zu meinen schlimmsten Fehlschlägen gehört. Nie werde ich das enttäuschte Gesicht meines Professors vergessen, als er mich ansah und sagt: »Sie sind eine Hohlfrucht!« Von außen ansprechend aber von innen hohl … Das wollte ich nicht sein. Also sortierte ich mich zurück, schlug mir nur noch selten die Nächte um die Ohren, und begann den Tag wieder mit oder vor dem Sonnenaufgang, indem ich im Naturschutzgebiet vor meiner Tür laufen ging. Der Tag endete, zumindest im Sommer, mit einem Bad im Bodden. Nachts habe ich, bis auf ganz, ganz seltene Ausnahmen, nie wieder gelernt. Es entspricht nicht meinem Chronotyp.

Chronotypen

Schon Goethe schrieb über seine Beobachtung, dass es Menschen gibt, die Lerchen sind, das heißt, sich morgens am wohlsten fühlen, und Eulen, welche erst zur Nacht hin richtig warmlaufen. Was schon immer Allgemeinbildung war und als innere Uhr bezeichnet wurde, konnte inzwischen wissenschaftlich bestätigt werden. Verschiedene Uhren-Gene wie die PER-Gene, CLOCK, CRY und BMAL-1 codieren, was für ein Chronotyp wir sind, wann wir müde werden und schlafen wollen und wann wir die größte Leistungsfähigkeit haben. Mäuse, denen man diese Gene entfernte, verloren ihren

Tagesrhythmus und verhielten sich komplett unrhythmisch. Die amerikanischen Forscher, die diese Gene und Mechanismen entschlüsselten, erhielten 2017 den Nobelpreis für Medizin, was veranschaulicht, wie wichtig diese Erkenntnisse sind. Wir alle kennen ja die unangenehmen Gefühle, die aufkommen, wen die innere Uhr nicht mit der äußeren übereinstimmt.

In Europa wird üblicherweise in drei Chronotypen aufgeteilt: die Lerchen, die Eulen und die indifferenten Typen, wobei Letztere sich in allen Rhythmusvorgaben wohlfühlen. Großangelegte Forschungen, auch mithilfe der modernen Trackingmöglichkeiten per App, ergaben aber, dass es wohl eher vier verschiedene Chronotypen gibt.

Bären Sie erwachen von selbst am eher späten Morgen zwischen 8 und 9 Uhr. Müssen sie früher aufstehen, fällt es ihnen deutlich schwerer, wach zu werden. Im Sommer, bei entsprechenden Lichtverhältnissen, fällt es dem Bären aber leicht, diese Zeit auch nach vorne zu verschieben. Seine höchste Leistungsfähigkeit hat er am späten Vormittag. Abends ab 20 Uhr wird er gemütlich und träge, ab 22 Uhr wirklich müde. Da der Typ Bär statistisch über 50 % der Bevölkerung ausmacht, orientieren sich die üblichen Arbeits- und Essensrhythmen am Bären, was das Leben für andere Chronotypen erschwert.

Wölfe Wölfen fällt es schwer vor 9 Uhr morgens aufzustehen, und wenn möglich schlafen sie sogar noch länger in den Morgen hinein. Tagsüber sind Wölfe eher unproduktiv und erreichen ihr Leistungshoch erst gegen 19 Uhr. Dementsprechend schwer fällt es ihnen, vor Mitternacht ins Bett zu gehen, da

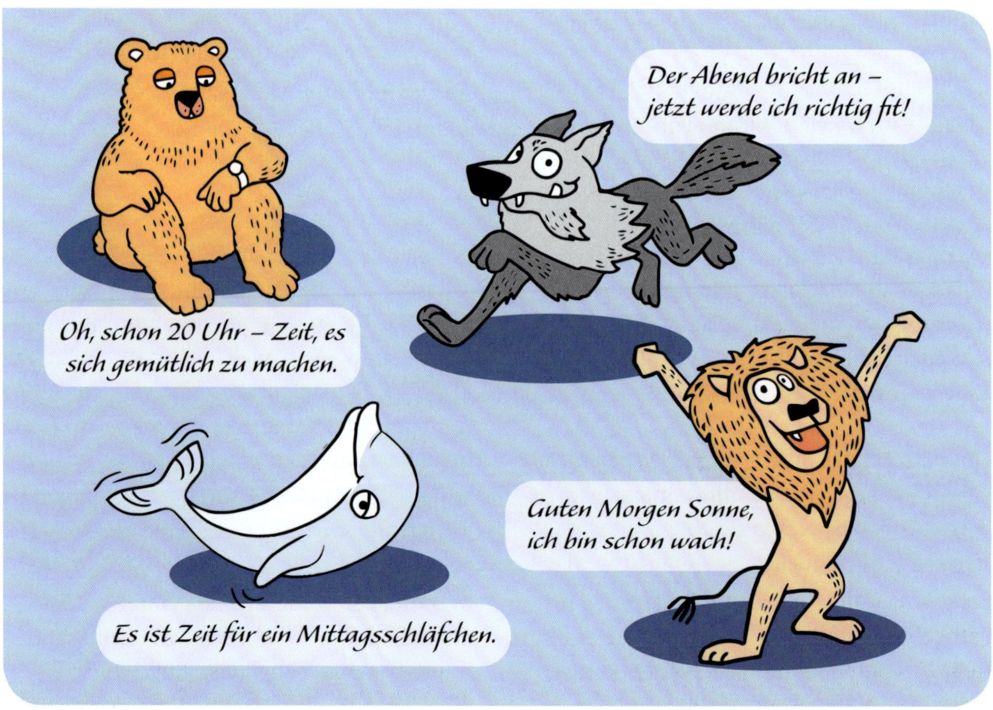
Oh, schon 20 Uhr – Zeit, es sich gemütlich zu machen.
Der Abend bricht an – jetzt werde ich richtig fit!
Es ist Zeit für ein Mittagsschläfchen.
Guten Morgen Sonne, ich bin schon wach!

sie sich um ihre aktivsten Stunden bringen. Durch entsprechende Nutzung aller anderen Taktgeber kann der Wolf seinen Rhythmus ein wenig nach vorne verschieben. Ein glücklicher Frühaufsteher wird der Wolf aber nie. Etwa 15 % aller Menschen gehören zur Gruppe der Wölfe.

Delfine Der Delfin ist der zweite Langschläfer. Er hat aber meist einen sehr leichten und leicht zu erweckenden Schlaf, weswegen es ihm insgesamt schwer fällt, ausreichend Erholung zu finden. Wenn der Delfin lange genug schlafen kann – was auch mal bis zum Mittag dauert – hat er danach kein klares Leistungshoch, sondern immer wieder Perioden hoher Leistungsfähigkeit, die sich mit benötigten Ruhephasen abwechseln. Delfine arbeiten auch in der tiefsten Nacht noch hoch produktiv und aufmerksam. Sie sind mit 10 % eher selten vertreten und haben daher eine schlechte Lobby. In Nachtjobs und zum Feiern gehen gibt es allerdings keine bessere Besetzung als den Delfin.

Löwen Er erwacht oft schon von allein, bevor die Sonne aufgeht und ist sofort hellwach. Seine beste Leistungsfähigkeit hat er am frühen Morgen und Vormittag. Zum Nachmittag hin wird er träge und zur Nacht hin sehr müde. Etwa 15 % aller Menschen sind Löwen. Ich selbst finde mich eindeutig beim Löwen wieder, bin aber ebenso eindeutig ein Löwe mit Schlafstörungen.

Bei einigen Autoren kann man zu diesem Thema lesen, dass es aus ihrer Sicht unter einer natürlichen Lebensweise keine unterschiedlichen Chronotypen geben kann, da der ganze Stamm bei Sonnenuntergang ins Bett geht und mit dem Sonnenaufgang aufsteht. Studien über indigene Völker konnten zeigen, dass dies nicht ganz korrekt ist und sich die einzelnen Chronotypen auch hier finden lassen. Evolutionär ergibt dies absolut Sinn, denn der Stamm war deutlich sicherer, wenn es zu jeder Stunde der Nacht jemanden gab, der wach war oder zumindest leicht erweckbar, um Alarm zu geben, sollten sich Feinde nähern. Auch wenn der Chronotyp zu einem Teil genetisch bedingt ist, kann er sich im Laufe des Lebens verschieben. Innerhalb unseres Chronotyps tolerieren wir Verschiebungen von ein bis zwei Stunden gut. Alles darüber hinaus kann aber zu einer Einschränkung der Leistungsfähigkeit und zu einer erhöhten Entzündungsbereitschaft führen. Die im Folgenden genau beschriebenen Taktgeber können genutzt werden, um sich innerhalb des eigenen Chronotyps besser einzustellen. Wer allerdings einen Job hat, der sehr frühes Aufstehen notwendig macht, aber dem Chronotyp nach ein Spätaufsteher ist, sollte darüber nachdenken, ob es eine Möglichkeit gibt, einer Arbeit nachzugehen, die eher der inneren Chronobiologie entspricht. Sonst kommt es durch das Leben gegen den eigenen Rhythmus immer zu Entzündungsprozessen.

Taktgeber

Woher weiß denn nun ein bestimmter Chronotyp, wann es 6 Uhr morgens ist und wann Mitternacht? Die PER-Gene zählen die Stunden unserer Wachphasen und machen dies auch noch ziemlich gut, wenn wir gar keine Verbindung zur Außenwelt mehr haben. Aber wenn wir die Zeitzone wechseln oder wenn mal wieder einer dieser unsäglichen Wechsel von Sommer- auf Winterzeit ansteht, finden wir mehr oder weniger schnell in unseren ursprünglichen Rhythmus zurück. Es muss also weitere Komponenten geben, die für die Einstellung des Rhythmus verantwortlich sind.

Melanopsin und der Hauptzeitgeber

Schon länger hatte man beobachtet, dass Menschen, denen man aufgrund von Tumorerkrankungen oder ähnlichem die Augäpfel entfernt hatte und die dann blind waren, fast immer unter Schlafstörungen leiden und massive Schwierigkeiten haben, sich auf neue Rhythmen einzustellen. Dauert die Einstellung auf eine neue Tageszeit, zum Beispiel nach einem Flug über mehrere Zeitzonen hinweg, normalerweise 3–4 Tage, so benötigten Menschen ohne Augäpfel 14–21 Tage, um sich an die neuen Rhythmen zu gewöhnen.

Bereits in den 1990er-Jahren war man sich sicher, dass es einen unabhängigen Sensor im Auge geben muss, der für die Lichteinstellung verantwortlich ist, allerdings gelang es erst 2002, diesen zu identifizieren. Einige der Zellen des Augenhintergrunds tragen das Protein Melanopsin, welches für die Messung der Wellenlänge des Lichts und über die Verbindung zu den Hirnkernen für die Einstellung der circadianen Rhythmen verantwortlich ist.

Besonders empfindlich sind diese Zellen für blaues Licht. Während es eine Lichtquelle von über 1000 Lux und 10 Minuten Einstrahlung von rotem Licht braucht, damit das Melanopsin »Tag« signalisiert und damit die Produktion der Nachthormone wie Melatonin reduziert, braucht es von blauem Licht nur wenige Sekunden Einstrahlung einer 3 Lux starken Lichtquelle. Dies ist der Grund, warum es seit der Einführung der stark blaulichthaltigen Lichtquellen so viel zu Rhythmusstörungen und dadurch bedingten Erkrankungen kommt. Nachdem diese Forschungsergebnisse bekannt wurden, mussten diverse Anpassungen an Arbeitsplätzen durchgeführt werden.

Wie empfindlich man auf Licht reagiert, ist anscheinend zum einen genetisch bedingt, da bestimmte Mutationen die Empfindlichkeit der Melanopsinzellen stark hochregulieren, zum anderen entwicklungsphysiologisch und epigenetisch. Anscheinend hängt die Empfindlichkeit gegenüber Licht stark davon ab, wie gut unser Auge nerval mit dem Rest unseres Gehirns verknüpft ist. Einflüsse in der frühsten Kindheit, wie zum Beispiel ständiges starkes künstliches Licht oder zu wenig Tageslicht, scheinen hierbei eine Rolle zu spielen. Aus diesem Grund schlafen einige problemlos im Liegestuhl am Strand und andere brauchen absolute Dunkelheit und ziehen nachts im Hotelzimmer sämtliche Stecker oder verreisen nicht ohne schwarzes Panzertape.

Ich gehörte schon als Kind zur zweiten Kategorie und war damit dem Spott meiner Familie ausgesetzt. Die Freundschaft zu einem meiner engsten Jugendfreunde ging fast in die Brüche, da ich, als ich einmal bei ihm übernachtete, das Schlüsselloch mit einem Taschentuch zustopfte, da das Mondlicht dadurch hereinfiel. Er aber glaubte, ich hätte ihn verdächtigt, durchs Schlüsselloch zu schauen, während ich mich umziehe. Erst nach einem Monat des Schweigens eröffnete er mir, warum er nicht mehr mit mir redete. Du kannst dir unsere Überraschung vorstellen.

Erfreulicherweise hat die Industrie reagiert und den »Night-Shift-Modus« in das Smartphone integriert und auch die neuen Fernseher haben die Möglichkeit einzustellen, dass blaue Lichtfrequenzen nach Sonnenuntergang mehr und mehr entfernt werden. Wer auf Nummer sicher gehen möchte, trägt dennoch nach Sonnenuntergang eine Brille, welche blaues Licht blockiert.

Daraus kann man sich schon ableiten, dass es wichtig ist, tagsüber entsprechend viel blauem Licht ausgesetzt zu sein. In der heutigen Welt, in der sehr viel in Innenräumen, zum Teil ganz ohne Fenster oder mit UV-Licht resorbierenden Fenstern gearbeitet wird, ist dies oft gar nicht so einfach. Es ist nur sehr schwer möglich, über künstliche Lichtquellen ein der Sonne entsprechendes Licht zu erzeugen. Diese strahlt selbst an wolkigen Tagen ein Licht von 100.000 Lux aus.

Meine eigenen Schlafstörungen waren in den Jahren am schlimmsten, als ich mit der Arbeit in meiner eigenen Praxis begonnen hatte, die sich im Souterrain unseres Hauses befand. Ich hatte so gut wie keinen Kontakt zum Tageslicht, da ich meist nur morgens und nachmittags kurz draußen war, um die Kinder zum Kindergarten zu bringen. Im Winter war es dann noch oder schon wieder dunkel. Das Anbringen einer UV-Lampe über meinem Arbeitsplatz brachte ein bisschen Besserung.

Solange ich gynäkologisch in der Klinik tätig war, war ich tagsüber sehr viel den OP-Leuchten ausgesetzt. Diese haben aber eine Emission von 10.000 Lux, was enorm hell ist und dem Melanopsin ein klares Tag-Signal gibt. Das ist umso problematischer, wenn man mehrere Stunden in der Nacht »am Tisch« gestanden hat.

Das Melanopsin leitet die Impulse mit der Nachricht Tag oder Nacht an den Nucleus suprachiasmaticus weiter. Dieser Hirnkern ist der Boss unserer inneren Uhren und der Herr über unseren Terminkalender. Von ihm aus werden die untergeordneten Uhren unserer Organe wie Nebenniere, Keimdrüse, Gehirn, Magen, Pankreas usw. gesteuert. Ein Aufrechterhalten und reibungsloses Ablaufen dieser Rhythmen ist entscheidend, damit es nicht zu chronischen systemischen Entzündungen und in ihrer Folge zu Autoimmunerkrankungen, Übergewicht oder sogar Krebs kommt. Andersherum können aber chronische Entzündungsprozesse den Nucleus suprachiasmaticus erheblich in seiner Funktion stören. Dies ist einer der Gründe, warum Menschen mit Alzheimer-Demenz nachts über die Flure wandern, zu allen Zeiten Hunger bekommen und jedes Gefühl dafür verlieren, welche Tageszeit es ist. Dies ist aber nur die Spitze des Eisbergs. Viele, die unter einer chronisch systemischen Entzündung oder schon einer chronisch entzündlichen Erkrankung leiden, haben Probleme mit Schlafstörungen und dem Fehlen normaler Tagesrhythmen.

Das Auftreffen von reichlich blauem Licht am Tag auf die melanopsinhaltigen Zellen ist zudem ein entscheidender Reiz für den Nucleus suprachiasmaticus zur Serotoninproduktion und für das autonome Nervensystem für Wachheit und Energie. Wenn man nicht ausreichend Tageslicht oder tageslichtähnliches Licht bekommt, leidet man deutlich häufiger an Antriebslosigkeit und schlechter Stimmung bis hin zur Depression. Da es hier zu einer Dysregulation der antientzündlichen Hormone Kortisol und Noradrenalin kommt, werden proentzündliche Prozesse begünstigt, was wiederum weiter zu einer Beeinträchtigung der Hirnfunktion führt. Es ist also nicht empfehlenswert, auch tagsüber blaues Licht abzublocken. Brillen grundsätzlich mit einem Blaulichtfilter auszustatten ist daher nicht der richtige Ansatz. Einzelfallberichte legen den Verdacht nahe, dass das Tragen einer solchen Brille die Anpassung auf neue Zeitzonen stark verlängern kann und das Risiko für eine Depression erhöht. Das Gleiche gilt für das ständige Tragen von Sonnenbrillen.

Die Aktivierung von Melanopsin hat direkten Einfluss auf die Ausschüttung von Melatonin ins Blut in der Nacht, aber auch für die Produktion von Melatonin am Tag. Man kann sich das vorstellen wie das Laden eines Mobiltelefons, das 18 Stunden zum Laden benötigt und so einen alten Akku hat, der kaputtgeht, wenn man ihn nicht vollständig entlädt, bevor man ihn wieder auflädt. Wird es tagsüber ständig vom Kabel gezogen, was in unserem Beispiel bedeutet, dass wir nicht genug blaues Licht bekommen, so lädt es nicht vollständig und kann nicht die ganze Nacht funktionieren. Wird es aber nachts ständig angesteckt, so geht der Akku zunehmend kaputt und ist schneller leer. Der entstehende Melatoninmangel birgt neben schlechtem Schlaf weitere Probleme hinsichtlich chronisch systemischer Prozesse. Wie in den ersten Kapiteln ausführlich erklärt, ist oxidativer Stress ein wesentlicher Faktor bei der Entstehung von chronisch systemischer Entzündung. Eines der Probleme hier ist, dass Melatonin eines der stärksten Antioxidantien ist, die unser Körper produzieren kann. Wird nachts nicht mehr ausreichend Melatonin ausgeschüttet, weil dies entweder durch nächtliche Blaulichtexposition in seiner Freisetzung unterbunden wird oder weil es tagsüber nicht genügend gespeichert wurde, so fehlt diese mächtige antioxidative Substanz und es kommt vermehrt zur Bildung freier Radikale, welche Entzündung und Zellschäden verursachen. Was dann weitere Entzündung verursacht.

Temperatur

Selbst in den Tropen fällt die Temperatur nach Sonnenuntergang ab, erreicht in den späten Nachtstunden ca. drei Stunden vor Sonnenaufgang ihren Tiefpunkt, um dann wieder anzusteigen und mit dem Sonnenaufgang einen schlagartigen Sprung zu machen. Auch diese Temperaturveränderungen sind in unseren genetischen Code eingebrannt und sind das, was unser Körper natürlicherweise erwarten würde. Praktischerweise haben wir daher auch eine eingebaute Gegenregulation, die dafür sorgt, dass unsere Körpertemperatur nachts geringfügig ansteigt und zum Morgen hin wieder abfällt. Durch dicke Decken, Schlafkleidung und ständig auf die gleiche Temperatur geheizte Räume bekommen wir von den Temperaturschwankungen außen kaum noch etwas mit und haben ebenfalls nur noch wenige Möglichkeiten zur Regulation. Einige Studien konnten zeigen, dass die nächtliche Melatonin-Produktion deutlich besser ist, wenn wir nackt schlafen. Die oben genannten Mechanismen legen nahe, dass dies sogar noch besser wäre, wenn wir bei offenem Fenster oder draußen (ohne künstliche Wärmequelle) schlafen würden.

Ernährung

Auch in absoluter Dunkelheit behalten wir aufgrund unserer PER- und CLOCK-Gene einen bestimmten Tagesrhythmus bei. Durch Veränderungen der Ess- und Bewegungsgewohnheiten kann aber auch dieser neu eingestellt werden. Die beiden Taktgeber sind zwar nicht so mächtig wie der Einfluss von Licht, spielen aber dennoch eine große Rolle, vor allem wenn die körpereigenen Rhythmen aufgrund von Entzündung und Erkrankung bereits gestört sind.

Auch unser Hungergefühl wird über den Nucleus suprachiasmaticus gesteuert. Je nachdem, an welchen Rhythmus wir gewöhnt sind, signalisiert er uns, wann wir hungrig sind und wann nicht. Bei regelmäßigen Mahlzeiten signalisiert er schon vor der Mahlzeit dem Magen und der Bauchspeicheldrüse, mit der Produktion von Verdauungssäften zu beginnen, sodass, wenn die Nahrung eintrifft, diese sofort optimal verarbeitet werden kann. Gleichzeitig sorgt er dafür, dass wir nachts nicht aufwachen, weil wir Hunger haben. Tagsüber wird deutlich weniger Speichel gebildet als nachts. Hierdurch müssen wir nachts nicht dauernd schlucken, wachen aber schnell mit einem trockenen Mund auf, vor allem wenn wir durch den Mund atmen. Auch die Bewegungen unseres Darms und des Magens sind nachts langsam und auf ein Minimum beschränkt. Trifft Nahrung zu einer unerwarteten Zeit ein, so liegt diese erst mal wie ein Stein im Magen, da der Körper lange braucht, um die entsprechenden Mechanismen anzukurbeln. Es kommt vermehrt zu Gärungs- und Fäulnisprozessen sowie zu Sodbrennen. Die dabei entstehenden Stoffe (zum Beispiel Histamin) wirken proentzündlich und wecken die Wachtrolle in unserem Darm, welche, wenn dies ständig passiert, die gesamten Truppen des Immunsystems wegen einem nächtlichen Döner aktivieren. Ein weiteres großes Problem hinsichtlich chronischer Entzündungen ist die Unterbrechung von Reparaturprozessen im Darm. Da unser Darm nur mit einer einzigen Schicht an Endothelzellen ausgelegt ist, ist er sehr empfindlich für Verletzungen. Extrem viele unserer Nahrungsmittel enthalten Stoffe, die die Integrität der Schleimhaut stören, sodass jede Mahlzeit zu kleinen »Löchern« führt. In der Phase, in der nicht ge-

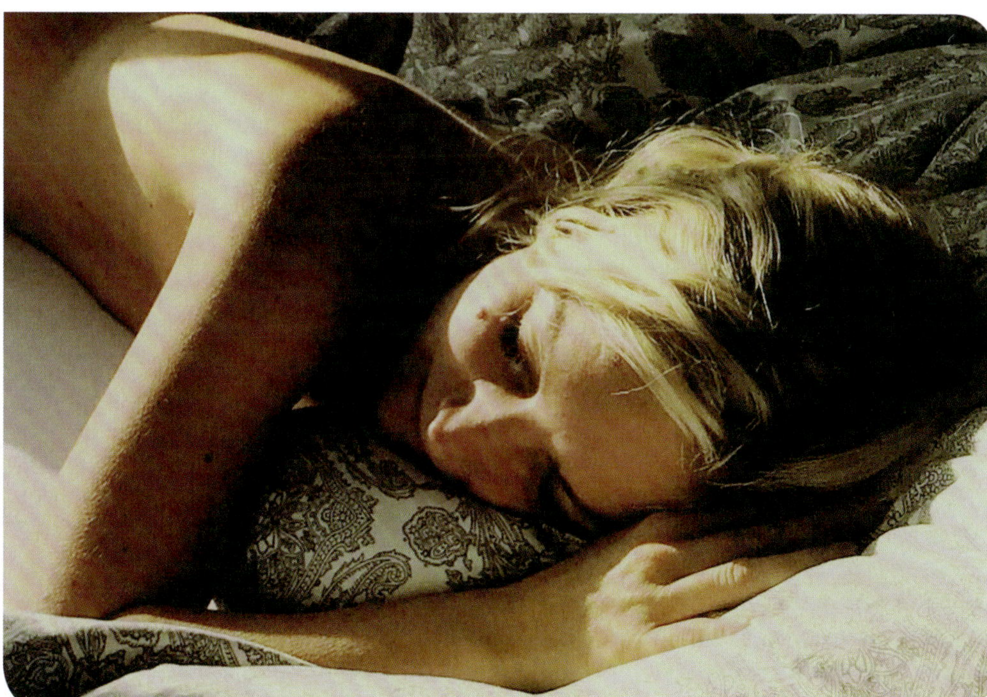

gessen wird, werden diese Löcher repariert. Gibt es keine Pause, so hat der Körper keine Zeit, die Darmintegrität wiederherzustellen und es kommt zunehmend zum Eindringen von Fremdstoffen in den Darm. Auch dies aktiviert wieder das Immunsystem und sorgt für Entzündung.

Wird sehr fettig gegessen, und späte Snacks sind häufig fettig, so schüttet der Körper das Hormon Cholecystokinin aus, welches für die Freigabe von Galle aus der Gallenblase in den Darm sorgt. Die Ausschüttung ist unabhängig davon, ob man noch eine Gallenblase hat oder nicht. Cholecystokinin wird bei manchen Menschen in kleinere Untereinheiten zerlegt, von denen eine das Cholezystokinin-4 ist. Kann dieses nicht umgehend ausreichend abgebaut werden, wie dies bei runtergefahrener nächtlicher Leberfunktion der Fall ist, so reichen schon kleinste Mengen aus, eine Panikattacke auszulösen, wenn sie das Gehirn erreichen. Die hier massiv ausgeschütteten Stresshormone können wiederum den Grundstein für eine Störung des Immunsystems in Richtung chronische Entzündung legen, wie im dritten Kapitel (Seite 32) ausführlich dargestellt.

Auch wenn die vielen verschiedenen Mechanismen des Gastrointestinaltrakts dafür sorgen, dass sich diese Zeitgeber am langsamsten anpassen, kann regelmäßiges Essen zu einer neuen Zeit wesentlich dazu beitragen, einen Rhythmus zu implementieren.

Kann aber ein von außen festgelegter neuer Rhythmus helfen, chronische Entzündung zu verbessern? Und liegt der positive Effekt des intermittierenden Fastens (das bedeutet, täglich in einem speziellen, längeren Zeitfenster nichts zu essen) vielleicht gar nicht so sehr im Fasten selbst begründet, welches gerade bei bereits bestehenden Störungen zu mehr Stress und einer verschlechterten Schilddrüsenfunktion führen kann, sondern in der entstehenden Regelmäßigkeit der Nahrungsaufnahme zu Zeiten, die unserem natürlichen Tagesrhythmus entsprechen?

Dieser Frage ging ein Forschungsteam nach, indem sie genetisch identischen Mäusen, die unter gleichen Bedingungen lebten, ziemlich ungesundes fettes und zuckerhaltiges Essen gab. Es wollte wissen, ob sich die negativen und entzündlichen Einflüsse einer solchen Ernährung abmildern ließen, indem man die Mäuse einem intermittierenden Fastenschema aussetze. Die eine Gruppe durfte jedoch nur während eines beschränkten Zeitfensters in der Nacht essen (Mäuse sind nachtaktiv), die andere Gruppe durfte essen, wann immer sie wollte. Die Gruppe, die zu jeder Tages- und Nachtzeit essen durfte, entwickelte multiple metabolische Erkrankungen als Folge chronisch systemischer Entzündung, wie zum Beispiel Diabetes mellitus Typ 2 oder Herz-Kreislauf-Erkrankungen. Die Mäuse, die nur in einem festgelegten Fenster essen durften, bekamen diese Erkrankungen jedoch nicht und nahmen, trotz einer gleich hohen Kalorienaufnahme, auch nicht an Gewicht zu. Die Forscher stellten daraufhin die These auf, dass die Zeitbegrenzung und die Beachtung der natürlichen Rhythmen zu einer besseren Aufnahme von Nährstoffen, einer besseren Reparation des Darms während der Ruhephasen, einem gesünderen Mikrobiom und weniger Entzündungsstoffen aus dem Darm führen. Das Experiment wurde ein Jahr lang durchgeführt. Was besonders interessant ist, ist, dass derselbe positive Effekt auch für ein Zeitfenster fürs Essen bis zu zwölf Stunden gezeigt werden konnte. Ab zwölf Stunden kam es aufsteigend zu den zu erwartenden negativen Folgen der schlechten Ernährung. Ab einem Zeitfenster von 15 Stunden verhielt sich der Körper so, als ob die Mäuse ununterbrochen gegessen hätten. Die Forscher konnten zeigen, dass diesem Geschehen ein rhythmisches An- und Ausknipsen von Genen in Laufe des Tages zugrunde liegt, welches verloren geht, wenn die Mäuse ständig essen können. Die Ergebnisse wurden später von diversen weiteren Forschungsgruppen bestätigt.

Auch der Umkehrschluss wurde untersucht, und die Ergebnisse sind fast noch interessanter. Unter einer unterkalorischen Diät verloren die Mäuse kein Gewicht, wenn sie ihre Nahrung direkt vor dem Schlafen erhielten. An der alten Weisheit, man solle nach 18 Uhr nicht mehr essen, wenn man Gewicht verlieren will, ist also möglicherweise tatsächlich etwas dran. Diese Studie konnte in der Folge am Menschen bestätigt werden.

Obwohl ich mich als Jugendliche sehr amüsiert habe, dass meine Großeltern immer zur gleichen Zeit ihre Mahlzeiten einnahmen, bin ich mittlerweile überzeugt, dass es einen wesentlichen Anteil zu ihrer Gesundheit und Langlebigkeit beigetragen hat.

Bewegung

In der Frühzeit unserer Spezies fand Bewegung am Tag statt, und zwar quasi den ganzen Tag. Erst zum Abend hin kam der Stamm zusammen und unterhielt sich im Kreise der Lieben beim Infrarotlicht des Feuers, bevor man sich zur Ruhe legte. Bewegung ist daher für unseren Körper ebenfalls ein klares Signal für Tag. Eine kurze Bewegungseinheit am Morgen sorgt dafür, dass man sich sofort fitter und wacher fühlt.

Mäusen, bei denen man die Uhren-Gene ausgeschaltet hatte und die dadurch in der Dunkelheit in Etappen schliefen, ohne irgendeine Rhythmik zu zeigen, entwickelten einen regelmäßigen Rhythmus, wenn sie immer zu bestimmten Zeiten in ein Laufrad gesetzt wurden. Es konnte gezeigt werden, dass die Aktivität unabhängige Uhren-Gene in ihrer Muskulatur aktivierte, die zur Entwicklung eines rhythmischen Tagesablaufs führten.

Andersherum ist ein regelmäßiger Tagesablauf mit der Möglichkeit zur Regeneration wichtig, damit sich die Sehnen-, Muskel- und Knorpelzellen unseres Körpers erholen können. Zur Regeneration und Herstellung von neuem, gesunden Gewebe gehört in unserem Körper immer auch der Abbau der gestörten Gewebe. Damit dies sauber abläuft, müssen die richtigen Zellen zur richtigen Zeit arbeiten und dies ist wiederum nur möglich, wenn die Systeme des Körpers im Rhythmus arbeiten.

Was man macht, um sich zu bewegen, ist eigentlich egal. Laufen kann man überall und wer den ganzen Tag am Schreibtisch verbringt, sollte vielleicht über einen Ellipsentrainer unter dem Schreibtisch oder ein Schreibtischlaufband nachdenken. In den letzten Tagen habe ich bei Netflix die Doku über David Attenborough gesehen und war fasziniert, wie vital er mit seinen 94 noch ist. Ebenso wie mein Opa und mein Uropa hat er sein gesamtes Leben draußen in Bewegung und an der frischen Luft verbracht.

Wenn man jedoch keine Zeit hat, sich den ganzen Tag zu bewegen, was sind die optimalen Zeiten für Bewegung zur Stärkung des inneren Rhythmus'?

Die besten Zeiten scheinen der frühe Morgen und der Nachmittag zu sein. Diverse Studien konnten hier sowohl die beste Leistung als auch den Einfluss auf die Rhythmik feststellen. Evolutionär ergibt dies ebenfalls Sinn, da unsere Vorfahren sich zwar konstant bewegten, die meisten Tiere aber am Morgen und am späten Nachmittag aktiv sind, sodass hier sowohl erhöhte Präzision als auch Leistung gefragt war.

Insgesamt scheint der Morgen der beste Zeitpunkt für moderaten Ausdauersport zu sein, während die optimalen Kraftleistungen am Nachmittag möglich sind. Je nach Chronotyp kann dies natürlich um einige Stunden variieren. Insgesamt wurde vor allem die Ausdauerleistung umso besser, desto rhythmischer die Belastung erfolgte.

Idealerweise treibt man morgens im Licht der Morgensonne moderaten Ausdauersport. Kombiniert mit Kälte aktiviert dies den Hirnstoffwechsel optimal und setzt die innere Uhr auf Tag, Aktivität und Energie. Aber auch wenn man die Aktivität noch im Dunkeln durchführen muss, hat es durch die Uhren-Gene in der Muskulatur einen positiven Effekt. Eine kurze Einheit ist hier ausreichend. Morgensex zählt auch als Sport und hilft ebenfalls bei der Einstellung unserer Rhythmen, da die Sexualhormone morgens ihren Peak haben und durch Sex zusätzlich erhöht werden. So wird die Feedbackschleife unterstützt.

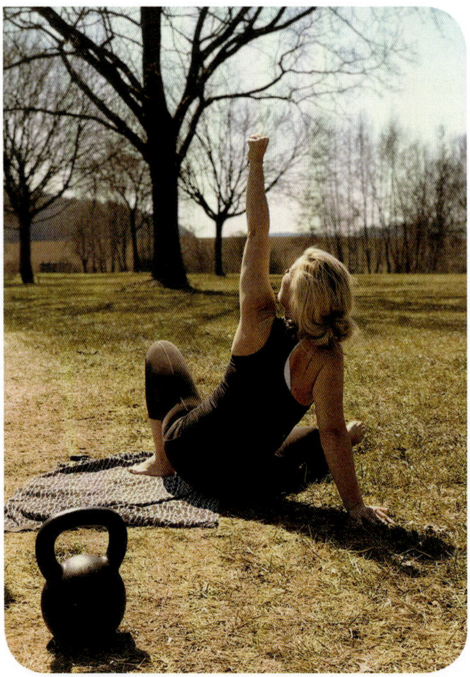

Das Orexinsystem

Orexin wurde erst in den 1990er-Jahren entdeckt und in meinen Lehrbüchern im Studium konnte man es noch nicht finden. Dieses Neuropeptid spielt eine wichtige Rolle für unseren Stoffwechsel und Wachheitszustand. Alle Zellen unseres Körpers können Orexin bilden, besonders stark wird es aber vom Subthalamus im Gehirn gebildet und entfaltet hier auch seine größte Wirkung. Morgens wird die Ausschüttung von Orexin aktiviert und nachts deaktiviert. Orexin scheint einer der wichtigen Faktoren zu sein, warum wir weniger zunehmen, wenn wir zu den richtigen Zeiten essen. Es beschleunigt den Stoffwechsel und hat Anteil daran, weißes Fett in stoffwechselaktives braunes Fett umzuwandeln. Orexinausschüttung wird durch alle oben genannten Taktgeber aktiviert. Aber auch ein durch Entzündungsprozesse in Habachtstellung befindliches Immunsystem aktiviert das Orexinsystem.

Ein letzter Aktivator des Orexins ist besonders interessant: Leptin. Sind wir satt und zufrieden, so wird Orexin deaktiviert und man kann gut schlafen. Stand nicht genügend Nahrung zur Verfügung, so ergab es Sinn, weniger zu schlafen und mehr Zeit auf die Nahrungssuche zu verwenden. Diesen Mechanismus kennt jeder, der schon mal gefastet oder eine Diät gemacht hat. Schon nach kürzester Zeit scheint man plötzlich so gut wie keinen Schlaf mehr zu brauchen. Das Gehirn ist fit und schon nach fünf Stunden sitzt man wach im Bett oder man schafft es gar nicht erst, einzuschlafen. Leider passiert dies auch, wenn der Körper im Rahmen eines chronischen Entzündungsgeschehens eine Leptinresistenz entwickelt. Dies kann dann zu nächtlichen Hungerattacken und stark eingeschränktem Schlaf führen.

Weitere wichtige Rhythmen

Circaseptane Rhythmen Unsere Woche teilt sich in sieben Tage. Dies basiert auf der Schöpfungsgeschichte in der Bibel, doch auch schon diese basiert auf vorbestehenden Mustern und Rhythmen unserer Vorfahren. Auch viele Naturvölker leben nach einem Sieben-Tage-Rhythmus. Versuche, wie zum Beispiel bei den Babyloniern, eine andere Taktung einzuführen, wurden schnell verlassen. Schon als Kind erzählte mein Vater mir, dass die Persönlichkeit des Menschen sich in Sieben-Jahres-Abschnitten verändert. Bis zum siebten Lebensjahr ist man ein Kleinkind, bis zum 14. Jahr ein Kind, und bis zum 21. ein Heranwachsender. Aber gibt es einen wissenschaftlichen Hintergrund hinter dem Hang zur Sieben?

Selbst im Tierreich lassen sich bei diversen Tierarten Sieben-Tage-Rhythmen feststellen, so zum Beispiel bei den Bienen oder den Springschwänzen. Bei Mäusen ließen sich starke Sieben-Tage-Rhythmen bei den meisten untersuchten Parametern feststellen und bei Pferden konnte man einen Sieben-Tage-Rhythmus in der Menge und Qualität des Spermas ermitteln. Der siebentägige Rhythmus scheint also genetisch bedingt zu sein und eine große Reihe von Studien belegt, dass dies auch für den Menschen gilt. Auch das Immunsystem folgt dieser Rhythmik. So konnte gezeigt werden, dass Schwellungen nach Operationen, aber auch Infektionskrankheiten in einem Sieben-Tage-Rhythmus wieder schlimmer werden, bis sie schließlich ganz ausheilen.

Während jedoch die Anpassung an jährliche, monatliche und tägliche Rhythmen einen nachvollziehbaren evolutionären Nutzen hatte, lässt sich dies für den Sieben-Tage-Rhythmus nur schwer erklären. Am wahrscheinlichsten ist, dass es eine Einteilung in die einzelnen Mondphasen ist, die viermal sieben Tage dauern. Das Licht des zunehmenden und abnehmenden Mondes konnte in der Welt vor Erfindung der Glühbirne von den Lichtrezeptoren wahrgenommen werden. Da sowohl der Mensch als auch vieles in der Natur und Tierwelt vom Mond abhängig ist, nicht zuletzt die Fruchtbarkeit, so war es von evolutionärem Vorteil, auch andere Mechanismen wie Spermienqualität und Menge darauf abzustimmen. Ebenfalls hat ein Lebewesen mit einem stärkeren Immunsystem eine geringere Wahrscheinlichkeit, krank zu sein und damit eine höhere Wahrscheinlichkeit, ein fruchtbares Weibchen zu begatten. Ob diese Hypothesen zutreffend sind, bleibt jedoch bisher ungeklärt. Zeigen ließ sich jedoch, dass die allgemeine Leistungsfähigkeit höher ist, wenn einmal in der Woche ein Ruhetag für Körper und Geist eingelegt wird, und dass das Risiko für Erschöpfung zunimmt, wenn dies nicht der Fall ist. Forschungen zu den circaseptanen Rhythmen sind sehr neu. Wenn man sich jedoch ansieht, welche Durchbrüche in den letzten Jahren hinsichtlich der Tagesrhythmen erzielt wurden, so kann man erwarten, dass wir bald genauer wissen werden, was wir an welchem Tag tun sollten, um so gesund wie möglich zu bleiben und Entzündung zu vermeiden. Bis dahin ist es ratsam, auch hinsichtlich der sieben Tage eine klare Rhythmik zu leben und sich unbedingt einmal pro Woche einen Ruhetag zu gönnen.

Circanullare Rhythmen Auch der Beweis für wiederkehrende Rhythmen biologischer Prozesse innerhalb eines Jahres wurde erst vor Kurzem, nämlich im Jahr 2017, erbracht. Diese Jahresrhythmen erfolgen unabhängig vom äußeren Auftreten der Jahreszeiten und haben ihren Ursprung wahrscheinlich ebenfalls in unserem genetischen Code. So konnte bei Vögeln über einen Zeitraum von acht Jahren gezeigt werden, dass sie sich immer in den gleichen Monaten mauserten, selbst wenn sie keinerlei Jahreszeiten ausgesetzt waren. Dies ergibt absolut Sinn, da es hilfreich ist, ein Winterfederkleid zu haben, bevor es Winter wird und nicht erst damit zu beginnen, wenn es bereits eiskalt geworden ist. Gleiches konnte 2018 für die Brunftzeiten von Säugetieren festgestellt werden. Dass diese Daten erst so spät erhoben wurden, hat zum einen mit dem hohen Zeitaufwand und bis hierhin mangelndem Interesse zu tun. Erst durch die bahnbrechenden Ergebnisse zur Tagesrhythmik wurde das allgemeine Interesse an der Chronobiologie geweckt. Auch wenn es hierzu noch keine Daten gibt, ist es sehr wahrscheinlich, dass auch der Mensch jährlichen Veränderungen unterworfen ist. Die geburtenstärksten Sommermonate sind hierfür ein Hinweiszeichen und lassen sich in der heutigen, von der Temperatur nahezu unabhängigen, Zeit nicht damit erklären, man hätte im Winter nichts anderes zu tun.

Auch wenn wir noch keine konkreten Daten dazu haben, halte ich es für sinnvoll, sich auch auf die Rhythmen der Jahreszeiten zu besinnen. Zum einen in der Ernährung, indem man wieder mehr auf saisonale Produkte zurückgreift, zum anderen, indem wir tun, was der Körper uns bereits vorgibt und daher im Winter mehr schlafen, Ruhe halten und in uns gehen, während Frühling und Sommer zu mehr Bewegung einladen. Die Besinnung auf alte Rituale und Feste kann dabei helfen. Gerade für Menschen nordischer Herkunft kann es zudem hilfreich sein, sich der Kälte auszusetzen, um in Einklang mit den genetischen Rhythmen zu kommen.

Auswirkungen auf die chronische Entzündung

Wie im ersten Kapitel (Seite 16) ausführlich beschrieben, besteht unser Immunsystem aus einer großen Menge unterschiedlicher Spezialisten und Generalisten, die über verschiedene Waffen und Fähigkeiten verfügen. Was dort aber noch nicht besprochen wurde, ist, dass sie auch alle zu unterschiedlichen Zeiten verschieden stark einsatzbereit sind. Schließlich versteinern Trolle, wenn sie dem Sonnenlicht ausgesetzt werden. Diese Analogie gilt allerdings nicht für die Makrophagen, für welche die Trolle als Sinnbild herhalten mussten. Tatsächlich läuft beim Immunsystem alles in einer perfekten Choreografie und einem bestimmten Zeitablauf ab. Probleme und chronische Entzündung treten immer dann auf, wenn diese Balance gestört ist. Da sich unser Körper früher tagtäglich mit Keimen aller Art herumschlagen musste, ergibt es absolut Sinn, dass bestimmte Teile des Immunsystems feste Zeiten der Erholung haben, während andere ihrer Arbeit besonders intensiv nachgehen.

Damit diese Prozesse aber so ablaufen können, ist es wichtig, dass die chronologischen Rhythmen des Körpers erhalten sind und alle Hormone und Organe gemäß der für sie vorgesehenen circadianen Rhythmik arbeiten. Zudem kommt es täglich durch oxidativen Stress zu kleinen Miniangriffen in jeder Zelle. Besonders viel oxidativer Stress tritt nach den Mahlzeiten auf, wenn die Mitochondrien fieberhaft dabei sind, aus der zugeführten Nahrung Energie zu produzieren, denn leider funktionieren auch unsere körpereigenen Kraftwerke nicht ohne Abfallstoffe. In den Phasen der Ruhe und des Fastens werden die freien Sauerstoffradikale abgebunden. Außerdem wird in der Zelle aufgeräumt. Hierfür sind die Peroxisomen und Lysozyme zuständig. Bestandteile der Zelle, die nicht mehr ausreichend funktionsfähig sind, werden verdaut und recycelt. Erweist sich die Zelle als insgesamt geschädigt, so leitet sie den kontrollierten Zelltod ein und stellt ebenfalls ihre Bestandteile für den Bau neuer Zellen zur Verfügung. Damit diese Vorgänge sauber ablaufen können, braucht unser Körper aber Ruhe und klare Zeiten, in denen die Aufräumarbeiten stattfinden können. Stell dir vor, du willst deine Wohnung putzen und alle fünf Minuten klingelt es an der Tür. Du wirst wahrscheinlich ewig brauchen und das Ergebnis wird chaotisch und nicht zufriedenstellend sein. Dies ist der Grund, warum der Verlust unserer Rhythmen mit erhöhtem Risiko für chronisch systemische Entzündung und Erkrankungen wie metabolischem Syndrom, schlechten Blutfetten und Krebs einhergeht.

Da vor unseren heutigen Hygienestandards und der deutschen Lebensmittelbehörde eigentlich jede Mahlzeit mit dem Einbringen diverser pathologischer Keime wie Bakterien, Pilzen und Parasiten einherging, fährt unser Körper bereits vor den Mahlzeiten die Abwehr des Darms hoch. Diese sorgt nicht nur dafür, dass wir mit den harmlosen Vertretern der oben genannten Keime problemlos zurechtkommen, sondern auch dafür, dass der Darm so dicht wie möglich bleibt. Ist dem Immunsystem des Darms, welches immerhin den größten Anteil in unserem Körper bildet, aber nicht klar, wann da was reinkommen wird, so kann es niemals runterfahren. Die permanent schallende Sirene treibt dabei das ganze System in den Wahnsinn. Andererseits können, wenn die Abwehrzellen unaufmerksam werden, Fremdstoffe bis zum Blut vordringen, die dann den Rest des Körpers in Aufruhr versetzen. Ein streng rhythmisches Mahlzeitenregime kann daher dabei helfen, die Entzündungsbereitschaft zu reduzieren. Befindet der Körper sich in einer stabilen, entzündungsfreien Situation, so tolerieren alle Systeme auch gelegentliche Abweichungen. Dieser Zustand muss aber erst mal wiederhergestellt sein.

Die Bedeutung von Schlaf

Schlaf ist ein Grundbedürfnis und die Menschen schlafen von Anbeginn ihrer Zeit. Doch was passiert, wenn dieses Lebenselixier gestört ist? Welche Rolle spielt das für eine Entzündung?

Da ich schon mein gesamtes Leben unter Schlafstörungen leide, weiß ich, dass Schlafentzug eine Foltermethode ist. Ratten, die man immer, wenn sie einschlafen, mit einem Stromschlag aufweckt, sterben innerhalb kürzester Zeit. Wer länger als 24 Stunden wach ist, hat das Reaktionsvermögen von Jemandem, der acht Stunden wach ist und 0,8 Promille Alkohol im Blut hat. Die tödliche Schlaflosigkeit (eine seltene Autoimmunerkrankung, die zur Zerstörung eines Prion-Proteins im Gehirn führt) führt innerhalb weniger Monate zum totalen körperlichen und geistigen Verfall und schließlich zum Tod. Schon eine Nacht mit schlechtem Schlaf lässt uns optisch signifikant kränker und älter wirken. Schlafmangel ist einer der stärksten Trigger nahezu aller psychischen Erkrankungen, und viele globale Katastrophen lassen sich auf menschliches Versagen durch Schlafmangel zurückführen. Die Nuklearkatastrophe von Fukushima entstand wohl aufgrund von Übermüdung des Personals.

Auch die weltweite Epidemie stiller chronischer Entzündung und ihren Folgeerkrankungen, wie Autoimmunerkrankungen, Übergewicht, metabolisches Syndrom und Demenz, trat gleichzeitig mit unserer Neigung auf, zu versuchen, mit immer weniger Schlaf auszukommen. Ich selbst war früher immer stolz darauf, drei bis vier Nachdienste pro Woche durchzustehen (natürlich ohne geschlafen zu haben), ein Sozialleben aufrecht zu erhalten und dabei auch noch gut auszusehen. So zumindest meine Interpretation der Dinge. Ich erinnere mich daran, dass meine Schwester mich, nachdem ich in der ersten Schwangerschaft nach einer Blutung ein Beschäftigungsverbot erhielt, mich in den Arm nahm und sagte: »Endlich erkenne ich meine Schwester wieder. Du warst immer so müde und gestresst, dass gar nichts mehr von dir übrig war.«

Diese Beobachtung deckt sich leider mit den Erkenntnissen der Wissenschaft. Schlafen wir über einen längeren Zeitraum zu wenig, so werden der Zustand der verminderten Leistungsfähigkeit, die Affektlabilität und Konzentrationsschwierigkeiten schon nach kurzer Zeit als Normalzustand angesehen. Die betroffene Person spürt zwar noch die körperlichen Auswirkungen des chronischen Schlafmangels, fühlt sich aber die meiste Zeit nicht müde. Nur das Risiko für kurze Blitzschläfchen – mit allen Risiken – erhöht sich um das 400-Fache.

Schlafmangel führt zu Insulinresistenz und Diabetes mellitus Typ 2. Außerdem wird er stark mit der Entwicklung von Demenz in Verbindung gebracht. Da beide Erkrankungen auf stille systemische chronische Entzündungsprozesse zurückzuführen sind, ist es naheliegend, dass die Länge und Qualität unseres Schlafes Auswirkungen auf die Entzündungsbereitschaft unseres Körpers haben. Daher wollen wir uns im Folgenden dem Mysterium Schlaf ein bisschen genauer widmen.

Schlaftypen und ihr Nutzen

Wenn man unser Verhalten aus einem Effizienzgedanken heraus betrachtet, was die Evolution immer tut, so gibt es eigentlich kaum etwas Ineffizienteres als Schlaf. Im Schlaf kann man weder Essen noch Kämpfen und sich auch nicht Fortpflanzen. Zudem ist man ein leichtes Opfer für Angriffe und Feinde. Schlaf muss für unseren Körper von enormer Wichtigkeit sein, wenn er nach so vielen Jahren der Entwicklung immer noch nicht wegrationalisiert wurde. Man sollte meinen, dass die genetisch bedingte Fähigkeit, mit sehr wenig Schlaf auszukommen, einen so großen Überlebensvorteil bietet, dass sie sich in der Bevölkerung breit gefächert durchgesetzt hätte. Tatsächlich ist es aber wahrscheinlicher, sechs Richtige im Lotto zu tippen, als eine der seltenen Mutationen zu besitzen, die dafür sorgen, dass man tatsächlich nur wenige Stunden Schlaf in der Nacht benötigt. Schaut man sich berühmte Persönlichkeiten wie Napoleon an, die sich damit rühmten, kaum Schlaf zu brauchen, so zeichneten sie sich nüchtern betrachtet nicht unbedingt dadurch aus, dass man ihnen absolute geistige Gesundheit bescheinigen würde.

Aber wieviel Schlaf brauchen wir tatsächlich? Die allgemein empfohlene Zahl von acht Stunden gilt bei Weitem nicht für jeden und kann sehr viel Druck verursachen. Den meisten reicht ein Zeitraum von 7–9 Stunden. Wer ausreichend schläft, sollte morgens keinen Wecker zum Aufwachen sowie keine Aufputschmittel wie Koffein brauchen, um durch den Tag zu kommen. Allerdings fühlen sich manche auch nach vielen Stunden Schlaf niemals richtig ausgeruht. Dies kann daran liegen, dass man nicht den richtigen Schlaf bekommt. Also, welche Arten von Schlaf gibt es?

Non-REM-Schlaf

Zu Beginn der Schlafforschung stellte man fest, dass wir im Wesentlichen zwei Arten von Schlaf haben, die sich innerhalb der Nacht abwechseln. Phasen mit schnellen Augenbewegungen (Rapid eye movement) und Phasen ohne schnelle Augenbewegungen. In den folgenden Jahren unterteilte man den Non-REM-Schlaf in vier Tiefe-Stadien. Im ersten Stadium bekommt man noch grob mit, was um einen herum passiert und es können Muskelzuckungen auftreten. Im zweiten Stadium beginnt der Körper mit der Ausbildung sogenannter Schlafspindeln, die dafür sorgen, dass wir unsere Umwelt nicht mehr so intensiv wahrnehmen. Diese werden im Frontallappen hinter der Nasenwurzel gebildet und ihre Menge ist entscheidend dafür, wie gut wir schlafen. In den nächsten beiden Stadien ist es sehr schwer, die schlafende Person zu wecken und wenn, ist sie zunächst desorientiert und sehr müde. Wird man in einer Tiefschlafphase geweckt, so kann es bis zu 30 Minuten dauern, bis das Gehirn richtig wach ist. Was ungünstig ist, wenn man einen Notkaiserschnitt machen soll oder eine wichtige Entscheidung treffen muss.

Zu Beginn der Nacht sind die Non-REM-Schlaf-Phasen länger, gegen morgen kommen zunehmend REM-Schlaf-Phasen hinzu. Insgesamt macht der Non-REM-Schlaf durchschnittlich 80 % des Nachtschlafs aus. Hiervon sind ca. 15–20 % in den Stadien drei und vier. Warum das so ist, wissen wir nicht genau, da sich aber dieses Muster in der gesamten Tierwelt findet, scheint es von Bedeutung zu sein. Wahrscheinlich ist dieses Muster notwendig, um Erinnerungen und neu Gelerntes zu sortieren, Wichtiges ins Langzeitgedächtnis zu überführen und Unwichtiges zu löschen. Damit etwas sauber gespeichert werden kann, muss zudem erst mal der Raum gereinigt werden. Dies passiert in den Tiefschlafphasen des Non-REM-Schlafs. Ein bisschen ist es so, wie dieses Buch zu schreiben. Zunächst schreibe ich alle Ideen auf, die ich gerne einbringen würde. Dann entferne ich das, was mir zu viel erscheint und beginne damit, einige Teile komplett auszuformulieren. Schließlich betrachte ich wieder das große Ganze und entferne wieder einiges. Am Ende kommt hoffentlich etwas Gutes dabei heraus. Und so ist es vielleicht auch beim Schlaf. Während des Tiefschlafs blockiert der Thalamus zunehmend die Weiterleitung von Wahrnehmungsreizen an den Kortex, sodass diese uns nicht mehr aufwecken können. Dies ermöglicht es den restlichen Zellen des Gehirns, ohne Störungen von außen in perfekter Harmonie und Einheit zu feuern. Gleichzeitig schwellen sie ab und so kann das glymphatische System unseres Gehirns ausgiebig saubermachen.

Ähnlich wie das lymphatische System in unserem Körper dafür verantwortlich ist, Giftstoffe abzutransportieren, ist es im Gehirn das glymphatische System. Egal ob lipophile Giftstoffe, Reste von toten Zellen oder körpereigene Abfallprodukte, sie werden überwiegend über diesen Weg entfernt. In den tiefen Phasen des Non-REM-Schlafs schwellen die Hirnzellen hierzu ab, sodass das glymphatische System besser saubermachen kann. Ein bisschen so, wie wenn man die Füße hochhebt, damit jemand dort saugen kann, wo man sitzt.

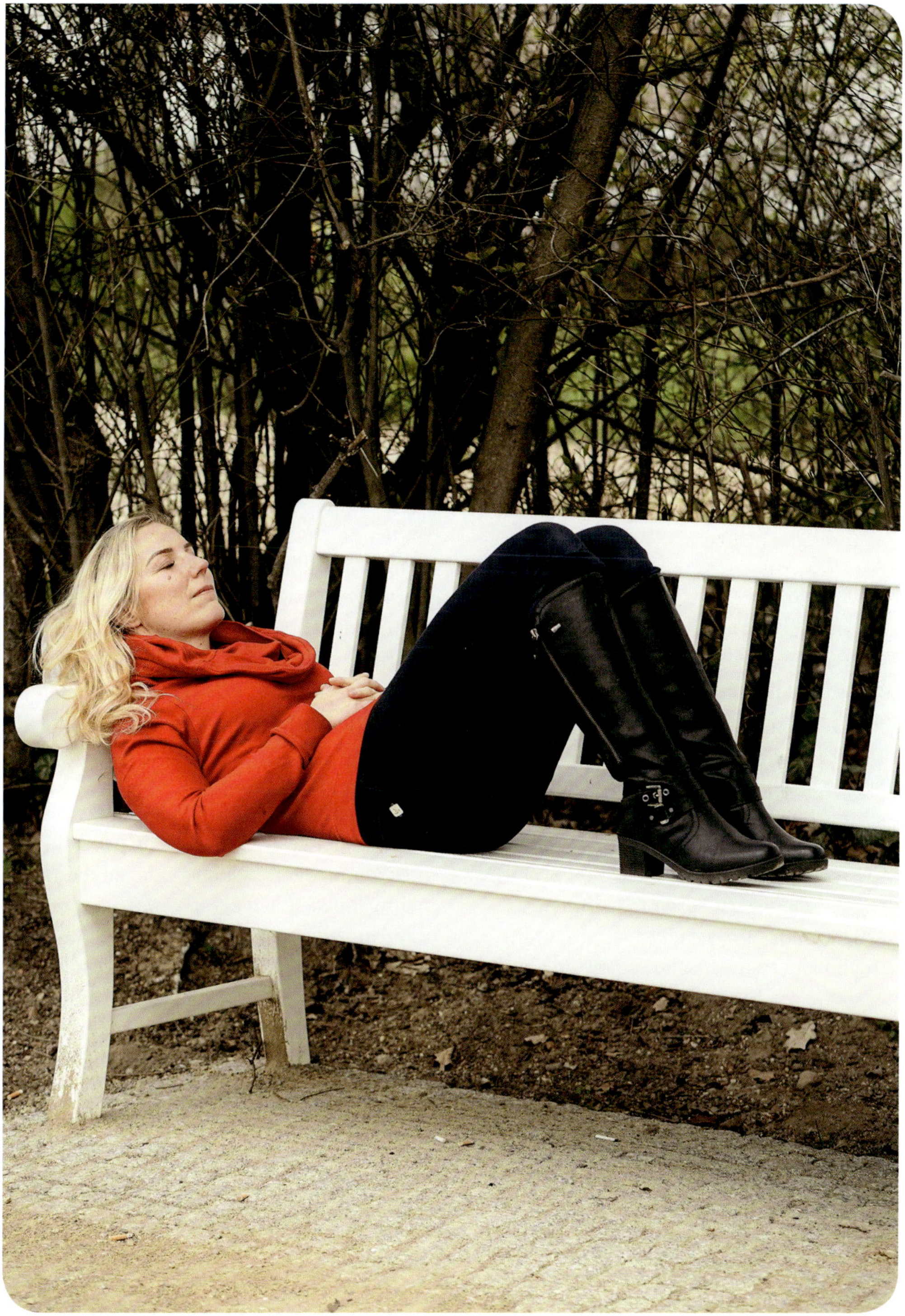

Unter ständigem Schlafmangel funktionieren die Mechanismen des Abbaus von fehlerhaften Zellen nicht mehr optimal. Es fällt zunehmend »Müll« an. Diese zum Teil zerstörerischen Moleküle werden vom Körper in den Fettzellen als einem Zwischenlager abgelagert, bis weniger Stress und mehr Schlaf da ist. Dies ist einer der Gründe, warum manche Menschen bei chronischem Schlafmangel stark zunehmen oder partout kein Gewicht verlieren können. Der Körper kann es sich nicht leisten, dass diese zerstörerischen Abfälle frei werden, bevor er nicht die Kapazitäten hat, sie sauber zu entsorgen. Das vermehrte ungünstige Fettgewebe hat wiederum Auswirkungen auf die Entzündungslage.

REM-Schlaf

Zwar müssen auch alle Tiere schlafen, doch träumen tun nur die höher entwickelten Lebewesen auf unserem Planeten, zum Beispiel Vögel und Säugetiere. Er scheint also eine evolutionäre Weiterentwicklung zu sein, die uns hilft, Erlerntes in unserem Gehirn zu integrieren.

Die Hirnwellen im REM-Schlaf ähneln stark den Wellenmustern des Wachzustandes. Der Thalamus öffnet wieder seine Schranken und leitet sensorische Signale an den Kortex weiter. Nur kommen diese nicht von außen, sondern aus unserem Inneren. Allerdings werden die Impulse nicht an den motorischen Kortex weitergeleitet. Im REM-Schlaf verliert die Muskulatur jeglichen Tonus, was sich im Elektromyogramm sehr gut darstellen lässt. Ich konnte dies bei meinen Kindern beobachten, als sie Babys waren. Babys gleiten oft direkt nach einer Stillmahlzeit in den REM-Schlaf. Hebt man nun einen Arm, so fällt er einfach schlapp zurück auf die Unterlage ohne irgendeinen Tonus. Da ich meine Kinder tagsüber fast ständig im Tragetuch getragen habe, konnte ich immer spüren, in welcher Schlafphase sie sich befanden, da sie dann wesentlich schwerer wurden (wenn das Tuch nicht sauber gebunden war). Diese Erschlaffung gilt nicht für die autonome Muskulatur, welche weiterhin einwandfrei funktioniert. Daher kann man manchmal auch beobachten, wie sich die Atmung verändert und beschleunigt, wenn jemand etwas Aufregendes träumt. Manche Menschen erwachen in dieser Phase halb und fühlen sich dann in ihrem komplett bewegungslosen Körper gefangen, was eine sehr unangenehme Erfahrung ist. Würde diese komplette Unterbrechung nicht stattfinden, so würden wir im Traum die Bewegungen ausführen, die wir träumen – was ziemlich unpraktisch wäre. Die Blockade der motorischen Signale im REM-Schlaf ist bei Feten noch nicht ausgebildet, sodass sie, wenn sie träumen, wild strampeln und um sich schlagen, was die werdende Mutter dann bemerkt.

Da es im REM-Schlaf zu einer kompletten Paralyse der gestreiften Muskulatur kommen kann, ergibt sich hier auch eine Ausnahme hinsichtlich der REM-Schlafphasen der Säugetiere. Meeressäuger haben keine REM-Schlafphasen. Dies ist auch logisch, da ein Delfin dessen willkürliche Muskulatur komplett erschlafft, ertrinken würde und damit – logischerweise – keine Nachkommen mehr zeugen kann. Einige Forscher glauben jedoch, dass auch die Meeressäuger eine Art von REM-Schlaf erleben, welcher aber anders gestaltet ist und vielleicht nur bestimmte Areale des Gehirns betrifft.

Im Vergleich zu allen anderen Primaten schlafen wir auffallend kurz, zum Beispiel schlafen Gorillas durchschnittlich 15 Stunden täglich, haben dafür aber einen im Verhältnis viel niederigeren Anteil an REM-Schlaf. So liegt der Anteil beim Menschen bei 20–25 %, bei unseren nächsten Verwandten jedoch nur bei 9 %. Dies legt den Verdacht nahe, dass der REM-Schlaf ein entscheidender Faktor für unsere kognitiven Leistungen ist.

REM-Schlaf wird zum einen mit besserer Empathie und sozialem Verhalten in Zusammenhang gebracht, zum anderen scheint er eine entscheidende Rolle bei der Verarbeitung emotionaler Ereignisse zu spielen. Da auch psychische Traumata der Anstoßfaktor für den verhängnisvollen Kreislauf der Entzündung sein können, spielt eine ausreichende Menge an REM-Schlaf eine große Rolle, um diesem entgegenzuwirken. Eine höhere Menge an REM-Schlaf macht den Schlaf daher effektiver und verkürzt ihn. Da damit mehr Zeit dafür ist, sich die Welt untertan zu machen, haben einige Forscher die Hypothese aufgestellt, dass die Entwicklung des längeren REM-Schlafs ein wesentlicher Faktor dafür ist, dass der Mensch die drastische Entwicklung durchmachen konnte, der wir uns heute gegenübersehen.

Diese Abmilderung von Erinnerungen an emotional unangenehme Ereignisse durch REM-Schlaf funktioniert bei einer Posttraumatische Belastungsstörung nicht mehr. Durch einen zu hohen Gehalt an Noradrenalin im Blut erleben diese Menschen keinen normalen REM-Schlaf, wodurch die Ereignisse nicht überwunden werden können. Da der Körper sich aber darum bemüht, diese Verarbeitung möglich zu machen, erleben die Betroffenen die Ereignisse in Form von Albträumen wieder und wieder, was das Trauma vertieft, statt es zu verarbeiten. Reguliert man die erhöhte Noradrenalinausschüttung, zum Beispiel durch regelmäßige Kälteanwendungen, so normalisiert sich der REM-Schlaf und die Verarbeitung der traumatischen Ereignisse kann stattfinden.

REM-Schlaf scheint ebenfalls entscheidend dafür zu sein, dass Erinnerungen langfristig gespeichert und abgelegt werden. Verhindert zum Beispiel der Konsum von Alkohol adäquaten REM-Schlaf, so wird viel weniger neu gewonnene Information fest gespeichert und im Wissensnetz verankert. Dieser Prozess scheint mehrere Tage zu dauern, denn auch Probanden, die drei Tage nach einer Lerneinheit Alkohol trinken mussten, konnten signifikant weniger Erlerntes langfristig behalten als die Gruppe, die gar keinen Alkohol erhielt.

80–90 % des REM-Schlafs finden in den letzten Stunden des Schlafes statt. Lassen wir diese absichtlich weg oder erwacht man vorzeitig, so verliert man diesen Teil an REM-Schlaf.

Welchen Schlaf brauchen wir dringender?

Setzt man Lebewesen, die beide Arten von Schlaf haben, unter Schlafentzug, so erleben sie in der Folgenacht einen deutlich höheren Gesamtschlafbedarf und eine deutlich höhere Menge an Non-REM-Tiefschlaf. Es scheint also so, dass für den Körper zunächst die Menge an Tiefschlaf wichtiger ist. In den darauffolgenden Nächten erhöht sich der Anteil an REM-Schlaf. Man kann also davon ausgehen, dass beide Schlafarten von hoher Wichtigkeit für die Gesundheit des Körpers sind, der Non-REM Schlaf jedoch die zunächst höhere Priorität hat.

Insgesamt kann einmal nicht »geschlafener« Schlaf jedoch nicht wieder nachgeholt werden. Dies ist einer der Gründe, warum es so essenziell wichtig ist, ausreichend Schlaf zu bekommen, damit der Satz »Schlafen kann man, wenn man tot ist.« nicht zu einem tragischen Wahrheitsgehalt führt.

Probanden mit mehr REM-Schlaf schnitten in Studien bei sowohl kognitiven als auch emotionalen und kreativen Testphasen deutlich besser ab. Hat ein Mensch über einen langen Zeitraum keine oder nur inadäquate REM-Schlaf-Phasen, so ist das Risiko für die Entwicklung von behandlungsbedürftigen psychischen Erkrankungen erhöht. Die Stresstoleranz ist deutlich erniedrigt und es entwickeln sich viel schneller Ängste, bis hin zu Angststörungen. Für den, der nicht träumt, ist die Welt ein gefährlicher Ort.

Warum werden wir müde?

Wenn alles normal läuft, baut sich im Laufe des Tages ein immer größerer Schlafdruck auf. Dies entsteht durch die Anreicherung des Nukleosids Adenosin, das man auch als Bestandteil der DNA kennt. Über den Tag wird es im Gehirn angereichert. Kommt dann das Signal »Es ist Nacht und alles in Ordnung« und die Menge an Adenosin ist entsprechend hoch, so leitet unser Körper den Schlaf ein, sobald wir zur Ruhe kommen. Je nach genetischer Ausgangslage tritt dieser Zeitpunkt nach 12–16 Stunden ein. Schlafen wir nicht genug, so wird auch nicht alles Adenosin abgebaut. Man kann sich das ein bisschen vorstellen wie bei der wöchentlichen Müllabfuhr. Wir haben eine Mülltonne, die wir über die Woche befüllen. Einmal in der Woche kommt die Müllabfuhr und leert sie, sodass wir in der kommenden Woche wieder genug Platz für den Müll haben. Kommt die Müllabfuhr aber nicht oder leert sie nur die halbe Tonne, so bleibt sie voll bzw. ist eben schon nach einer halben Woche wieder komplett gefüllt. Genauso funktioniert das mit dem Schlaf und dem Adenosin.

Unabhängig vom Adenosin haben wir verschiedene Uhren-Gene, die uns einen genetisch bedingten Rhythmus vorgeben, sowie unsere Vorsteher-Uhr: den Nucleus suprachiasmaticus.

Schlafhelfer und Gegenspieler

Melatonin – das Hormon der Dunkelheit Ist es Nacht, so signalisiert der Nucleus suprachiasmaticus (Seite 52) der Zirbeldrüse, Melatonin auszuschütten. Melatonin ist der Nachtwächter unseres Körpers. Ist es in unserem Blut unterwegs, so ruft es allen Zellen unseres Körpers ständig zu: »Es ist Nacht und alles in Ordnung!« Damit erlaubt es dem Körper, sich auf Schlaf einzustellen. Entgegen den oft propagierten Empfehlungen ist es kein Schlafmittel und hat nur wenig Einfluss darauf, ob tatsächlich geschlafen wird oder nicht. Frei verkäufliche Präparate enthalten zudem oft nur sehr wenig oder sogar gar keinen Wirkstoff. Da Melatonin während der ganzen Nacht ausgeschüttet wird und seinen Peak gegen Mitternacht hat, sollte es als Retard-Präparat (da wird der Wirkstoff langsam freigesetzt) verabreicht werden. Diese Aufbereitungen sind rezeptpflichtig oder müssen im Ausland bestellt werden.

Fällt Licht bestimmter Wellenlängen auf die Retina, was bei hellem Licht auch durch die geschlossenen Lider der Fall ist, so wird die Ausschüttung von Melatonin durch die Zirbeldrüse gestoppt. Wie viel Melatonin ausgeschüttet wird, hängt außerdem von der Körperkerntemperatur ab. Dicke Decken und Bekleidung können daher zu einer starken Minderung der Melatonin-Produktion führen. Studien konnten zeigen, dass Probanden, die nackt schliefen, die beste Melatonin-Produktion aufwiesen und dass jedes weitere Kleidungsstück hier zu Einschränkungen führen kann.

Koffein – die Hallo-wach-Droge Koffein ist die am weitesten verbreitete neuropsychoaktive Droge überhaupt. Zum einen sorgt Koffein durch eine Stimulation der CYP1A2 dafür, dass auch Melatonin beschleunigt abgebaut wird, da dieses Substrat der gleichen CYP ist. Zum anderen konkurriert es mit Adenosin um die Rezeptoren und blockiert diese dann. Wenn wir beim Mülltonnenbeispiel von oben bleiben, so stellt Koffein eine weitere Tonne hin, jedoch ohne dass die eigentliche Tonne geleert wurde. Diese zusätzliche Tonne steht aber nur vorübergehend zur Verfügung. Endet die Wirkung des Koffeins, so stehen wir plötzlich knietief im Müll. Es kommt zum sogenannten Koffeincrash.

Wie lange uns die Extra-Tonne zur Verfügung steht, hängt von der genetischen Funktion der CYP1A2 ab und kann, je nach Gentyp, eine Halbwertzeit zwischen drei bis zu sieben Stunden haben. Dies ist aber lediglich die Zeit, in der die halbe Dosis Koffein abgebaut wurde, was gerne außer Acht gelassen wird, denn auch schon geringe Mengen an Koffein können noch dafür sorgen, dass der Schlafdruck nicht hoch genug ist, um gut und sauber durchzuschlafen. Die geringere Schlafqualität wirkt sich ungut auf unser Immunsystem aus. Auch dunkle Schokolade und entkoffeinierter Kaffee enthalten Koffein, was bei Menschen, die Koffein nur sehr langsam abbauen, zu einer deutlichen Schlafbeeinträchtigung führen kann.

Schlaf und das Immunsystem

Viele Menschen mit stiller chronischer systemischer Entzündung und vor allem nahezu alle mit Autoimmunerkrankungen leiden von Zeit zu Zeit unter klinisch relevanten Schlafstörungen (Insomnie). Schlafstörung ist festgelegt als ein Zustand, bei der die Person, auch wenn sie sich ausreichend Zeit nimmt, in der sie schlafen könnte, nicht schlafen kann. Dies muss man deutlich unterscheiden von Schlafmangel, der entsteht, wenn man sich schlicht nicht genügend Zeit nimmt, um zu schlafen. 9 % aller Erwachsenen leiden unter echten Schlafstörungen, ein viel, viel größerer Teil nimmt sich allerdings nicht die Zeit, um ausreichend zu schlafen.

In den Nächten, in denen ich nicht schlafen kann, schlägt mir das Herz bis zum Halse. Ich fühle mich rast- und ruhelos und je länger die Schlaflosigkeit währt, desto schlimmer wird es.

Schlafstörungen liegt eigentlich immer ein überaktivierter Sympathikus zugrunde. Unglücklicherweise führt Schlafmangel zu einer starken Erhöhung des Sympathikustonus, was bei empfindlichen Menschen Schlafstörungen weiter verschärft. Die vermehrte Ausschüttung von Stresshormonen wie Adrenalin und Noradrenalin sowie Kortisol in deren Folge, führen zu einer Erhöhung der Körperkerntemperatur sowie des Pulsschlags. Ein zusätzliches Signal vom Nucleus suprachiasmaticus für Schlaf ist aber ein Absenken der Körpertemperatur. Zudem verhindert der hohe Pegel an Stresshormonen, dass der Thalamus die Tore zumacht. Man gerät in die Spirale aus Grübelei und unverarbeiteten Emotionen. Schläft man dann endlich ein, verhindert der hohe Sympathikustonus das Abdriften in die tieferen Schlafphasen und der Schlaf ist viel weniger erholsam. Morgens fühlt man sich dann, als hätte einen nachts ein Laster überrollt, obwohl man völlig ausreichend geschlafen hat. Auch chronische stille Entzündung führt zu einer Erhöhung des Sympathikustonus. Wie im dritten Kapitel (Seite 32) ausführlich dargestellt, führt ein zu hoher Stresspegel allerdings auch zu Entzündung. Es gibt wieder einmal einen Zusammenhang in beide Richtungen. Egal, von welcher Seite man den Kreislauf jedoch betrachtet, es wird klar, wie wichtig guter Schlaf ist, um die Entzündungsbereitschaft des Körpers zu senken.

Schläft man nicht ausreichend und hat man vor allem nicht genügend Tiefschlaf, so kann das glymphatische System nicht ausreichend saubermachen. Reste von abgestorbenen Zellen, Giftstoffe und toxische Proteine bleiben im Gehirn liegen. Dies führt vermehrt zu Entzündungsprozessen im Gehirn und erhöht das Risiko, im weiteren Leben an einer Demenz zu erkranken. Der chronische Entzündungsprozess, der im Gehirn begonnen hat, kann auf den ganzen Körper übergreifen, mit allen in den vorherigen Kapiteln beschriebenen Folgen.

Wenn zu wenig geschlafen wird, wird deutlich weniger Wachstumshormon ausgeschüttet, was die Regenerationsfähigkeit des Körpers stark einschränkt.

All diese Vorgänge führen zu einer Erhöhung der Entzündungsfaktoren Interleukin-6 und TNF-Alpha mit der daraus resultierenden Insulinresistenz. Schon nach einer Nacht unzureichenden Schlafs ist hierdurch die Insulinsensitivität um 40 % vermindert. Gleichzeitig bekommen wir durch das ausgeschüttete Ghrelin großen Hunger und das vermehrte Kortisol verleitet zu einer ungünstigen Nahrungswahl. Aber auch wenn man nicht mehr isst, nimmt man bei ständigem Schlafmangel an Gewicht zu, wie in gut gemachten Studien mit einer klaren Mahlzeitenvorgabe gezeigt werden konnte.

Auch unsere Fertilität leidet unter zu wenig Schlaf. Der Testosteronwert geht bei Männern mit Schlafmangel dramatisch zurück, was sich oft auch in einer eingeschränkten Libido äußert. Frauen, die nicht ausreichend schlafen, haben viel häufiger eine Gelbkörperhormonschwäche in der zweiten Zyklushälfte. Dies vermindert die Chancen auf eine Schwangerschaft, erhöht das Fehlgeburtsrisiko und verursacht alle Symptome und entzündungsfördernden Umstände der Östrogendominanz. Da Testosteron und Progesteron stark entzündungshemmende Hormone sind, werden Entzündungsprozesse wiederum begünstigt.

Wahrscheinlich – durch alle diese Punkte gemeinsam bedingt – führt Schlafmangel zu einer erheblichen Einschränkung der Immunkompetenz. Wir sind Viren und Bakterien viel hilfloser ausgeliefert und erkranken schneller. Auch die Antikörperbildung nach Impfungen ist eingeschränkt, wenn nicht ausreichend geschlafen wurde. Schlaf ist zwar nur einer von vielen Faktoren, die dazu führen können, dass unser Immunsystem außer Kontrolle gerät – aber einer mit größtem Gewicht.

Schlafmangel hat Auswirkungen auf alle Funktionen in unserem Körper und kann zum Anknipsen ungünstiger Gene in Richtung einer beständigen Entzündungsabwärtsspirale führen.

Wie viel Schlaf brauche ich?

Wie bereits zu Beginn des Kapitels beschrieben, gewöhnen wir uns leider schon nach kurzer Zeit an den Zustand verminderter Leistungsfähigkeit und emotionaler Kompetenz, den Schlafmangel erzeugt. Wir empfinden unser Zombiedasein dann schlichtweg als normal. Das Gefühl, ob man ausreichend schläft oder nicht, ist daher nicht ausschlaggebend, ob dem auch wirklich so ist.

Dies hat die Wissenschaft eindrucksvoll bestätigt. Probanden, die permanent einem Schlafmangel von vier bis acht Stunden ausgesetzt waren, stuften ihre Leistungsfähigkeit durchweg als nicht gemindert ein, obwohl Tests das deutliche Gegenteil zeigten. Schon nach 10 Tagen hat man sich so an den eingeschränkten Energielevel, Aufmerksamkeit, Freudempfinden und die beeinträchtigte Leistung gewöhnt, dass man den Zustand als normal empfindet. Man hat vergessen, wie es war, nicht als Zombie durchs Leben zu laufen. Daher ist das persönliche Gefühl für das Schlafbedürfnis kein guter Marker.

Wenn du morgens vom Wecker geweckt werden musst, bekommst du nicht genug oder nicht ausreichend erholsamen Schlaf. So einfach und erschreckend ist das.

Wie viel man tatsächlich braucht, ist unterschiedlich und man sollte sich nicht an der herumgeisternden Zahl von acht Stunden festbeißen, was viel Druck verursachen kann. Das Schlafbedürfnis eines Erwachsenen liegt üblicherweise irgendwo zwischen sechseinhalb und neun Stunden. Da durchschnittlich zum Einschlafen 20 Minuten benötigt werden, muss man diese dazu rechnen. Wenn man weiß, dass man länger zum Einschlafen braucht, sollte eine entsprechend längere Zeit einberechnet werden. Da es sinnvoll ist, immer abgeschlossene Schlafzyklen von 90 Minuten zu haben, sollte man sich überlegen, wie viele Zyklen pro Nacht (meist vier oder fünf) man braucht, die entsprechende Einschlafzeit hinzufügen und das für den Nachtschlaf veranschlagen. Wenn man etwas vorhat, sollte man einen ganzen Zyklus abziehen statt nur eine halbe Stunde oder Stunde, da ein besseres Befinden am nächsten Tag zu erwarten ist. Den verlorenen Zyklus sollte man nächstmöglich, am besten bereits am darauffolgenden Tag, nachholen.

Inzwischen gibt es multiple Geräte und Fitnesstracker, mit denen man den eigenen Schlaf überwachen kann.

Entzündungsfördernde Lebensstilfaktoren

Zum einen können Übergewicht, Trägheit und Gifte ein wesentlicher Faktor bei der Entwicklung von chronisch systemischer Entzündung sein, aber auch Gewichtsverlust oder zu viel Sport.

Im ersten Kapitel (Seite 22) habe ich bereits einiges über die Zytokine und Interleukine und ihre Bedeutung im Entzündungsgeschehen geschrieben. Eine dauerhafte Erhöhung bestimmter Stoffe wie Interleukin-6 und TNF-Alpha sind der Motor, der das entzündliche Geschehen am Laufen hält. Allerdings gilt die Dualität, die fast allen Prozessen in unserem Körper eigen ist, selbst für Interleukin-6. Wird es vom Muskel ausgeschüttet, kann es ein Anreiz für bessere Energieproduktion und Reparation sein. Entgegen der früheren Meinung, dass Muskeln eigentlich nur dazu dienen, Arbeit in unserem Körper zu verrichten und Fettgewebe nur ein Speicher für Energie ist, weiß man heute, dass beide Gewebe stark hormonaktiv und wesentlich mitbeteiligt sind an den immunologischen Prozessen in unserem Körper. Zusätzlich dient vor allem das Fettgewebe als Speicher für lipophile Giftstoffe, denen wir leider in der heutigen Zeit in massivem Maße ausgesetzt sind. Auch wenn bestimmte besonders gefährliche Vertreter wie DDT inzwischen verboten wurden, finden sie sich immer noch in der Nahrungskette. Zudem drängt sofort, wenn ein Stoff verboten wurde, ein neuer auf den Markt, von dem zu diesem Zeitpunkt noch nicht klar ist, wie sein Giftpotenzial einzuschätzen ist. Leider ist aber davon auszugehen, dass die meisten neuen Stoffe ähnlich giftig sind wie ihre Vorgänger. So hinken die Toxikologen immer einen Schritt hinter der Industrie her in ihrem Bemühen, uns vor den Langzeitwirkungen zu schützen. Da die Ausleitung und Entgiftung von lipophilen Substanzen für den Körper kompliziert und kostspielig ist, behilft er sich bei Überschuss, indem er die Stoffe einfach da ablegt, wo sie aufgrund ihrer Struktur ganz gut verbleiben: im Fettgewebe. Ein weiterer Punkt sind Schwermetalle, die vom Körper ebenfalls nur unter großem Aufwand entsorgt werden können. Wie gut dies alles funktioniert, hängt stark mit der Stoffwechselfunktion und dem Lebensstil zusammen. Daher wollen wir uns jetzt diesen Themen widmen.

Fettgewebe – mehr als nur Energiespeicher

In unserem Fettgewebe befinden sich zahlreiche Immunzellen, vor allem Makrophagen. Einige von ihnen sind überaktiv und gehen allzu schnell in den »Berserkermodus«, wodurch sie Entzündungsprozesse stark antriggern können. Andere sind eher ruhigeren Gemütes und räumen vor allem auf und entfernen totes Gewebe sowie Fremdmaterial. Insgesamt streben wir an, so wenig wie möglich Berserkertrolle in unserem Fettgewebe zu haben. Je mehr Fettgewebe wir haben, desto häufiger kommt es zu Nekrosen und dadurch zum Einwandern von »Berserkertrollen«. Diesen schütten jede Menge Interleukin-6 und TNF-alpha sowie einige andere Entzündungsstoffe aus. Dies wiederum führt zu einer zunehmenden Resistenz gegenüber Leptin und Insulin, was den Entzündungsprozess weiter verschärft. Da das abdominale Fettgewebe 10-mal mehr Rezeptoren für Kortisol hat als das restliche Fettgewebe des Körpers, wird es bei dauerhaft hohem Kortisol-Spiegel stark zum Wachstum angeregt. Der hier zugrundeliegende Mechanismus ist, dass der Körper bei Dauerstress von einer lebensbedrohlichen Phase ausgeht, zu deren Bewältigung vermehrt Energie notwendig sein wird, weswegen er hierfür Speicher anlegt. Viele, die sich in diesem Teufelskreis von Stress und Entzündung befinden, kennen das hartnäckige Fett am Bauch, dass einfach nicht verschwinden will.

Im Kapitel über die Steroidhormone (Seite 33) haben wir außerdem gelernt, dass die Umwandlung von männlichen Geschlechtshormonen in weibliche über eine Aromatase erfolgt. Dieses Enzym befindet sich zum allergrößten Teil im Eierstock. Auch die Hoden haben einen kleinen Anteil, da auch Männer Östrogen benötigen und produzieren, jedoch in viel geringerer Menge. Aromatasen finden sich jedoch auch im Fettgewebe. Je mehr davon da ist, desto mehr werden die im Körper befindlichen Androgene in Östrogen umgewandelt, und zwar in die für Entzündungsprozesse ungünstigen Formen Estradiol und Estrone. Um das Ganze noch zu verschärfen, ist das Fettgewebe auch noch in der Lage, selbst Östrogen zu produzieren. Damit ist ein hoher Fettgewebsanteil einer der wichtigsten Faktoren für einen Östrogenüberschuss und eine eigentlich immer damit korrelierende Östrogendominanz. Dies gilt für Männer im gleichen Maße wie für Frauen, wenn nicht sogar noch stärker. Da ihr Testosteron eigentlich nicht Opfer der Aromatase werden soll, haben sie bei hohem Körperfettanteil natürlich ein besonders hohes Risiko, dass ein Großteil davon in Östrogen umgewandelt wird. Müdigkeit, Lustlosigkeit, Männerbrüste und systemisch chronische Entzündung sind die Folge. Deshalb funktionieren sogenannte Bulkphasen, bei denen viel Fett angefressen wird, um genug Energie für den Muskelaufbau zu haben, auch nur bei Athleten, die mit Aromatasehemmern und zusätzlichem Testosteron bzw. dessen Ablegern nachhelfen – nicht aber bei Natural-Athleten. Diese werden meist nur träge und unglücklich, während der Muskelaufbau aufgrund des schlechten Testosteronspiegels verschwindend gering ist. Zudem versucht der Körper sich zunehmend mit einer Erhöhung von Bindungsglobulinen zu helfen, wodurch dann von dem übriggebliebenen Testosteron noch weniger zur Verfügung steht.

Sowohl erhöhte Entzündungsmediatoren als auch vermindertes Testosteron führen zu Antriebslosigkeit und verminderter körperlicher Aktivität, was wiederum zusätzlich zu einer Umverteilung zugunsten des Fettgewebes führt und den systemisch chronischen Entzündungsprozess weiter anheizt. Ein erhöhter Körperfettanteil, und zwar unabhängig vom Gesamtgewicht, denn auch schlanke Menschen können einen deutlich zu hohen Körperfettanteil haben, ist nicht nur ein kosmetisches Problem, sondern tatsächlich einer der wichtigen Ursachen der chronisch systemischen Entzündung.

Nach den am Fettgewebe forschenden Wissenschaftlern Pond und Mattacks sorgt das Immunsystem selbst bei einer Aktivierung für die vermehrte Einlagerung von Fettsäuren im Fettgewebe, um seinen erhöhten Energiebedarf in jedem Fall decken zu können. Aktivierte Lymphknoten erzeugen um sich herum die Neubildung von Fettgewebe. Auch bei rheumatischer Arthritis oder chronisch entzündlichen Darmerkrankungen umgeben sich die entzündlichen Gewebe mit Fett. Die hier einwandernden Fettzellen werden aus Stammzellen neu gebildet und sollen (neben der Energiebereitstellung) den Immunzellen wahrscheinlich helfen, mehr Immunzellen herbeizurufen, um den vermeintlichen »Feind« zu vernichten. Es konnte ebenfalls gezeigt werden, dass dieses Fettgewebe stark über sympathische Nervenfasern mit dem Stresssystem vernetzt ist. Dies gilt mit ziemlicher Sicherheit auch für das entzündliche Bauchfett und scheint ein zusätzlicher Mechanismus zu sein, warum dies bei Stress so rapide zunimmt.

Was ist mit den gesunden »Dicken«?

Zunächst soll auf jeden Fall gesagt werden, dass es auch dicke Menschen gibt, die nicht unter einer systemisch chronischen Entzündung leiden und sich eines langen und glücklichen Lebens erfreuen können. Da Übergewicht zu chronischer Entzündung führt und Entzündung zu Übergewicht, ist der Anteil derer, die darunter leiden, jedoch hoch. Bleibt aber noch die oft zitierte Studie, dass Menschen mit einem höheren BMI länger leben und seltener an schweren Erkrankungen wie Krebs leiden. Solche Studien sind natürlich immer ein gefundenes Fressen für die Medien. Nichts lesen und hören wir lieber als Sensationen und Wunderversprechen. Da kaum etwas so frustrierend sein kann wie eine langfristige Änderung der Ernährungsgewohnheiten, greifen wir nur allzu gern nach jedem Strohhalm, der uns versichert, dass es gar kein Problem ist, wenn wir einfach so bleiben wie wir sind.

Leider hat diese Studie nur einen von vorneherein schweren Denkfehler: Menschen mit Krebs zehren aus und haben daher einen niedrigen BMI. Dementsprechend finden sich in der Gruppe der Menschen mit niedrigerem BMI natürlich mehr Menschen mit Krebs. Ebenfalls mit starker Auszehrung gehen massiv entzündliche Erkrankungen einher wie Rheuma, Lupus und andere Autoimmunerkrankungen, wenn ihre Erkrankung medikamentös gut unter Kontrolle ist. Bei voll aktiver schwerer Entzündung verbraucht man bis zu 500 kcal am Tag zusätzlich, im Falle einer Sepsis sogar noch mehr. Das ist auch der Grund, warum Menschen auf der Intensivstation manchmal 25 kg in zwei Wochen verlieren und die Klinik als ausgezehrte Skelette verlassen. Also finden sich auch hier deutlich mehr chronisch Kranke in der Gruppe mit niedrigem BMI. Für Herz-Kreislauf-Erkrankungen, Diabetes Typ 2 und Schlaganfälle ist die Datenlage dagegen glasklar, ein höherer BMI ist ein Risikofaktor. Ebenfalls ein Risikofaktor für die Entwicklung von Krebs ist Übergewicht. Letzteres ist wahrscheinlich durch die eben mit Übergewicht häufig einhergehende chronisch systemische Entzündung bedingt.

Wenn du also trotz ein paar Kilos zu viel mit dir völlig Reinen bist und eine Kontrolle von Entzündungsmediatoren und Immunzellen komplett unauffällig ist, spricht nichts dagegen so zu bleiben, wie du bist. Allerdings würdest du dann wahrscheinlich nicht dieses Buch lesen, oder?

Gewichtsverlust – auch eine Form von Verletzung

Evolutionär sind wir auf Überleben eingestellt. Niemals war das Leben so leicht und so wenig tödlich wie heute. Unser Körper weiß das jedoch nicht und wittert immer noch in jeder Diät eine schwere Hungersnot und in jedem gemeinen Chef den Säbelzahntiger. Deshalb sind die Mechanismen zum Überleben in uns immer stärker als unser Wille – außer es bestehen schwerwiegende psychische Erkrankungen. So ist es fast unmöglich, so lange die Luft anzuhalten, bis man ohnmächtig wird. Der Drang zum Luftholen wird einfach zu stark. Und so sollen auch die meisten Maßnahmen unseres Körpers die latente Entzündung fördern, um unseren Appetit anzuregen und uns zu erhöhter Nahrungsaufnahme verführen, um unser Überleben zu sichern. Es konnte zum Beispiel festgestellt werden, dass Kinder, die bereits in der Gebärmutter erhöhten Entzündungsparametern und Hungerhormonen ausgesetzt waren, im weiteren Leben zu Übergewicht neigen. Das gilt auch für Kinder, die wegen einer Plazentainsuffizienz während der Schwangerschaft unterversorgt sind und deshalb zu leicht auf die Welt kommen. Sie nehmen bereits unmittelbar nach der Geburt drastisch zu und haben lebenslang ein erhöhtes Risiko, eine Adipositas zu entwickeln. Auch nach Hungersnöten konnte das bei ganzen Bevölkerungsgruppen nachgewiesen werden. Während einer Hungersnot (oder einer Diät) verändert sich das Mikrobiom, sodass Energie hinterher besser verwertet werden kann. Und durch Neurotransmitter-Veränderungen im Nucleus Arcuatis schmeckt das Essen tatsächlich besser. Deshalb schmeckt die karge Hüttenkost nach einer auszehrenden Wanderung immer großartig. Wenn man das Gleiche zu Hause nachkocht, fragt man sich, was man daran denn so gut gefunden hat.

Ausgelöst werden auch diese Veränderungen durch Entzündungssignale. Jedes Schrumpfen einer Fettzelle ist nämlich auf molekularer Ebene eine Mikroverletzung. Schrumpft die Fettzelle, so kann sie kleine DNA-Schnipsel losschicken, die wie ein Virus in andere Zellen unseres Körpers aufgenommen werden und diese umprogrammieren, um uns zu »helfen«, wieder zu unserem alten Gewicht zurückzukehren und mehr Nahrung aufzunehmen, wenn welche da ist. Denn für den Körper ist jede Nahrungsmittelknappheit eine lebensbedrohliche Hungersnot. Zudem sind Fettzellen empfindlich und müssen sich daher speziell schützen. Wer sich schon mal eine Fettabsaugung angesehen hat, weiß, wie leicht die Wände der Fettzelle zerstört werden können. Niemals wäre dies mit Knochen- oder Muskelgewebe möglich. Daher befinden die Fettzellen sich in einem mechanisch ausgeklügelten System aus schützenden Kollagenfasern, der extrazellulären Matrix. Diese Matrix kann je nach Bedarf fester oder weicher werden und verhindert, dass unsere Fettzellen zum Beispiel durch Stoßverletzungen zerstört werden. Schrumpfen nun die Fettzellen, so passt das Gerüst plötzlich nicht mehr zu den Bausteinen, die es halten soll. Deswegen sieht man nach einer starken Gewichtsabnahme auch unabhängig von überschüssiger Haut erst mal so deformiert aus. Durch das verschobene Gerüst kommt Zug auf bestimmte Filamente der Fettzelle. Diese reagiert mit der Produktion von Heat-Shock-Proteinen, welche Reparaturprozesse anregen. In geringem Maße ist dies kein Problem und sogar ein guter hormetischer Reiz. Da diese Proteine aber eine hohe Lebensdauer haben, wird es zum Problem, wenn zu viel in zu kurzer Zeit anfallen oder wenn dies wieder und wieder geschieht. Der Körper hat nämlich zwei Möglichkeiten, den Status quo wiederherzustellen: Er kann dafür sorgen, dass die Fettzellen wiederaufgebaut werden oder er kann dafür sorgen, dass die Fettzellen abgebaut werden und die extrazelluläre Matrix angepasst wird. Welcher Prozess abläuft, hängt wiederum vom Ausmaß der Entzündung ab. Hohe Entzündungsmediatoren verhindern, dass der Körper Fettzellen dauerhaft los wird, weswegen sich hartnäckig der Mythos hält, einmal gebildete Fettzellen könnte man nie mehr verlieren. Der Neuaufbau der extrazellulären Matrix muss ebenfalls langsam und geordnet ablaufen, sonst kann es auch hier wieder zu Entzündungsprozessen kommen und jede Menge Makrophagen (die Trolle) in einen aktiveren und zerstörerischen Modus schicken.

Wir stehen also vor einem Dilemma: Einerseits ist das Erreichen eines geringen Körperfettanteils von 8–12 % bei Männern und 18–22 % bei Frauen ein wichtiger Punkt zur Verminderung der systemisch chronischen Entzündung, andererseits löst eine Gewichtsabnahme selbst eine Entzündung aus. Wer bei den genannten Zahlen frustriert das Buch in die Ecke feuern will, dem sei gesagt, dass jedes Prozent zählt, auch wenn man niemals die genannten Zahlen erreicht. Es handelt sich hier um ein Optimum und wann im Leben erreicht man schon ein Optimum? Ich finde es gut, hoch zu greifen, aber oft sind es die ganz, kleinen, aber stetigen Veränderungen, die den Unterschied machen.

Aber zurück zu unserem Abnahmedilemma: Wenn wir Gewicht verlieren wollen, müssen wir dafür sorgen, dass die schrumpfende Fettzelle keine Entzündungsinformationsflut lostritt. Hierzu nutzen wir sowohl Informationen aus der Nahrung und den Veränderungen in unserem Mikrobiom als auch direkte antientzündliche Techniken der Kälte- (Seite 108) und Atemtherapie (Seite 86), deren Grundlagen du in den folgenden Kapiteln lernen wirst und deren Anwendung im praktischen Teil zu finden ist. Zudem sollte die Gewichtsabnahme nicht so schnell passieren, dass der Körper mit der Umorganisation überfordert ist. Wie schnell genau sie allerdings sein darf, ist schwer zu sagen und hängt stark davon ab, was man sonst alles tut, um die Entzündungslage zu verbessern. Die oft propagierten 500 g pro Woche sind eine willkürliche Größe und haben mit der Realität nichts gemeinsam. Wichtig ist, sehr gut auf den eigenen Körper zu hören, und wenn das Gefühl auftritt, der Körper braucht eine Pause, diese auch zu gewähren. Und noch viel wichtiger ist, dass die Veränderung dauerhaft sein sollte. Ein ständiger Wechsel von Gewichtszunahmen und Abnahmen führt zu einer stark proinflammatorischen Veränderung der extrazellulären Matrix, die die Bekämpfung der systemisch chronischen Entzündung erschwert. Aussehen und Haptik dieses steifen und unschönen Fettgewebes kenne ich aus der Zeit, in der ich chirurgisch tätig war und schon damals fiel mir auf, dass es bei Menschen mit dieser Fettgewebsstruktur viel häufiger zu einem verzögerten Heilungsverlauf und zu Wundheilungsstörungen kam, damals wusste ich noch nicht, woran es lag. Heute weiß ich, dass in diesem versteiften Fettgewebe eine permanente Entzündungslage mit jeder Menge »Berserkertrollen« herrscht, was Heilung stark vermindert.

Muskelmasse und Entzündung

Auch die Muskelmasse hat mehr Aufgaben als nur Dinge in unserem Körper zu bewegen. Sie ist aktiv an der Regulation des Immunsystems und an Entzündungsprozessen beteiligt. Zudem hat andersherum der Entzündungszustand in unserem Körper erheblichen Einfluss darauf, ob wir Muskelmasse aufbauen können oder sogar beständig Muskulatur verlieren. Bewegung und Training allein hat schon einen Effekt auf das Ausmaß an Entzündung in unserem Körper. Zum einen kann man sich mit ständigem Übertraining und der Nicht-Berücksichtigung von Regenerationsprozessen auch in den Zustand einer systemisch chronischen Entzündung bringen, zum anderen hat regelmäßige Bewegung im richtigen Maß einen hohen antientzündlichen Effekt und führt zu einer verbessernden Anpassung aller Gewebe und Organe. Der Einfluss erfolgt direkt durch die Ausschüttung endokriner Substanzen, der Myokine und indirekt durch eine günstige Beeinflussung der Körperkomposition, der Sauerstoffaufnahmekapazität und der Flexibilität des Gefäßsystems. Idealerweise handelt es sich hierbei um einen selbstverstärkenden Effekt. Je stärker und funktionstüchtiger der Körper ist, desto mehr Energie steht zur Verfügung und umso mehr Freude empfindet man an Bewegung. Eines der wichtigsten Merkmale der chronischen systemischen Entzündung ist die Erschöpfung, weswegen man als Betroffener das Gefühl hat, sich ausruhen und schonen zu müssen.

Wie ich schon beschrieben habe, bin auch ich komplett in diese Falle getappt und habe schließlich jede Form der regelmäßigen Bewegung eingestellt. Meine Beschwerden wurden hierdurch aber immer nur schlimmer und schlimmer. Diese Beobachtung konnte in vielen Studien bestätigt werden. Kaum etwas gibt einem langfristig mehr Energie zurück und eine größere Muskelmasse, als regelmäßige Bewegung. Wichtig ist hier allerdings, dass zu Beginn eines ungewohnten neuen Trainingsplans die Erschöpfung erst mal schlimmer wird. Denn erst in dem Moment, in dem der Körper alle momentan verfügbare Energie verbraucht, erkennt er, welche seiner Energiekraft-

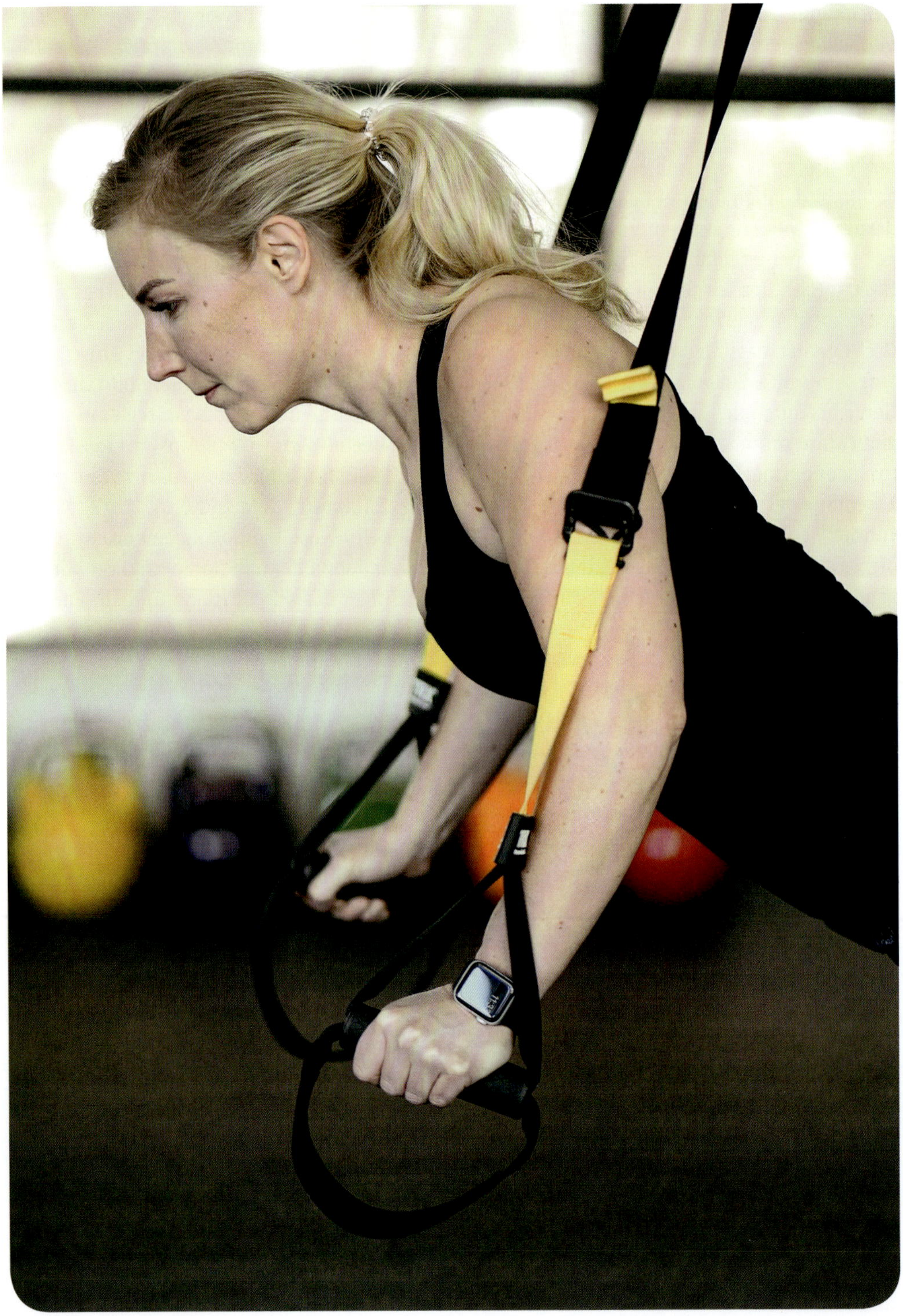

werke ihre Arbeit nur mäßig gut verrichten und ausgetauscht werden sollten. Er macht sich dann umgehend an die Arbeit, indem er diese schlecht arbeitenden Mitochondrien entsorgt und die Bildung neuer anstößt. Je nachdem, wie hoch der Anteil schlecht arbeitender Mitochondrien ist, kann es sein, dass man zunächst mit 20–30 % weniger Mitochondrien als ursprünglich klarkommen muss, was sich in einem zusätzlichen Abfall des Energielevels zeigen kann. Die dann nachproduzierten Mitochondrien sind, wenn alle Substrate für ihre Produktion zur Verfügung stehen, größer, gesünder und leistungsfähiger. Funktionelle und kräftige Muskulatur hat zudem eine viel höhere Mitochondriendichte als Untätige. Innerhalb von etwa zwei Wochen kehrt die Energie nicht nur auf ihr vorheriges Niveau zurück, sondern überschreitet es bei Weitem. Wichtig ist allerdings, es langsam und im Rahmen der persönlichen Möglichkeiten anzugehen. Eine totale Überlastung ist nämlich tatsächlich ein zusätzlicher Entzündungsreiz, wie wir weiter hinten noch genauer behandeln werden.

Ein weiterer positiver Effekt von Krafttraining ist die Änderung der Körperkomposition. Vor allem das für chronische Entzündungsprozesse so gefährliche und stimulierende Fett im Bauch wird bei regelmäßigem Krafttraining abgebaut, was den verhängnisvollen Kreislauf in einen positiven Kreislauf umkehrt. Für Ausdauertraining konnte dieser Effekt nicht gezeigt werden.

Myokine

Erst 2007 fand man heraus, dass auch der Muskel ein endokrines Organ ist, das gezielt in Reparationsprozesse, den Stoffwechsel und in Entzündungsprozesse eingreift. Seitdem sind viele neue Erkenntnisse dazu gekommen, aber auch immer noch viele Fragen offen. Myokine werden überwiegend bei muskulärer Arbeit, zum Teil aber auch in Ruhe ausgeschüttet. Sie gehören ebenfalls zur Gruppe der Interleukine. Manche Interleukine, wie das Interleukin-6, kennen wir bereits. Wenn es aber in geringer Menge vom Muskel exprimiert wird, hat es faszinierenderweise einen ganz anderen Effekt auf den Körper, als das sonst der Fall ist. Es wirkt dann antientzündlich und krebsverhindernd. Es dient anscheinend als ein wechselseitiges Kommunikationswerkzeug zwischen Muskelzelle und Makrophagen. Die Makrophagen können erkennen, wenn sie die Signale nicht selbst in den Umlauf gebracht haben, und reagieren mit einer Drosselung der eigenen Produktion. Wie genau dieser Mechanismus funktioniert, ist noch nicht abschließend geklärt, wird aber sicher in den nächsten Jahren intensiv erforscht werden.

Die Entdeckung, dass die Muskulatur auch ein hormonbildendes Organ ist, ist besonders interessant, da schon seit langer Zeit bekannt ist, dass Bewegungsarmut ein Risikofaktor für chronische Erkrankungen ist, und dass ein zunehmender Muskelschwund im Alter mit einer deutlich verminderten Lebenserwartung einhergeht. Beim Krafttraining wird zum Beispiel Interleukin-15 ausgeschüttet, das einen positiven Effekt auf die Glukosetoleranz und die Blutzuckerstabilität im Allgemeinen hat. Zudem regt es den Abbau von Fett an und unterdrückt die Einlagerung von neuem Fett in die Fettzellen. Dies erklärt möglicherweise den positiven Effekt von Kraftsport auf Stoffwechsel und Körperkomposition, obwohl beim Kraftsport im Vergleich zum Ausdauersport vergleichsweise wenig Energie verbraucht wird. Interessant und motivierend ist hierbei, dass diese bereits ab der ersten Muskelkontraktion ausgeschüttet werden. Jedes bisschen Bewegung hat also einen positiven Einfluss.

Mittlerweile kennt man bereits 700 verschiedene Myokine und die Wahrscheinlichkeit ist groß, dass noch viele weitere dazukommen werden. Inzwischen geht man davon aus, dass auch die positiven Gefühle, die man durch Sport bekommt, wie zum Beispiel das sogenannte »Runner's High«, von Myokinen ausgelöst werden. In Studien mit Patienten, die eine schwere rheumatische Arthritis haben, konnte gezeigt werden, dass es durch die starke Ausschüttung an antientzündlichen Myokinen im Sport möglich ist, den verhängnisvollen Kreislauf der Entzündung zu durchbrechen und eine tatsächliche Besserung der Erkrankung zu erreichen. Diese Ergebnisse aus dem Jahr 2015 haben zu einem Umdenken im Bewegungsregime bei entzündlichen Erkrankungen geführt. Ging man früher davon aus, dass Schonung hilfreich und nötig wäre, um keine weiteren Entzündungsprozesse durch Sport zu erzeugen, weiß man jetzt, dass sportliche Betätigung bzw. Bewegung an sich einen wichtigen Beitrag in einem antientzündlichen Lebensstil leisten kann. Zudem sorgt Interleukin-15 nach viel Bewegung für das angenehme Erschöpfungsgefühl sowie für tiefen und erholsamen Schlaf.

Übertraining

Ich habe es schon mehrmals erwähnt, aber da es so entscheidend ist, werde ich nicht müde, es immer wieder zu sagen: Balance ist in unserem Körper der Schlüssel zu Gesundheit. Fast alles, was wir tun, essen oder einnehmen, kann im Übermaß einen negativen Effekt auf uns haben.

Auch beim sportlichen Training ist das richtige Maß entscheidend. Bewegung (vor allem Krafttraining) und Muskelmasse haben eine wichtige und mächtige Funktion in der Verhinderung und Heilung chronisch systemischer Entzündung. Ein Übermaß an Training ohne die entsprechende Möglichkeit zu Regeneration kann aber auch ein Auslöser dieser Prozesse sein. Hier ist, neben dem Gebrauch illegaler leistungsverbessernder Substanzen, der Grund zu sehen, warum die Gruppe früh versterbender Athleten erstaunlich groß ist.

Neben der Tatsache, dass langes und häufiges und vor allem den gesamten Körper beanspruchendes Training an sich ein Entzündungsfaktor sein kann, kann auch die antientzündliche Wirkung von Training ungünstig sein, wenn es keine Erholungsphasen gibt. Wie eingangs beschrieben hat das vom Muskel freigesetzte Interleukin-6 einen antientzündlichen Effekt auf den Körper. Es sorgt sogar für die Freisetzung weiterer antientzündlicher TH1-System-beruhigender Interleukine wie dem Interleukin 10. Bei sehr hartem und langem Training ohne ausreichende Regenerationsphasen kann sich dieser Prozess aber ins Negative verkehren, denn ein dauerhaft hoher Interleukin-10-Spiegel macht den Körper anfälliger für Viren, sowohl aus dem Außen als auch aus dem Inneren. Daher sind wiederkehrende Herpes-Typ-1- und -2-Infektionen ein klares Zeichen für ein zu hartes Training. Aber auch die wiederkehrende Reaktivierung einer Epstein-Barr-Virus-Infektion kann durch Übertraining entstehen.

Muskelschwund bei Entzündung

Befindet sich der Körper in einer entzündlichen Lage und bekommt zusätzlich noch zu wenig von der richtigen Bewegung, so lagert er Fett in den Muskelzellen ein. Dies ist der Grund, warum Fleisch aus konventioneller Masttierhaltung so saftig ist. Die Tiere werden absichtlich in einen Zustand versetzt, wo sie entzündliches Fett im Muskel ablagern. Der Muskel verliert hierdurch an Geschmeidigkeit und Kraft und kann sich deutlich schlechter regenerieren. Zudem geht zunehmend Muskelmasse verloren.

Dem Phänomen auf die Spur kam man, als für eine Studie getestet werden sollte, welches Kortisonpräparat am wenigsten Muskelschwund verursachen würde. Da chronisch entzündliche Erkrankungen wie Rheuma fast immer mit Kortison behandelt wurden, ging man nämlich davon aus, dass der Muskelschwund medikamentös bedingt sei. Umso überraschter war man, als festgestellt wurde, dass die nicht medikamentös behandelte Kontrollgruppe unter ebenso starkem Muskelschwund litt. Aufgrund dieser Erkenntnis wurden viele weitere Studien aufgesetzt, die das Ergebnis bestätigten. Die hohe Ausschüttung von TNF-Alpha bei chronischen Entzündungsprozessen führt zum Abbau von Muskulatur (Sarkopenie), um Energie für das Immunsystem aus Protein zur Verfügung zu stellen. Das stark inaktive Krankheitsverhalten bei chronischer Entzündung trägt weiterhin dazu bei, dass der Körper Muskelmasse verliert. Interessanterweise kommt es hierdurch bei chronisch systemischer Entzündung eigentlich nie zu einem Gewichtsverlust, sondern nur zu einer ungünstigeren Verteilung in Richtung Fettgewebe.

Entzündungsfördernde Gifte

Unsere heutige Welt hat sich stark verändert. Waren Giftstoffe noch vor 50 Jahren als Smog oder schwarzer Nebel zu sehen, sind sie heute unsichtbar, aber umso zahlreicher geworden. Unsere Leber ist daher permanent mit Fremdstoffen beschäftigt und kann sich weniger ihren eigentlichen Aufgaben widmen. Im Folgenden fasse ich die wichtigsten Gifte kurz zusammen.

Schwermetalle

Schwermetalle sind Teil unserer natürlichen Lebensumgebung und die Menschheit hatte schon immer mit ihnen Kontakt. Reis zum Beispiel enthält immer Arsen. Wenn die Leber aber nicht anderweitig beschäftigt ist und der Körper gesund, wird dies problemlos ausgeschieden und erreicht im Körper niemals problematische Spiegel und wird auch nicht im Gewebe abgelagert. Schwierig werden Schwermetalle immer dann, wenn sie aus einer unnatürlichen Quelle oder in unnatürlich hoher Menge in unseren Körper kommen.

Da vor allem Quecksilber vielfach in der Industrie angewendet wurde und dadurch vermehrt in unserer Umwelt zu finden ist, kommt es schnell zu Kumulation innerhalb der Nahrungskette. Große Kaltwasserfische wie Lachs und Thunfisch sind daher zum Teil erheblich mit Quecksilber belastet. Nach einem 400-g-Thunfischsteak kann sich der Quecksilbergehalt im Blut kurzfristig um das bis zu 800-Fache erhöhen und der Filmstar Hugh Jackman musste die schmerzhafte Erfahrung machen, dass man sich tatsächlich eine Schwermetallvergiftung zuziehen kann, wenn man jeden Tag mehrere Dosen Thunfisch konsumiert.

Ein weiteres Schwermetall, das aufgrund seiner jahrelangen Verwendung in Benzin in komplett unnatürlicher Menge in unserer Umwelt zu finden ist, ist Blei. Leider hat man erst viel zu spät herausgefunden, dass es für Blei keinen Schwellenwert gibt und dass es schon in kleinen Mengen krebserregend ist. Insgesamt ist das Problem mit den Schwermetallen, wie mit fast allen Giftstoffen in unserer Umwelt, dass es zu Kumulationen kommt. Ein Schwermetall allein wäre für unseren Körper noch unproblematisch, aber die vielen verschiedenen toxischen Substanzen, die fast alle über die gleichen Entgiftungssysteme ausgeleitet werden müssen, führen zur Anhäufung in unserem Körper. Ist die Leber permanent mit externen Substanzen beschäftigt, kann sie sich nicht mehr mit dem Abbau der Stoffe beschäftigten, für die sie eigentlich zuständig ist: mit unseren eigenen Hormonen und Neurotransmittern. Entgegen dem, was viele glauben, haben wir unsere Leber nämlich eigentlich nicht, damit wir nächtelang durchfeiern können, ohne allzu schnell die Folgen zu spüren, sondern um mit den Substanzen klar zu kommen, die wir selbst produzieren, die aber dennoch schwer wieder loszuwerden sind und in ihrem Abbau Giftstoffe wie das Acetaldehyd produzieren.

In diesen Bereichen finden wir vermehrt Schwermetallquellen:

- Computerplatinen, technische Bauteile, Energiesparlampen, alte Schaltersysteme (Quecksilber und Kadmium)
- hochgradig verarbeiteter Reis, Nordseefisch (Arsen)
- Limonaden und Eistees (Kadmium)
- Dosennahrung (Blei)
- Fisch, vor allem Raubfische (Quecksilber, in der Nordsee zunehmend auch Arsen)
- Heilerden, ayurvedische Heilmittel, Supplements (vor allem Aluminium und Blei)
- Pilze – frisch und getrocknet, Heilpilze (Kadmium)

Den größten Anteil an Schwermetallverunreinigungen hat allerdings nach wie vor die Energieindustrie, da sowohl bei der Verbrennung von Müll als auch aus sonstigen Treibstoffen massiv Schwermetalle in die Luft abgegeben werden. Menschen, die in der Nähe von Flughäfen, Kraftwerken und Industriegebieten wohnen, weisen daher fast immer eine erhöhte Schwermetallbelastung auf.

Bestimmte genetische Prädispositionen, wie zum Beispiel Mutationen im MTHFR-Gen und im Paraoxonase-Gen, vermindern die Fähigkeit des Körpers zum Abbau von Schwermetallen und Organophosphaten zudem erheblich. Hier können schon »normale« Belastungen zu einer Anhäufung und damit zu entzündlichen Prozessen führen.

Für umfassende Informationen zum Thema Schwermetalle sei auf die Literatur von Dr. Joachim Mutter und Dr. Neil Nathan hingewiesen. Beim Kauf von Heilerden und Nahrungsergänzungsmitteln sollte auf den Zusatz »auf Schwermetall kontrolliert« geachtet werden.

Lipohile Giftstoffe

Bei den lipophilen Giftstoffen ist die Liste schier unendlich und mit ihren Anwendungen, Folgen und Problemen lassen sich ganze Bücher füllen. Besonders gut und unterhaltsam zu lesen finde ich das englischsprachige »Slow Death by Rubber Duck« von Rick Smith. Es folgt daher von mir nur eine kleine Auswahl und Übersicht, die sich vor allem auf die Stoffe konzentriert, die sich vermeiden lassen.

Polyzyklische aromatische Kohlenwasserstoffe Natürlicherweise finden sie sich in Kohle und Erdöl. Sie werden bei deren Verbrennung freigesetzt. Sie werden auch in Weichkunststoffen und in der Holzindustrie eingesetzt. Ihre massenweise Verwendung zur Holzimprägnierung in den 1990er-Jahren führte zu einer großen Menge von entsprechenden Umwelterkrankungen. Aber auch aktuell wird in Alltagsgegenständen wie Hammerstielen und Uhrenarmbändern, vor allem, wenn diese aus Fernost kommen und damit nicht den hiesigen Herstellungsverboten unterworfen sind, so hohe Konzentrationen nachgewiesen, dass das Tragen oder Benutzen zum Gesundheitsrisiko wird. Die meisten dieser Kohlenwasserstoffe sind kanzerogen und proentzündlich. Ein Indiz für sie ist immer ein anhaltend unangenehmer Gummi- oder Teergeruch.

Polychlorierte Biphenyle Aufgrund der Tatsache, dass diese Biphenyle chemisch und thermisch stabil und nicht leitend sind, wurden sie bis zu ihrem Verbot in den 1980er-Jahren weltweit massenhaft als Unkraut- und Insektenvernichtungsmittel (DDT) eingesetzt. Da es sich um stabile Verbindungen handelt, die sich in der Nahrungskette anreichern, spielen sie trotz des Verbots weiterhin eine große Rolle.

Phenole und Phthalate Ihr Einsatz erfolgt unter anderem als Weichmacher, weswegen sie die meistverkauften Chemikalien sind. Sie dienen dazu, Materialien biegsam und flexibel zu machen und funktionieren als Lösungsmittel. Ihr Einsatz erfolgt in Gummi, Plastik, Lacken, Fußbodenbelag und vielem anderen mehr. Zu fragwürdiger Berühmtheit kam das Bisphenol A, welches so erheblichen Einfluss auf unser Hormonsystem hat, dass es zu Unfruchtbarkeit und Entwicklungsstörungen führt. Aber auch wenn es in Trinkflaschen seither nicht mehr eingesetzt wird, werden von der Industrie in der Europäischen Union weiterhin jährlich eine Million Tonnen Bisphenol A verwendet. Phthalate werden zudem in der Kosmetik- und Reinigungsmittelindustrie als Duftstoffe eingesetzt.

Organophosphate Auch Organophosphate lassen sich multipel anwenden. Sie finden Verwendung als Weichmacher und Lösungsmittel, in Textilien und Treibstoffen, aber auch als Insektizide und Kampfstoffe. Besonders bekannt ist wohl das E605, das, da eine Zeitlang frei verkäuflich, sowohl zu schweren Unfällen als auch zu Suiziden führte. Bekannt sind die Organophosphate auch aus einigen Actionfilmen, da ein Gegenmittel direkt ins Herz appliziert werden muss, was sich filmisch sehr dramatisch umsetzen lässt.

Polytetrafluorethylen Diese ultralanglebige Verbindung ist besser bekannt als Teflon oder Gore-Tex. Sie findet ebenfalls vielfach industrielle Anwendung, aber auch für Konsumgüter und in der Medizin hat sie eine weite Verbreitung. Die meisten kennen die Teflonpfanne, aber auch Rasierklingen und Kleidung werden, zur höheren Langlebigkeit, mit Polytetrafluorethylen beschichtet. In der Medizin wird es vor allem in der Zahnmedizin zur Erschaffung von Membranen verwendet, die den Körper vor den »Leichengiften« eines wurzelbehandelten Zahnes schützen sollen. Leider haben sie selbst aber ungünstige Auswirkungen auf unser Hormonsystem und lösen Entzündungsprozesse in unserem Körper aus. Besonders gefährlich ist die Eigenschaft, die den Stoff industriell so interessant macht: seine enorme Langlebigkeit. Nahezu unzerstörbar hat sich Polytetrafluorethylen so auf unserem Planeten verteilt. Es lässt sich sogar in der Leber von Eisbären in Grönland nachweisen.

Lipophile Giftstoffe sind leider in unserer heutigen Welt allgegenwärtig. Auch die besonders giftigen Vertreter des »Dreckigen Dutzend«, welche seit 2001 weltweit verboten sind, werden uns aufgrund ihrer langen Halbwertszeit noch lange beschäftigen. Da es nicht möglich ist, sie gezielt auszuleiten, kann man nur versuchen, sie – wo immer möglich – zu meiden und die Entgiftungsmechanismen des Körpers bestmöglich zu unterstützen, um sie loszuwerden. Eine hilfreiche App ist dabei »Codecheck«. Ein wichtiger Punkt ist hierbei auch die Ausleitung über die Haut, welche mittels Hyperthermie, Infrarotlicht, Tiefenmassage und Vibration stark angeregt werden kann.

Schimmelpilzgifte

Schimmelpilze sind, auch wenn man sie nicht sieht, überall um uns herum. Wann immer sie als haarig farbige Mitbewohner in Erscheinung treten, haben sie auf jeden Fall gewonnen. Aber auch, wenn man sie nicht sieht, sind ihre Sporen und Hyphen überall vertreten. Manche von ihnen empfinden wir sogar als schmackhaft und machen sie uns zum Beispiel bei Käse, aber auch bei vergorenen Getränken zunutze. Auch die sogenannte Kahmhefe, die sich gerne mal auf Omas Rumtopf bildete, ist komplett unproblematisch. Andere Schimmelpilzarten bilden jedoch Gifte aus, die unsere Leber erheblich belasten und sogar langfristig schädigen können. Vor allem eine unerkannte unterschwellige Belastung kann hierbei ein ständiger Entzündungsfaktor für unseren Körper sein. Auch hier gibt es wieder eine genetisch erhöhte Anfälligkeit, die dafür verantwortlich ist, dass einige schon auf geringe Mengen Schimmelpilzgifte mit Entzündungs- und Krankheitsgefühl reagieren und andere jahrelang in schimmligen Kellern hausen, ohne auch nur das kleinste bisschen beeinträchtigt zu wirken.

Schimmelpilzgifte werden von Schimmelpilzen unter bestimmten Umweltbedingungen produziert. Es hat sich gezeigt, dass der Einsatz von fungiziden Mitteln bei einigen Schimmelarten im sterbenden Pilz noch mal zu einer erhöhten Produktion von Mykotoxinen führt. Das Problem bei Mykotoxinen ist nämlich, dass sie zurückbleiben, selbst wenn der Pilz abgetötet wurde. Das heißt, auch in Lebensmitteln, in denen alle Schimmelpilzsporen nachträglich getötet wurden, können trotzdem noch erhebliche Mengen an Mykotoxinen vorhanden sein. Einige davon haben erheblichen Einfluss auf unser Immunsystem und können starke entzündliche Reaktionen auslösen. Mykotoxine können gegessen, eingeatmet oder über die Haut aufgenommen werden.

Hinsichtlich Schimmelpilzgiften gibt es zwei wesentliche Aspekte.

Mykotoxine in Lebensmitteln Das bekannteste und schwerwiegendste Mykotoxin in Lebensmitteln ist Aflatoxin. Man findet es vor allem in Mais und Erdnüssen. Aber auch Hülsenfrüchte und Kaffee enthalten häufig signifikante Mengen an Aflatoxin. Die unangenehmen Symptome nach dem Konsum von Kaffee, wie innere Unruhe, Herzrasen und Unwohlsein, können auch Anzeichen einer Empfindlichkeit gegenüber Mykotoxinen sein. Einige Firmen sind daher dazu übergegangen, ihre Kaffeechargen konsequent auf Mykotoxine zu testen. Laut WHO sind 25% der Lebensmittel mit Mykotoxin belastet. Lebensmittel aus kontrolliert biologischem Anbau haben geringere Mykotoxin-Belastungen, da sie weniger mit Fungiziden behandelt werden. Aber da die Ausbreitung von Schimmelpilzen vor allem an den Wetter- und Lagerungsbedingungen liegt, kann es auch hier zu starken Belastungen kommen. Um Mykotoxine weitestgehend zu vermeiden, ist es am besten, auf Maismehl und Erdnüsse zu verzichten und Kaffee nur aus kontrollierten Chargen zu kaufen.

Schimmelpilzbelastung in Gebäuden In dem Bestreben, unsere Gebäude immer energieeffizienter zu gestalten, wurden diese auch immer luftundurchlässiger. Auch Wasserdampf aus der Atemluft, vom Duschen oder Kochen kann nicht mehr entweichen. Wird unzureichend gelüftet, so bildet sich Schimmel. Vor allem kühlere Außenwände, an denen die Luftfeuchtigkeit kondensiert, sind gefährdet. Nach einem Wasserschaden wird Schimmel fast immer zum Problem und ist nur durch kostspielige Sanierungen komplett zu beheben. Eine weitere Quelle ist Schimmel in Matratzen und Bettwäsche. Pro Nacht verlieren wir in etwa einen Liter Schweiß, in heißen Sommernächten deutlich mehr. Hat dieser nicht die Möglichkeit vernünftig verdunsten zu können, zum Beispiel, wenn die Matratze auf dem Boden liegt oder die Bettwäsche nie ausgelüftet wird, kann es zu starker Schimmelpilzbildung kommen. Meine Oma hängt die Bettwäsche jeden Morgen eine Stunde über die Balkonbrüstung. Ich selbst schüttle meine Daunendecken auch gerne auf und hänge sie auf meine Terrasse. Während man früher die Bettwäsche jedoch überall hängen sah, ist diese Praktik inzwischen in Vergessenheit geraten.

Die meisten dieser Giftstoffe können zum einen direkt zu einer Entzündungsreaktion und zu einer vermehrten Ausschüttung von Entzündungsstoffen führen. Darüber hinaus haben sie jedoch einen hohen Anteil daran, den Darm und das Gehirn gegenüber der Umgebung undicht zu machen. Hierdurch wird unser Körper über den Darm vermehrt Fremdstoffen ausgesetzt, die das Immunsystem als Angriff empfindet und daher Entzündungsprozesse anregt. So dringen dann Stoffe ins Gehirn ein, wo sie ebenfalls Entzündung verursachen, was wiederum zu den häufigen Symptomen wie Erschöpfung, Gehirnnebel, Konzentrationsstörungen, Müdigkeit, Ängsten und Depression führt.

Durch den verminderten Abbau der toxischen Metaboliten von Hormonen und Neurotransmittern wird die systemisch chronische Entzündung ebenfalls am Laufen gehalten (siehe Kapitel »Chronischer Stress«, Seite 32).

Atmung als Werkzeug gegen Entzündung

Der Vorgang des Atmens ist zwar selbstverständlich, doch sein Einfluss sollte nicht unterschätzt werden. Durch bewusste Steuerung können Sie Ihr Wohlbefinden steigern und Stress verringern.

Mein Leben scheint in Scherben vor mir zu liegen. Meine Ehe und damit mein Traum von »glücklich für immer« ist zu Ende. Ich muss mir eine neue Bleibe suchen und alles zurücklassen. Gleichzeitig muss ich in vielen Lagen des Lebens lernen, auf eigenen Beinen zu stehen und gut klar zu kommen. Mein Stresslevel ist auf einer Höhe, dass ich konstant das Gefühl habe, es schnürt mir den Brustkorb ein. Mein Ruhepuls ist viel zu hoch und mein Schlaf natürlich mal wieder furchtbar. Mit dieser Ausgangslage lande ich zusammen mit meinen Freunden Nico und Konrad bei Klaus. Klaus macht regelmäßig Lichtatmen-Sessions in einem schönen großen Raum am Prenzlauer Berg in Berlin. Das Publikum ist durchmischt.

Ich mache es mir auf meiner Matte bequem. Mein Herz pocht unangenehm und ich denke: »Eineinhalb Stunden nur Atmen, wo ich gerade keine zehn Minuten still sitzen kann, wie soll das denn gehen?« Klaus begrüßt uns und gibt eine kurze Anleitung, bevor wir uns hinlegen sollen. Das Prinzip ist einfach: »Folge dem Rhythmus der Musik und den wenigen Anweisungen. Lasse dich einfach darauf ein, die Aufmerksamkeit dort hinzulenken, wohin dein Körper dich führt.« Die Musik beginnt und wir beginnen zu atmen. Es strengt mich an, die Fessel aus Stress um meine Brust behindert mich. »Das kann ja heiter werden«, denke ich, lasse mich aber dennoch auf den Rhythmus ein.

Gefühlt nach zehn Minuten höre ich Klaus' Stimme das Ende der Session einleiten. Helfer tragen Essen in den Raum. Da ich eine Augenmaske trage, kann ich nichts sehen, aber ich kann jedes einzelne Nahrungsmittel riechen. Ich weiß, es gibt Gurken, Nüsse und Datteln. Mangos sind auch dabei. All meine Sinne sind gestärkt und mich erfüllt ein Gefühl von tiefstem Frieden. Alle Anspannung ist von mir abgefallen. Mein Puls ist wieder bei 60 und die Fessel verschwunden. Wir nehmen die Masken ab und ich schaue auf die Uhr. Es sind tatsächlich eineinhalb Stunden vergangen.

Dies war meine erste und auch beeindruckendste Erfahrung eines anderen Bewusstseinszustands durch Atmen, die mich aber so nachhaltig beeindruckt hat, dass ich mich von verschiedenen Seiten intensiv mit dem Atmen auseinandergesetzt habe.

Für mich selbst konnte ich herausfinden, dass es für meinen unruhigen und oft getriebenen Geist nichts Besseres gibt als Atemübungen. Durch sie finde ich zu mir und zur Ruhe. Alle Religionen dieser Welt haben in ihren Riten irgendeine Art von Atemübungen. So folgt zum Beispiel auch die Rezitation des Rosenkranzes einem Rhythmus, der dabei hilft, den beruhigenden Teil des Nervensystems, den Parasympathikus, zu stimulieren. Auch in unseren Floskeln und Sprichwörtern merkt man, wie stark Wohlbefinden, Emotionen und Atem zusammenhängen: »Jetzt halt aber mal die Luft an. Erstmal tief durchatmen. Da blieb mir die Luft weg.«

Der ukrainische Arzt und Wissenschaftler Konstantin Buteyko machte bereits in den 1950er-Jahren die Entdeckung, dass kranke Menschen ein anderes Atemmuster haben als Gesunde. In den meisten Fällen atmen sie sehr viel häufiger. Er stellte sich die Frage, ob die Erkrankungen vielleicht zum Teil durch diese schlechten Atemmuster ausgelöst werden und nicht andersherum. Auch wenn er in seinen letzten Lebensjahren durch immer extremere Ansichten der Reputation seiner Arbeit erheblich geschadet hat, konnten inzwischen einige seiner Annahmen wissenschaftlich bestätigt werden.

Wie wir atmen, scheint erheblichen Einfluss auf die Entzündungsbereitschaft unseres Körpers zu haben und darauf, wie wir auf entzündliche Trigger reagieren. Dies konnte auch bei einer Studie an der Universität Maastricht unterstrichen werden. Dort wurden jeweils zwei Gruppen von jungen und gesunden Männern Endotoxine injiziert. Normalerweise reagiert der Körper hierauf mit einer kurzen, aber heftigen grippeartigen Reaktion. Die eine Gruppe hatte keinerlei Vorbereitung bekommen und reagierte wie erwartet. Die andere Gruppe war von Wim Hof, dem Entwickler der Wim-Hof-Methode, welche einige intensive Atemtechniken beinhaltet, zehn Wochen lang unterrichtet worden. Sie reagierte mit einer deutlich abgemilderten und gezielteren Interleukin-Antwort und hatte viel weniger Grippesymptome. Problematisch ist bei dieser Art Studien immer, dass sie nicht verblindet sind. Zudem ist eine Teilnehmerzahl von zwölf zu niedrig, um eine wirkliche Aussage machen zu können. Aufgrund der uralten Tradition von Atmung zur Regulation des Nervensystems, der überwältigenden Anzahl von Einzelfallberichten und meiner persönlichen Erfahrung denke ich aber, dass wenn man chronischem Stress und chronisch systemischer stiller Entzündung Herr werden will, eine Auseinandersetzung mit der eigenen Atmung auf jeden Fall Teil des Programms sein sollte.

Der Weg des Atems

Einer meiner Kritikpunkte während des Medizinstudiums war, dass es nicht praktisch genug sei und damit die Studenten nur wenig auf den klinischen Alltag vorbereiten würde. In vielen Fächern stimmte das auch, aber die Professoren der Hals-Nasen-Ohren-Heilkunde in Greifswald, wo ich studiert habe, hatten sich offensichtlich vorgenommen, das Gegenteil zu beweisen. Also versuchte ich möglichst still zu halten, während meine Mitstudentin Inga sich anschickte, das Endoskop in meine Nase einzuführen. Ein erstes Mal für uns beide, was mich in ihrem Fall nicht gerade beruhigte. Freundlicherweise durfte ich das Geschehen auf dem Bildschirm neben uns mitbeobachten. Als erstes kam ein ganzer Urwald aus buschigen Haaren in unser Blickfeld und ich fragte mich, wo sich die wohl sonst verstecken, denn gesehen oder gefühlt hatte ich sie bisher nicht. »Sehr schön, sie rauchen also nicht.«, nickte mir der Professor zu. Inga manövrierte das Endoskop nach einigen schmerzhaften Fehlversuchen tiefer, und die Nasenmuscheln kamen in den Blick. Entgegen den schönen Lamellen, die ich von meinem Schädel »Hugo« kannte, sahen sie im realen Leben eher wie ein mit Schleimhaut bezogener Berg als wie eine halbe Muschel aus. Insgesamt aber alles reizlos in schönem tiefen Rosa. Einen Ruck später befanden wir uns in meinem Rachen und hatten die Reise durch meine Nase beendet.

Auch wenn dies vom Sinnesgefühl eine eher unerfreuliche Erfahrung war, ist mir vor allem der Urwald aus Nasenhaaren seither lebhaft in Erinnerung geblieben. Ging ich doch immer davon aus, als blonde Frau keine zu haben und hielt diese im Wesentlichen eher für eine unerfreuliche Eigenart bei dunklen Vertretern des männlichen Geschlechts. Tatsächlich erfüllen unsere Nasenhaare jedoch eine wichtige Filterfunktion und halten größere Fremdstoffe in der Atemluft von uns fern. Als Nächstes wird die Luft in die Nasenmuscheln weitergeleitet, welche eine Filterung und immunologische Säuberung der Atemluft vornehmen. Auf den Schleimhautzellen, die hier alles überziehen, wachsen nämlich winzig kleine Haare, die Zilien genannt werden. Diese stellen fest, wenn Fremdstoffe im Schleim der Schleimhaut hängen bleiben und sorgen dann dafür, dass sie wieder nach draußen befördert werden. Das heißt, wir müssen niesen. Gleichzeitig dienen die Turbinen der Nasenmuscheln dazu, die Luft auf die richtige Temperatur zu bringen und anzufeuchten. Bleiben Pathogene in den Zilien der Nasenschleimhaut hängen, so werden diese bereits vom Immunsystem der Nasenschleimhaut registriert und idealerweise zerstört, bevor sie irgendwelchen Schaden anrichten können. Ein Teil der Luft zieht durch die Nasennebenhöhlen, wo sie den Stickstoff aufnehmen, der hier gebildet wird. Dieser hat die wichtige Aufgabe, dabei zu helfen, die Bronchien offen zu halten und weitere Funktionen im Körper zu erfüllen.

All diese Funktionen fallen weg, wenn wir durch den Mund atmen, sie sind aber enorm wichtig für unsere Gesamtgesundheit. Schon in den Lehren der traditionellen chinesischen Medizin steht, dass auf keinen Fall durch den Mund geatmet werden soll, da so Krankheiten in den Körper hineinkommen. Wahrscheinlich ist es auch kein Zufall, dass im Buch Genesis steht, dass Gott Adam den Atem des Lebens durch die Nase einblies, nicht durch den Mund. Der Mund sollte daher so wenig wie möglich zum Atmen genutzt werden. Leider führt eine verstopfte Nase dazu, dass wir durch den Mund atmen und Mundatmung wiederum dazu, dass die Nase verstopft ist. Abhilfe kann man mit regelmäßigen Nasenspülungen und einer Atemübung schaffen, bei der man die Luft nach dem Ausatmen anhält und einfach Bewegungen ausführt wie auf der Stelle gehen, hüpfen oder nicken. Sobald ein starkes Bedürfnis aufkommt, Luft zu holen, sollte diesem nachgegeben werden. Das Einatmen sollte nun durch die Nase erfolgen. Danach versucht man wieder ruhiger zu atmen und wiederholt die Übung, sobald dies der Fall ist. Üblicherweise wird die Nase sehr schnell frei. Der Effekt hält leider nicht lange an, aber je häufiger man die Übung anwendet, desto stärker wird der oben genannte Teufelskreis durchbrochen und die Nase schließlich auch langfristig frei.

Als Nächstes geht die Luft durch die Bronchien und dann in die Bronchioli der Lunge. Auch wenn wir uns dies meist als einen aktiven Vorgang vorstellen ist es ein passiver Entfaltungsvorgang. Die Schleimhaut, die die Lunge umgibt, klebt durch Adhäsionskräfte am Rippenfell. Wenn sich nun das Zwerchfell nach unten bewegt, entfaltet sich die Lunge und Luft wird eingezogen. Dies ist wichtig, da wir das Zwerchfell zum Teil bewusst in seiner Funktion beeinflussen können. Am Ende des Bronchialbaums liegen die Alveolen, in denen der tatsächliche Austausch von CO_2 gegen O_2 stattfindet. Dies erfolgt durch Diffusion, das heißt, in der Atemluft befindet sich mehr Sauerstoff als im Blut und andersherum. Der Sauerstoff springt in sein Transporttaxi Hämoglobin. Jedes Hämoglobin transportiert vier Sauerstoffmoleküle. Die Frage ist nun natürlich, woher wissen diese, wann sie aussteigen müssen? Der hierfür verantwortliche Mechanismus wird auch der Bohreffekt genannt und beschreibt, dass eine höhere Konzentration von CO_2 zu einer Lockerung der Sauerstoffverbindungen und damit zu einer Abgabe von Sauerstoff ins Gewebe führt. Ohne einen ausreichend hohen CO_2-Spiegel kann also weniger Sauerstoff ins Gewebe abgegeben werden. Zudem erweitert es die Gefäße und verbessert damit die Gewebeversorgung. Kohlendioxid ist also mehr als nur ein Abfallprodukt der Atmungskette. Es spielt eine entscheidende Rolle dabei, den Kreislauf des Lebens am Laufen zu halten. Hier liegt einer der weiteren Nachteile von Mundatmung, da beim Atmen über den Mund mehr CO_2 abgegeben wird, als es optimal wäre, wodurch die Abgabe von O_2 ans Gewebe erschwert wird. Wird der Sauerstoff aber freigegeben, so wird er nun in die Zellen aufgenommen, um dort zusammen mit Glukose in der Atmungskette zu Energie umgewandelt zu werden. Steht nicht ausreichend Energie zur Verfügung, so muss der Körper auf eine anaerobe Verstoffwechslung zurückgreifen. Hierbei werden nur noch zwei Adenosintriphosphat gebildet, statt 38 und zudem fällt reichlich vom proentzündlichen Laktat an. Also bereits hier spielt Sauerstoff eine große Rolle und gute Atemmuster können dabei helfen, dass bei körperlicher Betätigung weniger Laktat gebildet wird.

Auswirkungen von Hypoxie und Hypokapnie

Wer schon mal einen Atemkurs oder vielleicht auch nur einen Kurs für Meditation oder Yoga besucht hat, wurde eventuell dazu angeleitet tief ein- und auszuatmen, um den Körper mit mehr Sauerstoff zu versorgen. Unter der Messung mit Sauerstoffoximetern wird aber klar, dass ein gesunder Mensch mit einer Sättigung von 97–99 % in die Übungen startet und sich diese auch nicht verändert. Das sollte sie auch nicht, schließlich kann kein neuer Sauerstoff aufgenommen werden, wenn kein CO_2 da ist, um mit ihm den Platz zu tauschen. Unsere kleinen Sauerstofftaxis haben eben nur eine begrenzte Anzahl an Sitzplätzen und wenn voll ist, ist voll. Da hilft auch die intensivste Kriegeratmung nicht. Die Mechanismen bei Atemübungen und vor allem auch die erlebten Empfindungen, wie das Sehen von Farben, der Verlust des rationalen Denkens und die tiefe Entspannung, entstehen durch Verschiebungen im CO_2-Haushalt und nicht durch Verschiebungen beim Sauerstoff. Um diese Verschiebungen zu erreichen, kann es in seltenen Fällen nützlich sein, doch mehr zu atmen als man eigentlich müsste. Der Stimulus zum Einatmen hängt nämlich davon ab, wie viel CO_2 sich im Blut befindet und wie hoch die persönliche CO_2-Toleranz ist.

Hält man die Luft an, so fällt der Sauerstoffgehalt im Blut während gleichzeitig der CO_2-Spiegel steigt. Übersteigt er einen gewissen Schwellenwert, so müssen wir einatmen. Normalerweise liegt dieser Effekt weit vor einem so niedrigen Sauerstofflevel, dass man ohnmächtig werden würde. Man kann dies leicht überprüfen, indem man die Luft anhält und in dem Moment, in dem man glaubt, einatmen zu müssen, nochmal ein kleines bisschen ausatmet. Hierdurch wird eine geringe Menge CO_2 abgeatmet, was aber ausreicht, um den Reiz zum Einatmen noch ein kleines bisschen nach hinten zu verschieben. In meiner Jugend bin ich viel geschwommen und getaucht und ich erinnere mich gut, mir diese Technik instinktiv zu Nutze gemacht zu haben, um eine ganze Bahn durchtauchen zu können. Atmet man nun übermäßig schnell und tief, so atmet man übermäßig viel CO_2 ab. Geschieht dies unwillkürlich, so führt es zum Gefühl von Beklemmung, Unruhe und oft zu Kopfschmerzen. Dies liegt daran, dass das Gewebe aufgrund des niedrigeren Anteils an CO_2 auch nicht mehr genug Sauerstoff bekommt, da der Bohreffekt nur noch eingeschränkt funktioniert. Ausgelöst werden kann dies durch eine stressige Situation, bei der vermehrt Sauerstoff beim Gehirn angefordert wird. Die Atemfrequenz wird also erhöht. Fehlt gleichzeitig die nötige Bewegung, um die Gefäße zu erweitern (in unserer Geschichte bedeutete Stress meist Flucht oder Kampf), wird der Sauerstoff dennoch nicht ausreichend zum Gehirn transportiert. Der erhöhte Atemreiz bleibt bestehen und der CO_2-Spiegel sinkt.

Hierdurch kommt es zu einer Verschiebung des fragilen Gleichgewichts. Es war für uns einfach niemals vorgesehen, am Schreibtisch zu sitzen und uns so über eine E-Mail aufzuregen, dass wir Schnappatmung bekommen. Unser gesamtes System ist darauf angelegt, dass Stress auch immer mit Bewegung verbunden war. Den resultierenden Zustand nennt man Hypokapnie. Er führt zu einer Sauerstoffunterversorgung des Gehirns, vermindert die NO-Abgabe und führt dadurch zu weiterer Gefäßverengung. Die Unterversorgung des Gehirns führt zu Denk- und Konzentrationsstörungen sowie Panik und schlechter Stimmung. Ist dies eine Dauerzustand, wirkt es sich ungünstig auf das Immunsystem aus und erhöht die Entzündungsbereitschaft des Körpers.

Kurzfristiges, übermäßiges Ein- und Ausatmen und herbeigeführte Hypokapnie können jedoch nützlich sein, um die Hypokapnie absichtlich zu nutzen. In der Hypokapnie ist es nämlich möglich, die Luft so lange anzuhalten, dass eine ausgeprägte Hypoxie eintritt. Dies führt dazu, dass das Großhirn mal eine Pause einlegt, was viele als sehr angenehm empfinden. Durch kurzfristige Hypoxien wird der Hypoxie-induzierte Faktor 1 ausgeschüttet (HIF-1), welcher Schutzmechanismen aktiviert, die die Zellen vor Schäden schützen sollen. Fehlt Sauerstoff, so aktiviert dieser Faktor eine große Reihe von Genablesungen und sorgt dafür, dass mehr rote Blutkörperchen aus der Milz freigesetzt werden, mehr Erythropoetin gebildet wird, die Glykolyse und Durchblutung verbessert werden und viele andere Faktoren mehr. Auch für diese Forschungen gab es den Nobelpreis. Kurzfristige Hypoxien haben dadurch folgende Effekte:

- Regeneration von Mitochondrien
- 80 % verbesserte Fettverbrennung
- besserer Schlaf
- geringeres Schmerzempfinden
- 50 % schnellerer Stressabbau
- Verbesserung der Regulationsfähigkeit des Vegetativums
- bessere Stressresistenz
- Reduktion von Entzündungen
- ausgeglicheneres Immunsystem
- biologische Verjüngung
- verbesserte Durchblutung
- höhere körperliche Leistungsfähigkeit
- schnellerer Laktatabbau
- verbesserter Zucker- und Insulinstoffwechsel
- niedriger Blutdruck
- Synthese körpereigener Antioxidantien
- Reduktion von Cholesterinwerten
- verbesserte Lungenfunktion
- Verbesserung von Entgiftungsfaktoren
- verbesserte Coenzym-Q_{10}-Bildung

Zudem erhöht sich langfristig die CO_2-Toleranz, sodass es weniger zur Hyperventilation im Alltag kommt. Da es sich hier auch um eine Trainingsmethode für den Körper handelt, sollte man diese Atemtechniken langsam angehen, wenn man sich in einem schlechten Ausgangszustand befindet. Wenn man dies beachtet, gibt es für die Hypoxie-Therapie keine Kontraindikationen. Die oben genannten Effekte wurden ausführlich wissenschaftlich für die klassische Hypoxie-Therapie genutzt. Da man mit Atemtherapie sogar tiefere Hypoxien erreichen kann, sollte der Effekt der gleiche sein. Eine Studie der Uni Maastricht von 2019, bei der die Wim-Hof-Methode bei Autoimmunerkrankten untersucht wurde, legt nahe, dass dies so ist, auch wenn es noch mit größeren Studien bestätigt werden sollte.

Modulation des autonomen Nervensystems durch Atmung

Die meisten Menschen sind nicht in der Lage, Einfluss auf ihr autonomes Nervensystem zu nehmen, weshalb es auch diesen Namen trägt. Wie schnell unser Herz schlägt oder was genau unser Magen tut, entzieht sich unserer Kontrolle. Nur einige wenige spirituelle Meister haben gelernt, auf all diese Funktionen Einfluss nehmen zu können. Dies erfordert aber jahrelange Übung und Ausbildung, vollständige Hingabe und hochwahrscheinlich insgesamt einen Lebensstil, der frei von Stress und Überforderung der heutigen Zeit ist. Auf einen Teil des autonomen Nervensystems können wir aber alle Einfluss nehmen: die Atmung.

Wie im dritten Kapitel (Seite 32) dargelegt, ist eine chronisch systemische Entzündung zu einem Großteil auch eine Fehlfunktion des Stressregulationssystems. Es kommt zu einer Überfunktion des sympathischen Systems und dadurch zu einer zunehmenden Dysregulation aller Achsen. Wie ebenfalls dort beschrieben, können traumatische Ereignisse ein Auslöser für den Beginn dieses Abwärtstrends sein. Dieser Zusammenhang konnte besonders stark bei Soldaten nach Kriegen gesehen werden. Viele von ihnen litten an Schmerzen in der Brust, Schwindel, Panikattacken und Verdauungsstörungen, ausgelöst durch eine Überaktivität des sympathischen Nervensystems. In diesen Zustand der sympathischen Überregulation, inklusive einer erhöhten Ausschüttung von Adrenalin und Noradrenalin, werden wir auch durch Hyperventilationstechniken versetzt. Allerdings willentlich und nur kurzfristig. Die Befürworter dieser Techniken argumentieren, dass die kurzfristige Stressantwort Training für unser Nervensystem ist und unsere Resilienz gegenüber Stress im Alltag erhöht. Wer allerdings bereits aus einer viel zu hohen Stressausgangslage kommt, für den verschlechtert sich die Situation eventuell durch Hyperventilationstechniken, vor allem, wenn diese ohne Luftanhalten durchgeführt werden. Eine Kontrolle mittels Herzratenvariabilitätsanalyse ist daher anzuraten.

Bei der Herzratenvariabilitätsanalyse wird der Abstand von einem Herzschlag zum nächsten gemessen und dann auf eine Minute hochgerechnet. Die Variabilität wird nun mithilfe einer hochgradig komplizierten Formel, deren Anwendungsbeschreibung 28 Seiten füllt, berechnet und in einer einzelnen Zahl zusammengefasst. Je länger der für die Berechnung angesetzte Zeitraum, desto valider die Zahl. Eine Berechnung über 24 Stunden, wie sie der Oura-Ring (Seite 149) durchführt, liefert daher das verlässlichste Ergebnis.

Besonders vorsichtig sollte die Anwendung dieser Techniken erfolgen, wenn man aufgrund eines Met-Met-COMT-Polymorphismus die entstehenden Katecholamine besonders langsam abbaut.

Wer mit stressinduzierenden Atemtechniken erst mal vorsichtig sein will, kann stattdessen parasympathische Techniken nutzen. Vor allem bei Panikattacken und schwerwiegenderen Erkrankungen dauert es zwar deutlich länger, bis sich eine Verbesserung einstellt, aber dafür gibt es auch keine Risiken. In einer Studie von 2019 konnte Prüfungsangst bei Studenten durch das Erlernen parasympathischer Atemtechniken deutlich vermindert und dadurch ihr Abschneiden gegenüber der Kontrollgruppe verbessert werden.

Mir persönlich hilft eine ruhige Variante der Hyperventilation mit anschließendem Luftanhalten am besten, wie ich sie von meiner Freundin Dr. Josephine Worseck gelernt habe. In den Phasen, in denen ich mich wirklich überstimuliert fühle, so wie in der Zeit, über die ich zu Beginn des Kapitels erzählt habe, bringen parasympathische Techniken mir leider nur wenig Erleichterung. Was einem persönlich hilft, ist aber höchst individuell, weshalb im praktischen Teil dieses Buches in jeder Woche verschiedene Übungen vorgestellt werden. Damit kannst du herausfinden, welche Übungen dein autonomes Nervensystem am besten in Einklang bringt.

Immunsystem und Atmung

In dem weiter vorne erwähnten Experiment kam es zu einer verminderten Antwort proentzündlicher Zytokine und einer verstärkten Antwort des antientzündlichen Interleukin-10, wodurch keine Symptome auftraten. Allerdings kam es zu einem starken spontanen Anstieg der Leukozyten. Es ist also davon auszugehen, dass bei den trainierten Probanden die erste Abwehrlinie so stark war, dass auf Signalfeuer zur Aktivierung weiterer Truppen verzichtet werden konnte. Die Studie zielte auch darauf ab, zu klären, inwieweit die Techniken bei Autoimmunerkrankungen hilfreich sein könnten, da sie die Balance des Immunsystems verbessern. Zur Klärung dieser Fragestellung wurden 2019 nochmal 24 Probanden rekrutiert, diesmal aber alles Patienten, die an der Autoimmunerkrankung Morbus Bechterew litten, bei der es zu einer krankhaften Verknöcherung der einzelnen Wirbelkörper miteinander kommt. Es wurden Hyperventilationsübungen mit Luftanhalten durchgeführt. Auch hier konnte eine Harmonisierung des Immunsystems gezeigt werden sowie ein signifikanter Abfall von CRP und Calprotectin bei der trainierten Gruppe. Die Beweglichkeit nahm ebenfalls signifikant zu. Verbesserungen der Stimmung konnten nicht festgestellt werden, allerdings waren die Patienten eben auch nicht wegen psychischer Erkrankungen in die Studie involviert worden. In einer Studie von 2018 konnten die Beschwerden von Frauen mit Fibromyalgie durch die Durchführung von Atemübungen im Rahmen eines zwölfwöchigen Programms massiv verbessert werden. In dieser Studie wurden parasympathische Atemübungen mit Übungen kombiniert, die eine verbesserte Ausatmung und eine bessere Zwerchfellbeweglichkeit trainieren sollten. In der Studie wurde die Schmerzhaftigkeit von fünf Triggerpunkten untersucht, die in der Atemübungsgruppe in allen Punkten signifikant besser wurde.

Eine wichtige Rolle spielt in diesem Zusammenhang, neben den im letzten Teil dargestellten Modulationen des autonomen Nervensystems, die kurzfristige Erhöhung von CO_2. Vor allem die in der zweiten Studie durchgeführten Diaphragmaübungen sind mit recht langen Phasen von Luftanhalten ohne Hyperventilation verbunden. Zu Beginn des letzten Jahrhunderts waren Therapien mit CO_2 beliebt und wurden für eine ganze Reihe von Erkrankungen von Schizophrenie und Panikerkrankungen bis hin zu Neurodermitis und Asthma eingesetzt. Mit dem Beginn der modernen Pharmatherapie wurden diese bis dahin sehr erfolgreichen Therapien nahezu vollständig verlassen, obwohl sie mit viel weniger Nebenwirkungen behaftet sind und zum Teil tatsächliche Heilung erzielten. Erst in den letzten Jahren erfolgte eine Rückbesinnung, und es werden zunehmend auch Atemtherapien mit einem Anteil an CO_2 angeboten, da vor allem Menschen mit psychischen Erkrankungen sich oft schwer damit tun, die Luft anzuhalten. Wichtig ist, dass hier sehr langsam und mit geringem Anteil begonnen werden muss, da mehrere Studien zeigen konnten, dass durch die Inhalation von größeren Mengen CO_2 eine ausgeprägte Panikattacke ausgelöst werden kann.

Entzündliche und anti-entzündliche Nahrung

Welche Lebensmittel fördern oder führen denn nun zu Entzündungen und welche wirken entzündungshemmend? Verschaffe dir jetzt einen Überblick.

Ich stehe vor dem Spiegel und betrachte mein Gesicht, dass scheinbar über Nacht zehn Jahre gealtert zu sein scheint. Zudem scheint eine ebenso hohe Anzahl von Kilos wie durch Zauberhand auf meine Hüften gekommen zu sein. Ich sehe krank, müde und aufgequollen aus. Wo sind meine mühsam antrainierten Bauchmuskeln nur hin und wie konnte das passieren? Kann es tatsächlich sein, dass das Büffet auf dem Kongress, auf dem ich gestern gesprochen habe, und die zwei Gläser Wein dieses desaströse Ergebnis hervorgerufen haben? Dabei habe ich doch sehr darauf geachtet, nur »gesunde Sachen« wie gebratenes Gemüse, Beilagen und asiatisch zu essen.

Tatsächlich kennen die meisten diese Situationen nur zu gut. Und oft weiß man gar nicht genau, was nun für das Desaster verantwortlich war. So sehr ich versuche, mein Leben nicht von meinen Erkrankungen einschränken zu lassen, habe ich leider oft die Erfahrung gemacht, dass ich, wenn ich gezwungen bin, im Hotel und vor allem von Büffets zu essen, hinterher einen Erholungsurlaub für meinen Darm und mein Gesamtsystem brauche, weil ich spüren und sehen kann, wie Entzündungen getriggert wurden. Was sind hier die Verdächtigen und was kann ich dagegen tun?

Da die Anzahl an Büchern, die sich mit einer möglichst gesunden Ernährung befassen, endlos sind, und auch ich bereits ein ganzes Buch zu einem Teilaspekt dieses Themas verfasst habe, werde ich mich im Folgenden wirklich nur auf stark pro- oder antientzündliche Aspekte von Ernährung konzentrieren. Einzelne Diätformen, die je nach Genotyp eine Wirkung in die eine oder andere Richtung haben können, sollen hier keine Erwähnung finden, und ich verweise auf die reichlich vorhandene weiterführende Literatur zu diesem Thema. Wir befassen uns als Erstes mit den schlimmsten Verdächtigen, von denen Ihnen einige sicherlich bereits bekannt sind.

Schlechte Fette und fehlende Fettbalance

Eines der Dinge, die ich meide wie der Teufel das Weihwasser sind ranzige Fette und Omega-6-Fettsäuren, außer sie sind frisch und stehen in gutem Verhältnis zu Omega-3-Fettsäuren. Auf dem kleinen Weihnachtsmarkt rund um die Dorfkirche bei uns zu Hause, steht immer ein Händler, der mit einer Presse direkt vor Ort Leinsaat presst und abfüllt. Dieses Leinöl würde ich zu mir nehmen, allerdings nur ein bis zwei Wochen nach der Abfüllung. Ranzig riechendes Rohkostgebäck, alle Arten von Salatölen außer Oliven- und Avocadoöl, haben keinen Platz in meiner Küche. So verfahre ich jetzt schon seit sieben Jahren und der Lohn ist ein nahezu perfektes Fettsäureprofil mit einem hervorragenden Omega-6- zu Omega-3-Fettsäurenverhältnis. Geht es um Letzteres, ist es nämlich ebenso wichtig, Omega-6-Fettsäuren zu meiden, wie Omega-3-Fettsäuren zu sich zu nehmen, da ein Überschuss an Omega-Fettsäuren ebenfalls zu oxidativem Stress führen kann. Omega-3-Fettsäuren werden zudem ebenso schnell ranzig wie Omega-6-Fettsäuren, weswegen sie immer im Kühlschrank aufbewahrt werden sollten und nicht mehr verzehrt werden dürfen, wenn sie anfangen, komisch zu riechen. Aus diesem Grund rate ich von Omega-3-Fettsäuren in Kapseln ab. Das Risiko, dass diese ranzig werden, ohne dass man es bemerkt, erscheint mir einfach zu hoch.

Fast alle Pflanzenfette werden zudem unter dem Einfluss von Hitze und chemischen Prozessen gewonnen. Sie sind daher oft schon in der Flasche beschädigt. Sind sie es nicht, so darf man sie im Heimgebrauch auf keinen Fall zu hoch erhitzen. Kaltgepresstes Erdnussöl wird zu einer zellzerstörenden Katastrophe, wenn es zu stark erhitzt wird. Und da zu stark hier schon bei knapp 100 °C liegt, ist es zum Braten völlig ungeeignet.

Aber warum spielt gerade Fett eine so große Rolle für Entzündungsprozesse in unserem Körper? Jede unserer Zellwände und zum Teil auch Zellbestandteile bestehen aus Fett. Die lipophilen Eigenschaften der Zellmembranen beruhen auf dem Einbau von Omega-Fettsäuren in die Zellwände. Nehmen wir also viel beschädigte und dysfunktionale Fettsäuren auf, so bekommen wir unflexible und beschädigte Zellen. Als zweiter Punkt sind die Omega-Fettsäuren ein wesentlicher Anteil der Zytokine, die wir bereits kennengelernt haben. Zum Teil hängt es davon ab, welche Omega-Fettsäuren unserem Körper zur Verfügung stehen und welche Zytokine produziert werden. Der Einbau von Omega-6-Fettsäuren führt zur Bildung von proentzündlichen und prothrombotischen Zytokinen. Besonders stark merken diesen Einfluss Rheumatiker, die durch den hohen Konsum von Arachidonsäure (einer Omega-6-Fettsäure), die sich vor allem im Fleisch von konventionell gehaltenen Tieren findet, einen entzündlichen Schub erleiden, da die hieraus gebildeten Prostaglandine bei dieser Erkrankung einen besonders großen Einfluss haben. Omega-3-Fettsäuren sorgen durch die mit ihnen gebildeten Thromboxane für flüssigeres Blut, was wiederum einen besseren Abtransport von Giftstoffen und eine bessere Versorgung des Körpers gewährleistet, was ebenfalls Entzündung reduziert. Leider finden sich auch in verarbeiteten Bio-Lebensmitteln oft billige Fette. Vorsichtig sollte man auch mit dem übermäßigen Konsum von Nussmusen und Mehlen sein, zu dem es bei einigen Ernährungsformen schnell kommen kann. Auch wenn man andere entzündliche Nahrungsmittel weglässt, kauft man sich damit eine große Menge anderer Entzündungsstoffe ein.

Unglücklicherweise wird auch in Restaurants meist mit minderwertigem Fett gearbeitet. Wenn Sie auswärts essen müssen oder möchten, können Sie darum bitten, Ihr Essen in Butter zu braten und zum Salat Olivenöl und Essig extra zu reichen. Dadurch kann man schon viele Fettfallen umgehen.

Zuckerarten und Stärke

Voller Entsetzen starre ich auf das Display meines Handys: 168 mg/dl Blutzuckerspiegel! Dabei habe ich doch nur eine Mahlzeit aus Kartoffeln, rote Beete und eingelegten Gurken gegessen. Wieder einmal wird mir klar: Der Teufel liegt im Detail und die Dinge sind manchmal komplizierter, als sie auf den ersten Blick scheinen. Dass Zucker ungesund ist, hat sich mittlerweile glücklicherweise rumgesprochen. Aber warum spielen Zuckerarten, vor allem bei entzündlichen Prozessen, eine so große Rolle? Fangen wir mit dem oben genannten Beispiel von regelmäßigen Blutzuckerspitzen an. Zunächst stellt man sich die Frage, warum es beim Konsum von natürlich belassenen und sauberen Lebensmitteln überhaupt zu einem so hohen Blutzuckeranstieg kommt. Ich persönlich denke, dass dies daran liegt, dass wir uns eben weit von unserer normalen Lebensweise entfernt haben. Bis zu Beginn des Dienstleistungszeitalters waren die Tage mit harter körperlicher Arbeit gefüllt. Die aufgenommene Glukose, der vom Körper bevorzugte Einfachzucker, wurde umgehend in die stark beanspruchte Muskulatur weitergeleitet und dort verbraucht. Zudem war es meist kalt. Zentralheizungen gab es noch nicht und einen Großteil des Jahres hatte der Körper die Aufgabe, trotz einer niedrigen Außentemperatur die Körpertemperatur zu halten. Das verbraucht sehr viel Energie und damit auch Glukose.

Wenn man im gut beheizten Büro stundenlang nahezu bewegungslos an seinem Schreibtisch sitzt, verbraucht man hingegen so gut wie gar keine Energie, weswegen es deutlich länger dauert, bis die Glukose in die Zellen transportiert wird und diese im schlimmsten Fall zu Fettsäuren umgewandelt und zur späteren Verwendung abgelagert wird. Diese freie Glukose ist schon an sich ein Entzündungsreiz. Im Gehirn lässt sie die Astrozyten überhitzen und löst Neuroinflammationen aus. Da der Körper es irgendwo ablegen muss, kommt es zum vermehrten Anhängen von Glukose an andere Proteine, was aufgrund der Fremdheit autoimmune Reaktionen und wieder Entzündung begünstigt.

Blutzuckerspitzen umgehen

Im Selbstversuch mit einem Dauer-Glukosesensor und in der Folge auch durch die Versuche vieler meiner Patienten und Follower konnte ich feststellen, dass eine Mahlzeit kaum Blutzuckerverschiebungen erzeugt, wenn ihr Bewegung und Kälteexposition vorausgeht. Auch dauerhafte leichte körperliche Betätigung wie das Laufen auf einem Laufband, welches ich beim Arbeiten praktiziere, führt dazu, dass Blutzuckerspitzen stark abgemildert werden und nur noch einen sehr moderaten Verlauf haben, sofern es sich um Lebensmittel handelte, die nur einen moderaten Blutzuckeranstieg erzeugen. Zudem sollte man sich klarmachen, dass auch Stress eine Blutzuckererhöhung verursacht, da alle Stresshormone eine Glukosefreisetzung verursachen. In früheren Zeiten hat dies sehr viel Sinn ergeben, da in den meisten Fällen ein Stressor eine körperliche Anstrengung wie einen Kampf oder eine Flucht zur Folge hatte. Auch die Aufnahme von Nahrungsmitteln, die man nicht gut verträgt oder gegen die man Allergien hat, kann dem Körper Stress verursachen und daher zu einem Blutzuckeranstieg führen. Dieser und vor allem der im Anschluss darauf resultierende Unterzucker kann verantwortlich dafür sein, dass man sich nach Konsum eines Nahrungsmittels nicht richtig gut fühlt oder Heißhungerattacken bekommt.

Ein weiterer wichtiger Faktor ist die Aufbereitung und Kombination des Nahrungsmittels. Flüssige Nahrungsmittel werden über die sogenannte Flüssigkeitsstraße in der kleinen Biegung des Magens unmittelbar anteilig in den Dünndarm weitergeleitet, selbst wenn der Magen gefüllt ist. Protein und Fett kann vom Magen schwerer zerlegt werden. Wenn man diese mit Kohlenhydraten kombiniert, so verzögert man den Blutzuckeranstieg und die Kurve flacht ab. Aus allen oben genannten Gründen sind Getränke mit Koffein und Zucker das Schlimmste für den Blutzucker und sollten grundsätzlich gemieden werden. Meinen höchsten Blutzuckerwert aller Zeiten hatte ich nach einem Matcha mit gesüßter Mandelmilch und Agavendicksaft in einem Café. Mit Softdrinks habe ich das allerdings niemals probiert, da ich diese schon seit über einem Jahrzehnt nicht mehr konsumiert habe. Auf welche Kohlenhydratquellen man besonders empfindlich reagiert, ist sehr unterschiedlich, weswegen ich dazu motivieren möchte, zumindest einmal für zwei Wochen einen Blutzuckersensor zu tragen, und die Reaktionen auf die präferierten Kohlenhydratquellen zu testen. Wer für eine möglichst geringe Entzündungslage im Körper sorgen möchte, sollte verarbeitete Nahrungsmittel insgesamt meiden. Wenn man aber doch darauf zurückgreifen möchte, sollte man sich klarmachen, hinter welchen Begriffen sich alles Zucker in der einen oder anderen Form versteckt und das auch angelblich gesunde Süßungsalternativen wie Ahornsirup und Agavendicksaft dieselben ungünstigen Auswirkungen auf den Blutzuckerspiegel und damit auch auf die Entzündungslage des Körpers haben.

Agavendicksaft ist sogar noch schlimmer, da er viel Fruktose enthält. Fruktose wird zwar insulinunabhängig verstoffwechselt, was erst mal nach einer guten Sache klingt, muss aber von der Leber in einem unabhängigen Zyklus in umsetzbare Energie umgewandelt werden. Wird dieser Stoffwechsel überlastet, fallen Abfallprodukte an, die hochentzündlich und leberschädigend sind. Zudem können sie für eine vermehrte Anreicherung von Harnsäure sorgen, was zu Gicht führen kann und insgesamt entzündungsfördernd ist. Im Rahmen des Fruktosestoffwechsels werden viele Stoffe verwendet, die auch für die Energieproduktion in den Mitochondrien notwendig sind. Herrschen hier Mängel vor, kann ein hoher Konsum von Fruktose die Energiearmut des Körpers verstärken. Fruktose sollte daher in Maßen und nur in Form von frischem Obst und Gemüse konsumiert werden.

Histamin

Leider durfte ich die Erfahrung machen, dass selbst wenn man den schlechten Fetten aus dem Weg geht und alles frisch, bio und paleo ist, im Urlaub Fallstricke warten können. Bei einer »Workation« in Spanien mit Gleichgesinnten wurden wir von einem großartigen italienischen Koch bewirtet. Es gab bei Niedrigtemperatur gegarte Rippchen, neun Stunden gekochter Eintopf alla Genovese und Ähnliches aus dieser Kategorie, denn durch langes Garen kann man auch aus günstigeren Fleischschnitten ein kulinarisches Erlebnis zaubern. Zusätzlich wurden die Freuden der spanischen Küche wie hervorragende Wurst- und Schinkenwaren sowie Hartkäse von Kuh und Schaf serviert. Mit jedem Tag wurde ich unruhiger, schlief schlechter, lagerte Wasser ein und litt nachts unter Herzstolpern. Meine individuelle Histamintoleranzschwelle war eindeutig überschritten.

Wie bereits im ersten Kapitel (Seite 16) beschrieben, wird Histamin als Botenstoff und Alarmsignal ausgeschüttet, wenn der Körper an irgendeiner Stelle Stress hat. Damit gehört Histamin zu den Stoffen, die die Entzündungsbereitschaft in hohem Maße begünstigen können. Neben der körpereigenen Produktion kann Histamin auch aus der Nahrung aufgenommen oder von den Bakterien des Darms produziert werden. Gleichzeitig kann eine gute Darmflora dafür sorgen, dass Nahrungshistamin kaum seinen Weg in den Körper findet, da es bereits im Darm abgebaut wird. Dies ist der Grund, warum manche Menschen, die von der Genetik her massive Probleme mit Histamin haben müssten, problemlos ein Schmorgericht als Hauptspeise und eine Auswahl gut gereifter Käsesorten zum Abschluss essen können, während sie ein Glas Wein genießen. Ihre gesunde und aktive Darmflora unterstützt ihren Körper im Histaminabbau so gut, dass es kein Problem darstellt. Andererseits kann auch bei jemandem, der genetisch keinerlei Probleme mit Histamin haben sollte, die persönliche Toleranzgrenze durch eine übermäßige Histaminproduktion im Darm, Histaminausschüttung in den Mastzellen und zusätzliche Histaminaufnahme aus der Nahrung überschritten werden.

Den Abbau von Histamin im Körper übernehmen verschiedene Enzyme. Am wichtigsten ist hier die Diaminoxidase. Ist dieses Enzym nicht in ausreichender Menge vorhanden, so kommt es schnell zu einer Überlastung seiner Kapazität und der Körper wird mit Histamin geflutet, was starke Entzündungsreaktionen zur Folge hat. Hierbei muss der primäre genetische Mangel von einem erworbenen Mangel durch eine Schädigung der Darmschleimhaut unterschieden werden. 90 % der Produktion der Diaminoxidase erfolgt nämlich im Darm. Ein latent dauerhaft zu hoher Histaminspiegel kann einen wichtigen Anteil an chronisch entzündlichen Prozessen haben. So korreliert die Höhe und Dauer des Schmerzes bei Endometriose direkt mit dem Anteil des Histamins im Blut, da Histamin als Signalgeber die ganze Kaskade der Entzündung anstößt.

Hinsichtlich der Nahrung sollte daher, vor allem in der Startphase einer antientzündlichen Ernährung, auf eine histaminarme Ernährung geachtet werden. Hierbei ist wichtig, dass die Hauptursache für Histaminbildung das Lagern von Nahrungsmitteln ist. Natürlich sollte man stark histaminreiche Nahrungsmittel meiden, viel wichtiger ist es jedoch, alles frisch zuzubereiten und auf lange Gärungsprozesse zu verzichten. In der Folge sollte versucht werden, die Darmflora zu verbessern, sodass diese dafür sorgt, dass Histamin aus der Nahrung nur noch eine untergeordnete Rolle spielt. Da hierzu auch Fermente eingesetzt werden müssen, welche zum Teil selbst einiges an Histamin enthalten, muss ein vorsichtiger Zwischenweg mit langsamen Steigerungen gefunden werden.

Oxalat

Da die Symptome einer Histamin- oder Oxalatsensitivität am Ende die Symptome einer chronischen Entzündung sind, ähneln sie sich stark und sind unspezifisch. Anamnestisch kann man am ehesten einen Anhalt finden, wenn man genau betrachtet, welche Lebensmittel Probleme verursachen. Hinsichtlich des Oxalats ist es wichtig, dass ein Lebensmittel, nur weil es viel Oxalat enthält, nicht zwangsläufig auch hohe Oxalatspiegel im Körper erzeugt. Einige stark oxalathaltige Lebensmittel scheinen sogar eher eine Erniedrigung der Oxalatausscheidung über die Niere zu Folge zu haben. Es geht wie so oft auch darum, was in unserem Körper mit den Nahrungsmitteln passiert.

Auch beim Oxalat spielt die Gesundheit der Darmschleimhaut eine große Rolle. Starke Entzündungen des Darms wie bei chronisch entzündlichen Darmerkrankungen und Zöliakie können zu einer so massiv erhöhten Oxalataufnahme führen, dass sie Oxalatkristalle in der Muskulatur und in den Gelenken ausbilden und hier massive Beschwerden verursachen. Dies erklärt dann möglicherweise, warum Oxalat aus Bohnen sehr viel verstärkter aufgenommen wird als Oxalat aus Mandeln. Beide Lebensmittel enthalten sehr viel Oxalat, doch die in den Bohnen enthaltenden Lektine stören die Integrität der Darmschleimhaut und verursachen eine erhöhte Permeabilität der Darmschleimhaut. Dadurch gelangt mehr Oxalat ins Blut. Ist das Mikrobiom des Darms intakt und divers und enthält es vor allem auch den Bakterienstamm Oxalobacter formigenes, so kann man so viel Oxalat konsumieren, wie man will, ohne irgendwelche negativen Auswirkungen zu verspüren, da die Bakterien es bereits im Darm zerlegen. Auch einige Lakto- und Bifidobakterien haben ähnliche Effekte. Leider finden diese sich nicht in käuflichen Probiotika, sondern man muss sie mithilfe von Fermenten zuführen und ihnen dann das richtige Futter zur Verfügung stellen, damit sie bleiben. Bevor man also anfängt undifferenziert auf einige der nährstoffdichtesten und antientzündlichsten Nahrungsmittel überhaupt zu verzichten, und sich damit auf lange Sicht auf jeden Fall andere Probleme einhandelt, sollte man versuchen, an diesen Schrauben zu drehen. Vitamin C kann durch seine Bindung an Oxalat dabei helfen, einen Überschuss abzutransportieren, was aber durch die Ausscheidung über den Urin zu Nierensteinen führen kann. Wenn man auf Vitamin C aus natürlichen Quellen zurückgreift, ist die Wahrscheinlichkeit gering.

Da Hefe- und Schimmelpilze sehr viel Oxalat produzieren, treten Probleme mit Oxalat oft zusammen mit einer Schimmelpilzbelastung oder einer Überbesiedlung des Darms mit Candida auf. In diesen Fällen führt eine reine Vermeidung oxalathaltiger Nahrungsmittel nicht zu einer langfristigen Verbesserung, da das zugrunde liegende Problem behoben werden muss. Wenn du der Meinung bist, deine Problematik könnte hier liegen, solltest du dies mit Hilfe eines Therapeuten gezielt angehen.

Süßstoffe

Die Diskussion, ob Süßstoffe nun krebserzeugend und problematisch sind oder nicht, ist fast genauso alt wie die Süßstoffe selbst. Bis jetzt hat man noch nicht zu einer Einigung gefunden. Klar ist, dass viele von ihnen sich in Tierstudien in hohen Dosen als neurotoxisch erwiesen haben und eine ganze Reihe von Tumorerkrankungen verursachen können. Versuche des Verbots von Süßstoffen wurden jedoch immer mit dem Argument entkräftet, dass Menschen niemals so hohe Dosen zu sich nehmen würden. Dennoch wäre es hochgradig unethisch, eine solche Eskalationsdosisstudie am Menschen durchzuführen, weswegen dies niemals passieren wird und wir entsprechend mit der Thematik nicht weiterkommen. Neben ihrer Neurotoxizität haben sie in Tierversuchen einen hochgradig ungünstigen Effekt auf das Mikrobiom des Darms, welches in der heutigen Zeit sowieso schon genug zu leiden hat.

Ich selbst habe festgestellt, dass ich von Sucralose auch nur in kleinen Dosen hämmernde Kopfschmerzen bekomme. Als ich mein in einem Übermaß an Euphorie gekauftes Sortiment von Geschmackstropfen in meiner Fitnessgruppe verschenken wollte, antwortete eine erstaunlich große Anzahl von Menschen, dass sie auf Sucralose mit Kopfschmerzen reagieren. Dies ist weit weg von jeder Wissenschaftlichkeit, aber in Anbetracht der wahrscheinlichen Neurotoxizität dennoch interessant.

Als Süßstoffe mit nur wenig oder gar keinen Auswirkungen auf den Blutzucker empfehlenswert sind meiner Meinung nach Folgende.

Erythrit Ein Zuckeralkohol, der bei den Menschen (zumindest in vernünftigen Mengen) keinerlei gastrointestinale Beschwerden hervorruft und keine Insulinreaktion erzeugt. Wer bereits weiß, dass er FODMAPs (Fermentierbare Oligosaccharide, Disaccharide, Monosaccharide und/engl: and Polyole), die sich zum Beispiel in großem Mengen in Knoblauch und Zwiebeln befinden, nicht verträgt, sollte auch mit Erythrit zurückhaltend sein.

Xylit Der sogenannte Birkenzucker wird heute nicht mehr aus Birke gewonnen, sondern komplett synthetisch hergestellt. Er sorgt deutlich schneller für Unwohlsein im Magen-Darm-Trakt als Erythrit und hat nicht keine, sondern nur die Hälfte der Kalorien von Zucker, dafür wirkt sich seine Verstoffwechselung im Mund jedoch günstig auf die Mundflora aus und kann hier Karies und Paradentose vorbeugen. Während er bei Hunden zu einer überschießenden Insulinreaktion führt, ist er beim Menschen in seiner Verstoffwechslung nahezu insulinneutral.

Stevia Bei Stevia wird immer wieder diskutiert, ob es möglicherweise erbgutschädigend sein könnte. Die aktuelle Datenlage spricht aber dagegen, weswegen Stevia zuletzt als in jeder Hinsicht vollkommen unbedenklich deklariert wurde. Aus meiner Sicht hat Stevia allerdings einen erheblichen Nachteil: Da es unfassbar süß ist, ist es sehr schwer zu dosieren und es schmeckt für mich einfach grauenhaft.

Als Kritik an allen drei Süßungsmitteln wird meist angebracht, dass sie reine Industrieprodukte sind und keinerlei Nährstoffe enthalten. Da sie aber sowieso nur in kleinen Mengen und als Zusatzstoff verwendet werden sollten, um eine Speise ein bisschen leckerer zu machen, finde ich dieses Argument unsinnig. Insgesamt ist es sinnvoll, den Geschmack wieder dahingehend zu trainieren, auch deutlich weniger süße Geschmäcker als reizvoll zu empfinden.

Lektine

Lektine sind Proteine in Pflanzen, welche den Fressfeind behindern sollen, indem sie ihn entweder direkt töten oder seine Fortpflanzung behindern. Man findet sie in fast allen Pflanzen, manche sind jedoch für den Menschen problematischer als andere. Der bekannteste Vertreter dieser Gruppe ist Gluten.

Lektine verursachen in hohem Maße Darmpermeabilitätsstörungen, was durch das Eindringen von Fremdproteinen zu einem permanenten Stör- und Entzündungsfaktor fürs Immunsystem werden kann. Einige Lektine lassen sich durch Druck, Hitze oder Fermentation unschädlich machen, andere sind sehr stabil und aus der Nahrung nicht vollständig zu entfernen. Lektine haben starke proentzündliche Effekte auf den Körper, einige von ihnen fördern Insulinresistenzen und wieder andere können zu erheblichen hormonellen Dysbalancen führen. Über Lektine könnte man ein ganzes Buch schreiben, was ich auch bereits getan habe. Daher werden wir uns hier darauf beschränken, während des vierwöchigen Programms stark lektinhaltige Nahrungsmittel zu meiden, oder diese so zuzubereiten, dass sie bereits in ihre Einzelteile zerlegt wurden und im Körper keinen weiteren Schaden mehr anrichten können.

Acrylamide und Chloropropanol

Diese Stoffe entstehen durch die starke Erhitzung von pflanzlichen Fetten und kommen auch zustande, wenn Getreidewaren knusprig gebacken werden. Nach einer Veröffentlichung einer Studie zur krebserzeugenden und erbgutschädigenden Wirkung von Acrylamiden war es kurz in allen Medien zu finden, verschwand dann aber sehr schnell wieder aus dem allgemeinen Bewusstsein – während Pommes, Chips und Salzstangen kein bisschen an Popularität eingebüßt haben. Insgesamt ist die Studienlage dünn, doch in Tierversuchen konnte für diese Substanzen ein eindeutig proentzündliches Potenzial festgestellt werden. Leider entstehen sie auch bei der sogenannten Maillard-Reaktion beim Braten von Fleisch, was bedeutet, man sollte auf die perfekte Kruste des Steaks am besten verzichten, wenn bereits eine erhöhte Entzündungsbereitschaft im Körper herrscht.

Besonders problematisch ist die Kombination verschiedener dieser Stoffe. Die proentzündlichen und darmschädigenden Reaktionen potenzieren sich. Die Verbindungen der einzelnen Darmschleimhautzellen zueinander wird gestört und Lipopolysaccharide, die Endotoxine aus Bakterien, die wir schon im

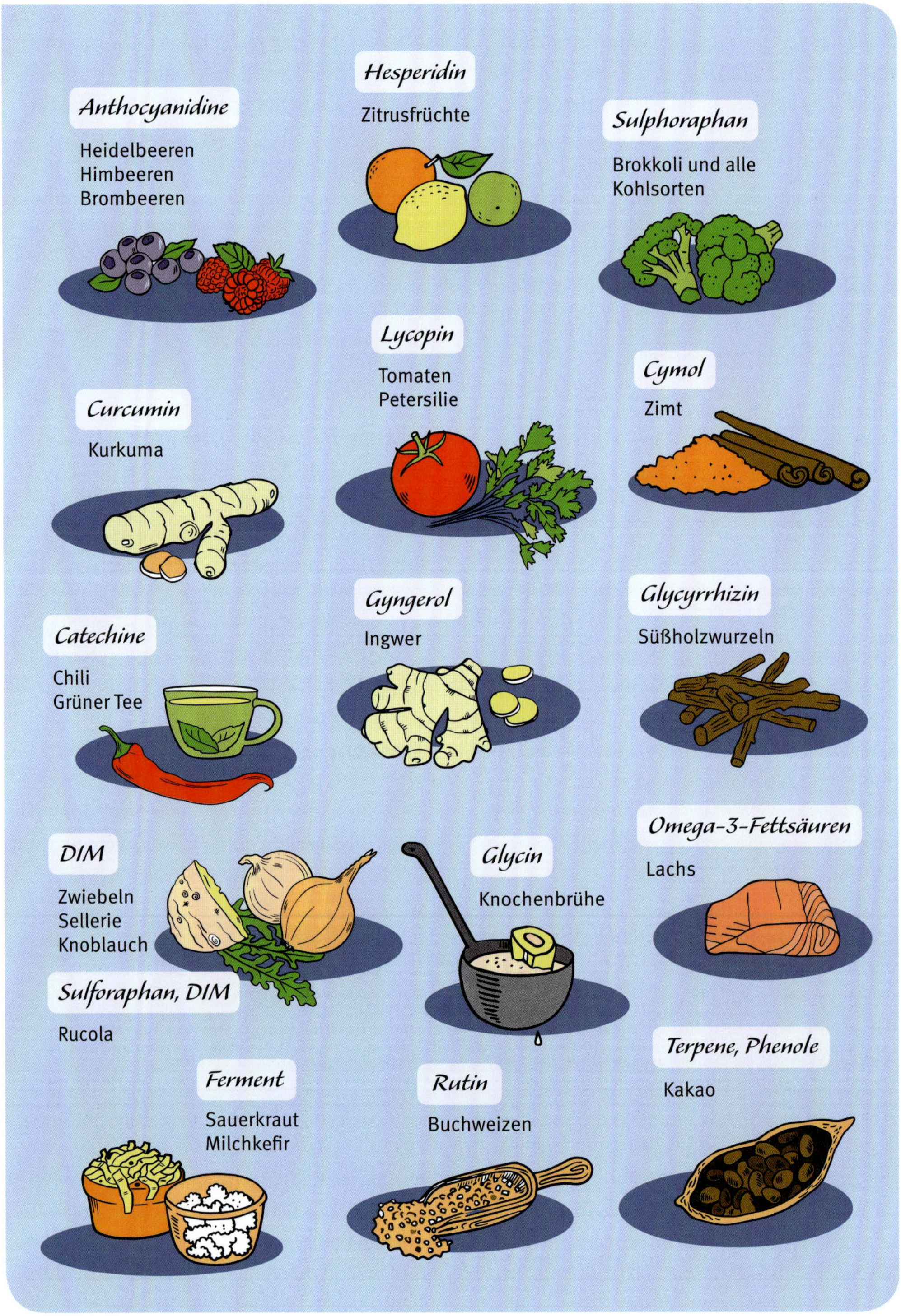
Anthocyanidine
Heidelbeeren
Himbeeren
Brombeeren
Hesperidin
Zitrusfrüchte
Sulphoraphan
Brokkoli und alle
Kohlsorten
Lycopin
Tomaten
Petersilie
Curcumin
Kurkuma
Cymol
Zimt
Gyngerol
Ingwer
Glycyrrhizin
Süßholzwurzeln
Catechine
Chili
Grüner Tee
Omega-3-Fettsäuren
Lachs
DIM
Zwiebeln
Sellerie
Knoblauch
Glycin
Knochenbrühe
Sulforaphan, DIM
Rucola
Terpene, Phenole
Kakao
Ferment
Sauerkraut
Milchkefir
Rutin
Buchweizen

Schlafkapitel (Seite 94) diskutiert haben, können schneller und leichter in den Körper eindringen und hier Entzündung mit allen entsprechenden Folgen verursachen. Die einzelnen Punkte sind je nach Empfindlichkeit individuell unterschiedlich relevant. Vor allem bei Histamin und Oxalat können die Sensitivitäten stark unterschiedlich sein. Deswegen ergibt es hier Sinn, die Empfindlichkeit zu testen, bevor man ganze Nahrungsgruppen aus der Ernährung streicht.

Antientzündliche Nahrungsmittel

Einer der wichtigsten Faktoren hinsichtlich einer antientzündlichen Ernährung ist der Darm. Daher zielen viele Maßnahmen darauf ab, eine möglichst gesunde Darmflora herzustellen. Der zweite Faktor ist das Immunsystem selbst. Einige Lebensmittel haben direkte Auswirkungen auf die Sekretion bestimmter Prostaglandine. Antioxidantien können dabei helfen, den Teufelskreis aus oxidativem Stress und Entzündung zu durchbrechen, obwohl man dazu sagen muss, dass sie hierfür in so großer Menge konsumiert werden müssen, dass dies mit der normalen Ernährung nur schwer möglich ist. Allerdings hilft es sehr, über die Ernährung nicht weitere Oxidantien zu sich zu nehmen und einen ersten Reiz in die richtige Richtung zu setzen. Ein wichtiger Punkt sind hierbei die Sirtuine. Diese Enzyme kamen zu weltweiter Bekanntheit, als die britische Sängerin Adele mit einer sirtuinesteigernden Diät fast 50 Kilo abgenommen hat. SIRT steht für »silent inflammation regulator two«, was schon vermuten lässt, dass es dabei um einige Prozesse geht, die in diesem Buch beschrieben werden.

« Beispiele für antientzündliche Lebensmittel und ihre dafür wichtigen Inhaltsstoffe

Die Sirtuine wurden in den 1990er-Jahren bei Hefen gefunden und als ein Faktor für eine erhöhte Langlebigkeit identifiziert. Seither sind sie eine der am meisten beforschten Substanzgruppen, da man sich von ihnen Durchbrüche in der Tumorforschung und bei chronischen Erkrankungen erhofft. Einige der Sirtuine unterbinden die chronischen Entzündungsprozesse, die zu den im zweiten Kapitel (Seite 28) dargestellten verhängnisvollen Kreisläufen führen. Für eine saubere Funktion wird, ähnlich wie in den Mitochondrien, viel NAD+ benötigt. NAD+ ist ein auf Vitamin B_3 aufbauendes Coenzym zu dessen Herstellung auch Cholin notwendig ist.

Omega-3- und Omega-9-Fettsäuren Wie bereits im Zusammenhang mit den eher unguten Fetten erwähnt, führt ein guter Anteil von Omega-3-Fettsäuren dazu, dass der Körper in der Lage ist, eine gute Menge an antientzündlichen Zytokinen herzustellen. Omega-3-Fettsäuren sind die einzigen Nahrungsbestandteile, für die sicher eine kardioprotektive Wirkung gezeigt werden konnte. Allerdings gilt hier nicht: je mehr, desto besser. Ein Überschuss an Omega-3-Fettsäuren kann ebenfalls zu oxidativem Stress im Körper führen, da sie genauso reaktionsfreudig sind wie die Omega-6-Fettsäuren. Es gilt also, eine gute Menge von ihnen zu konsumieren, ohne ein Übermaß an Omega-6-Fettsäuren. Die für unseren Körper essenziellen Omega-3-Fettsäuren Eicosapentaensäure (EPA) und Docosahexaensäure (DHA) finden sich allerdings nur in Algen und fetten Kaltwasserfischen. Vor allem die größeren Raubfische dieser Kategorie wie Thunfisch und Lachs, sind sehr stark schwermetallbelastet. Es ist also ratsam, seinen Bedarf mit dem Konsum von kleineren Fischen wie zum Beispiel Sardinen zu decken oder auf Algenöle zurückzugreifen. Diese können auch als Salatöl integriert werden, wenn man sie in die Nahrung mit aufnehmen möchte.

Fermente Fermentierte Nahrungsmittel, also durch Hilfe von Bakterien und Hefen veränderte, gehören schon immer zur Ernährung des Menschen, da sie die einzige Möglichkeit sind, Nahrungsmittel haltbar zu machen, wenn nicht ausreichend Kühlmöglichkeiten zur Verfügung stehen. Aber auch in den eiskalten Regionen macht man sich Fermentation zunutze, um die Ausbeute an Nährstoffen zu verbessern und Glukose aus einer extrem proteinlastigen Ernährung zu bekommen. So wird bei den Inuit traditionell das Fleisch eines erlegten Walrosses in dessen Haut eingenäht und dort mehrere Monate belassen, bevor es konsumiert wird. Durch den Fermentationsprozess erhielten die Inuit in ihrer traditionell vor allem auf tierischen Lebensmitteln basierenden Lebensweise Vitamine, Mineralien und Glukose, die ihnen sonst nicht zur Verfügung standen. Der Gestank derart zubereiteten Fleischs ist für den heutigen Mitteleuropäer mit Sicherheit nahezu unerträglich. Ähnlich zubereitete Fisch- und Fleischarten gelten in einigen skandinavischen und arktischen Regionen aber als Delikatessen.

Durch Fermentation können stark lektinhaltige Nahrungsmittel verträglicher oder überhaupt genießbar gemacht werden. Unserem Mikrobiom werden so notwendige und hilfreiche Bakterien und Hefen zugefügt. Natürliche Fermente enthalten eine Vielfalt von Mikroorganismen, die die eines Probiotikums bei weitem übersteigen. Zudem liefern sie Geschmackserlebnisse, die – wenn man sich erstmal an sie gewöhnt hat – nirgendwo sonst zu finden sind.

Erfreulicherweise werden Fermente seit einigen Jahren wieder zunehmend beliebt, sodass es sie in nahezu jeder Art im Bio-Laden zu kaufen gibt. Wer die Selbstherstellung scheut und sich erst mal vorsichtig herantasten will, kann sie fertig erstehen. Nimmt man sie als festen Bestandteil in die Ernährung auf, so rate ich zur Selbstherstellung, da man zu dem Preis eines fertigen Glases im Bio-Laden ungefähr zehn Gläser selbst herstellen kann. Der Aufwand ist zudem gering, da die Bakterien ihre Arbeit ganz ohne unser Zutun erledigen.

Flavonoide Meine Oma litt schon in jungen Jahren unter einer Venenschwäche mit Krampfadern. Wahrscheinlich, weil sie in ihrem Leben unglaublich viel gestanden hat, ohne wirklich etwas für ihre Venenpumpe zu tun. Meine Mutter fürchtete sich davor, dass sie das auch bekommen würde. Auf Nachfrage bei ihrem Heilpraktiker gab er ihr den Rat, ihren Salat mit wilden Stiefmütterchen zu garnieren. Für mich, damals vielleicht zwölf Jahre alt, war es die erste Erfahrung, dass man Einiges, was auf unseren Wiesen wächst, essen und damit heilen kann. Es war der Beginn meiner Liebe zur Phytotherapie. Von meiner Oma erhielt ich dann mein erstes Heilkräuterbuch: »Heilkräuter aus dem Garten Gottes« und streifte fortan über die Wiesen, erfreute meine Familie mit Ölauszügen (oder auch nicht: die rote Farbe des Johanniskrauts ist wahrscheinlich bis heute in Omas Steingutbecken) und hängte in der Laube Kräuter zum Trocknen auf.

Damals wusste ich aber noch nicht, wie richtig der Heilpraktiker lag und was im Stiefmütterchen so wirkungsvoll ist, nämlich Rutin, eines der Flavonoide. Flavonoide sind Farbstoffe, die Pflanzen als Schutz vor Fressfeinden und UV-Licht produzieren. Sie finden sich daher vor allem in den Blüten und Blättern sowie im Astwerk und kaum in den Früchten. Zu den Flavonoiden gehören die Catechine (zum Beispiel in Tee), die Anthocyanidine (zum Beispiel in dunklen Beeren), das Lycopin (zum Beispiel in der Tomate), Rutin und Quercetin (zum Beispiel in Buchweizen) und die Isoflavonoide (zum Beispiel in Süßholzwurzel). Für die Flavonoide konnten folgende Wirkungen gezeigt werden:

- antientzündlich
- antiallergisch
- antiviral
- antimikrobiell
- antioxidativ
- antiproliferativ (das heißt, die überschüssige Vermehrung von Gewebe wird verhindert)
- antikanzerogen (krebsverhindernd)

Flavonoide haben einen hormetischen Effekt und können im Übermaß toxisch sein. Ihre Wirkung beruht auf einem direkten Einfluss an der DNA, unter anderem durch eine Aktivierung der Sirtuine. Sie sind mächtige Antioxidantien und hemmen verschiedene Signalwege im Körper wie NF-kappaB. Zudem wirken sie harmonisierend aufs Immunsystem.

All diese Eigenschaften machen sie zu einem wichtigen Werkzeug in der Ernährung gegen stille, systemische chronische Entzündung.

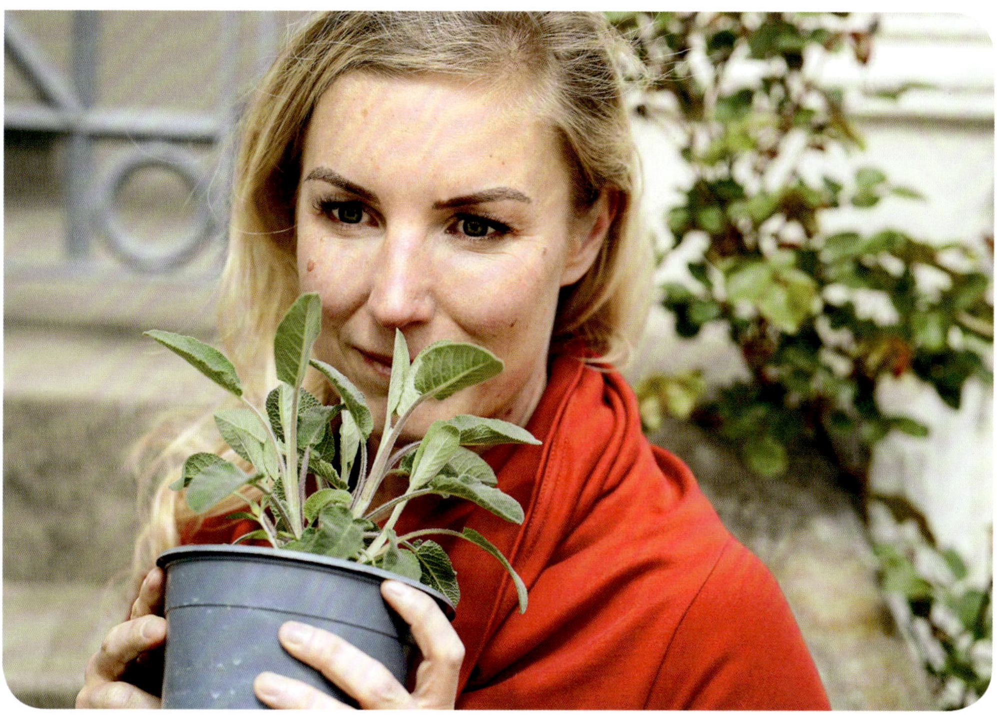

Antientzündliche Gewürze Im Augenblick kursiert in den sozialen Medien ein Rezept für einen antientzündlichen Shot aus 3 EL frischem Ingwersaft, 3 TL Kurkumapulver und einem TL Zimt. Ich habe es selbst noch nicht probiert, bin aber ziemlich sicher, dass es grauenhaft schmeckt. Grundsätzlich ist die Idee aber hervorragend, denn Gewürze sind fast immer auch Heilmittel mit hohem antientzündlichem Potenzial. Rosmarin und Salbei enthalten die stark antioxidative Carnosolsäure, Kurkuma inhibiert direkt TNF-Alpha und Interleukin-6. Es kann eine überschießende Aktivierung von Inflammasom beim NO/ONOO-Zyklus verhindern und so den Teufelskreis durchbrechen. Kurkuma enthält zwar viel Oxalat, erhöht aber nicht die Oxalatausscheidung im Urin, was in Studien nachgewiesen wurde. Zimt verbessert die Insulinsensitivität, auch wenn in Studien keine direkte antientzündliche Wirkung gezeigt werden konnte.

Glycinreiche Nahrungsmittel Glycin hat stark antientzündliche Eigenschaften und sollte daher in der Therapie chronisch entzündlicher Erkrankungen immer eine Rolle spielen. Es ist stoffwechselbeschleunigend und hilft dabei, die negativen Einflüsse einer übermäßigen Kalorienzufuhr auszugleichen. Glycin regt die Magensäureproduktion an und verbessert damit die Verdauung. Im Falle einer zu hohen Stickstoffbelastung hilft Glycin bei den Entgiftungsprozessen und beim Wiederaufbau von gesundem Gewebe. Es scheint außerdem eine wichtige Rolle im intrazellulären Stoffwechsel der Mitochondrien zu spielen. Weiterhin hat Glycin großen Einfluss, wenn es um die Entgiftung von Schwermetallen geht. Das gilt sowohl in seiner Rolle als Bestandteil des Glutathions als auch als Einzelsubstanz, welche die Methylierungsreaktionen (Entgiftungsprozesse in der Leber) beschleunigt. Glycin findet sich in großer Menge in Knochenbrühe und Kollagen.

Senfölhaltige Gemüse Die Gemüse der Kreuzblütlerfamilie (zum Beispiel Kohl, Brokkoli oder Kohlrabi) vereinen verschiede potente Eigenschaften in sich, die sie zu einem mächtigen Werkzeug machen, um entzündliche Prozesse zu stoppen. Sie enthalten Stoffe, die beide Entgiftungswege in der Leber unterstützen und so als Gesamtpaket dafür sorgen können, dass Giftstoffe den Körper schneller verlassen und die Leber ihrer Arbeit besser nachgehen kann. Indol-3-Carbinol unterstützt die Catechol-O-Methyltransferase (COMT, Seite 35) in ihrer Funktion und hilft somit dabei, dass keine toxischen Metaboliten aus Östrogen gebildet werden, der Abbau von Noradrenalin und Adrenalin sauberer abläuft, und auch diverse über diesen Weg entgiftete andere Stoffe abgebaut werden können. Di-Indolyl-Methan (kurz DIM) und Sulforaphan unterstützen die Reaktivierung und Produktion von Glutathion und helfen hierdurch die Phase 2 der Entgiftung in der Leber zu verbessern.

Dr. Therry Wahls, eine an Multiple Sklerose (MS) erkrankte Kollegin aus den USA, hat einige Studien mit einer Zufuhr von 600–800 g Kohlgemüse am Tag zur Behandlung ihrer Krankheit mit beeindruckenden Ergebnissen durchgeführt. Eine Studie von 2020 konnte eine direkte Auswirkung auf die entzündungsauslösenden Transkriptionsfaktoren NF-kappaB und die Kinase mTor zeigen, sowie eine Erniedrigung von Interleukin-6 und TNF-Alpha. Die enthaltenen Stoffe scheinen neben ihren positiven Eigenschaften auf die Entgiftungsfähigkeiten des Körpers auch eine direkt entzündungsmodulatorische Wirkung zu haben. Natürlich bedarf es noch weiterer Forschung, um diese Sachverhalte genauer zu ergründen. Die oft geäußerten Bedenken einer möglichen Schilddrüsenblockade durch die Gemüse der Kreuzblütler, wie man es von Schafen kennt, die nahezu ausschließlich mit Kohl ernährt wurden, ließen sich in Studien an menschlichen Zelllinien nicht bestätigen. Im Gegenteil: 2005 konnte eine Studie zeigen, dass eine Zufuhr von Di-Indolyl-Methan eine Verminderung von kropfbildendem Wachstum und eine Verminderung von tumorösem Wachstum bei Schilddrüsenzellen hatte. Eine Beobachtungsstudie aus Schottland legt jedoch nahe, dass bei einem hohen Konsum von Kreuzblütlern auch auf eine ausreichende Jodzufuhr geachtet werden muss, um die Schilddrüsengesundheit zu gewährleisten.

Da ein Großteil der stillen chronischen Entzündungsprozesse der heutigen Zeit den unzähligen Giftstoffen geschuldet sind, die wir durch unsere unnatürliche Lebensweise nicht mehr loswerden, sollten Kreuzblütler auf jeden Fall eine Rolle in unserer Ernährung spielen. Interessant ist auch, dass die wirksamen Stoffe dieser Gemüsegruppe erst aus ihrer nicht aktiven Form aktiviert werden müssen, was durch die Freisetzung des Enzyms Myrosinase beim Kauen, Schneiden oder Raspeln geschieht. Da für die saubere Verdauung bestimmter schwer verdaulicher Ballaststoffe in diesen Gemüsen ganz spezielle hilfreiche Bakterien im Mikrobiom des Darms vorhanden sein müssen, kann der Konsum zu Blähungen führen. Wenn man hierzu neigt, sollte man mit kleinen Portionen beginnen und sich langsam an größere Mengen herantasten.

Beta-Carotine Das Betacarotin Astaxanthin, das sich vor allem im Panzer von Krustentieren befindet, konnte in Studien die proentzündlichen Effekte von Alkohol in Makrophagen rückgängig machen und ihre Beruhigung herbeiführen. Es aktiviert das Sirtuin-1 und hat hierüber einen insgesamt antiinflammatorischen Effekt und ein hohes antioxidatives Potenzial. Aber auch beta-Carotine aus anderen Quellen wie Karotten haben eine antientzündliche Wirkung.

Die antientzündliche Macht der Kälte

Kryotherapie ist eine Behandlungsform, in der der Körper starker Kälte ausgesetzt wird, um therapeutische Effekte zu erzielen. Das hilft auch bei Entzündungen.

Während mir der Wind eiskalt ins Gesicht peitscht und kleine Schneeflocken in meinen Wimpern hängen bleiben, kämpfe ich mich Schritt für Schritt die Schneekoppe hinauf. Die Außentemperatur liegt bei -7 °C. Am Körper trage ich nur eine kurze Sporthose und ein Bikinioberteil. Die Kälte ist extrem und der Wind scheint von überall zu kommen. Der Schnee vor mir beginnt in verschiedensten strahlenden Farben zu leuchten und Wirbel aus buntem Licht drehen sich vor meinen Augen. Trotz der extremen Erfahrung fühle ich mich eher euphorisch als schlecht. »Ich glaube, ich habe eine milde Hypothermie, ich sehe bunte Lichter.«, rufe ich nach vorne. Einer meiner engen Freunde, Douwe van der Berg, ein erfahrener Atem- und Kältetrainer, blickt sich zu mir um, checkt kurz, wie ich weiterhin mit konstanten starken Schritten den Berg hoch stapfe und antwortet: »Das ist okay, es ist gut, das mal erlebt zu haben und den Körper an die Grenze zu bringen, vor allem wenn man andere darin unterrichten möchte.« Oben angekommen, bin ich, nachdem das extreme unkontrollierte Zittern des Aufwärmens vorbei ist, einfach nur stolz und glücklich.

Wenn man bedenkt, dass ich nur wenige Jahre zuvor den Winter wirklich gehasst und gefürchtet habe, weil mein kranker und erschöpfter Körper einfach nicht in der Lage war, genügend Energie für eine zusätzliche Wärmeproduktion aufzubringen, war dies schon eine beeindruckende Veränderung. Aber man muss auf keinen Fall im Bikini die Schneekoppe besteigen, um die antientzündliche Wirkung von Kälte nutzen zu können. Die Effekte lassen sich schon viel früher erreichen.

Kälte als Therapie

Das Prinzip der Hormesis haben wir bereits im ersten Kapitel (Seite 27) besprochen. Kaum etwas zeigt diesen Effekt so schön wie die Temperatur. Bei warmen Temperaturen muss unser Körper keinerlei Anpassungsmaßnahmen ergreifen. Niedrigere Temperaturen führen aber zu einer ganzen Reihe von beeindruckenden Anpassungsmechanismen, die den Körper stärker und widerstandsfähiger machen. Zu niedrige Temperaturen führen aber zu Unterkühlung und schließlich zum Tod.

Der Einsatz von Kälte als Therapiemethode ist schon uralt. Gerade in Deutschland haben Kältetherapien durch Pfarrer Sebastian Kneipp eine lange Tradition. Mit seinen Kaltwasserkuren war er so erfolgreich, dass sich die Schulmedizin schon damals bedroht fühlte und er mehrmals verklagt wurde. Dass sich seine Prinzipien bis heute gehalten haben, spricht für ihre Wirksamkeit. Darüber hinaus war Kälte über lange Zeit die einzige Möglichkeit der wirksamen Lokalanästhesie und wurde hierfür erfolgreich eingesetzt. Mit dem Aufkommen der Anästhetika geriet die schmerzlindernde Wirkung der Kälte jedoch in Vergessenheit, bevor sie vor Kurzem, auch mit den neuen technischen Möglichkeiten von Kältekammern und Kryosaunen, wiederentdeckt wurde.

Leider ist die Datenlage zur tatsächlichen Wirksamkeit sehr schwer auszuwerten, da in den verfügbaren Studien mit verschiedenen Anwendungen, Temperaturen und Probanden gearbeitet wurde. Ein Überblick über die Gesamtstudienlage macht jedoch diese Aussage möglich: Kälte vermindert Entzündungen, reduziert Schmerzen, vor allem chronische Schmerzen, und wirkt sich ausgleichend auf das Hormonsystem und die Stimmung aus. Wie bereits in den anderen Kapiteln immer wieder dargestellt, ist sie nur ein Baustein in dem schützenden Gebäude, das wir errichten möchten, aber einer, der viel Halt geben kann und zudem – wenn man sich erstmal dran gewöhnt hat – sehr viel Spaß macht.

Reaktionen des Körpers auf Kälte

Eine große Rolle im Rahmen dieser Anpassungsprozesse spielen die Schilddrüsenhormone. Unter Kälteinduktion findet eine direkte Konversion von T4 in T3 im peripheren Gewebe statt. Der normale Kreislauf der Schilddrüsenstimulation über das Thyreoidea-stimulierende Hormon (TSH) wird hierbei umgangen. Der höhere T3-Spiegel führt zu einer vermehrten Induktion der G-Protein-gekoppelten Rezeptoren, zu denen unter anderen die Rezeptoren für Melatonin, Serotonin, Oxytocin, Adrenalin und Noradrenalin gehören. Schon hierdurch werden eine antientzündliche Wirkung und ein umgehender positiver Effekt auf die Stimmung erzeugt. In einer Studie aus 2009 konnte gezeigt werden, dass durch Kälteinduktion die Spiegel an Noradrenalin und Dopamin massiv nach oben gehen, was in dieser Kombi einen antientzündlichen und stimmungserhellenden Effekt hat. Ein Gewöhnungseffekt konnte nicht gezeigt werden. Die hierdurch erhöhte Stoffwechselrate beschleunigt den Abbau von Giftstoffen und verbessert Regenerationsprozesse.

Ich selbst, und auch die meisten anderen, haben nach der Kälteinduktion das Gefühl, liebevoller und gelassener auf die Welt zu blicken – wahrscheinlich ein Zeichen der besseren Wirkung von Oxytocin. Dieser Effekt lässt sich noch verstärken, wenn man aus dem kalten Bad ein Gemeinschaftserlebnis macht. Die Erfahrung des Extremen schweißt zusammen und öffnet uns, sodass aus einem solchen Erlebnis Freundschaften entstehen können.

Die vermehrte Wirkung von Oxytocin könnte, wie eine Studie aus dem Jahr 2019 an Mäusen, die langfristiger Kälte ausgesetzt waren, belegt, einen wesentlichen Anteil am protektiven Wert von Kälte gegenüber dem Verlust von Muskelmasse im Alter und bei Entzündung sein. Ein weiterer Grund ist die Ausschüttung von Interleukin-6 als Myokine in der Muskulatur. Wird Interleukin-6 von der Muskulatur ausgeschüttet, so hat es im Körper nicht wie sonst eine entzündliche Wirkung, sondern eine antientzündliche. Dies ist damit zu erklären, dass es für Interleukin-6 zwei verschiedene Arten von Rezeptoren gibt. Einen ungebundenen, der frei in der Zelle herumschwimmt, und einen an die Zellmembran gebundenen. Während der freie für Entzündungsverstärkung verantwortlich ist, signalisiert der andere den Immunzellen der Zellwand: »Alles in Ordnung«. Kälte führt zu einer drastischen Reaktion der freien Interleukin-6-Rezeptoren, während die in der Membran befindlichen erhalten bleiben. Daher hat dieser Stoff, den ich fast immer als Entzündungsfaktor aufgeführt habe, auch durch die Induktion von Kälte plötzlich einen entzündungshemmenden Effekt. Wenn das kein »Bio-Hack« ist.

Ein weiterer Mechanismus ist die Ausschüttung von Kälteschockproteinen. Diese werden immer ausgeschüttet, wenn sich die Körpertemperatur verringert. Dies kann auch bei höheren Temperaturen erzielt werden, wenn man sich länger in der Kälte aufhält. Kälteschockproteine werden produziert, wenn die Temperatur des Körperkerns um 1–2 °C fällt. Wie schnell sich die Körperkerntemperatur verringert, hängt von verschiedenen Umwelt- und Körperfaktoren wie der Bewegung des Wassers, der Menge an Unterhautfettgewebe und dem Fitnessgrad, ab. Aus den bisherigen Studienerkenntnissen lässt sich in stehendem Gewässer (also ein See, eine Tonne oder ein Tauchbecken) aber grob folgende Formel herleiten:

f(x) = mx + n
x = Wassertemperatur
f von x = Abfall pro Minute
m = 0,016666666666666
n = 0,38332

Kälteschockproteine greifen regulatorisch in die Auslesung der DNA ein. Passiert dies in gesunden Körperzellen, so werden diese widerstandsfähiger. Zudem führen sie ebenfalls zu einer Regulation von NF-kappaB. Manche Tumore exprimieren Kälteschockproteine ohne die Exposition gegenüber Kälte. Diese Krebsarten haben wesentlich schlechtere Heilungschancen und sind gegen die meisten Therapien immun. Eine ähnliche Widerstandsfähigkeit wünschen wir uns für unsere Körperzellen. Kälteschockproteine helfen dem Körper dabei, neurodegenerative Schäden, wie sie bei chronisch systemischer Entzündung häufig auftreten, rück-

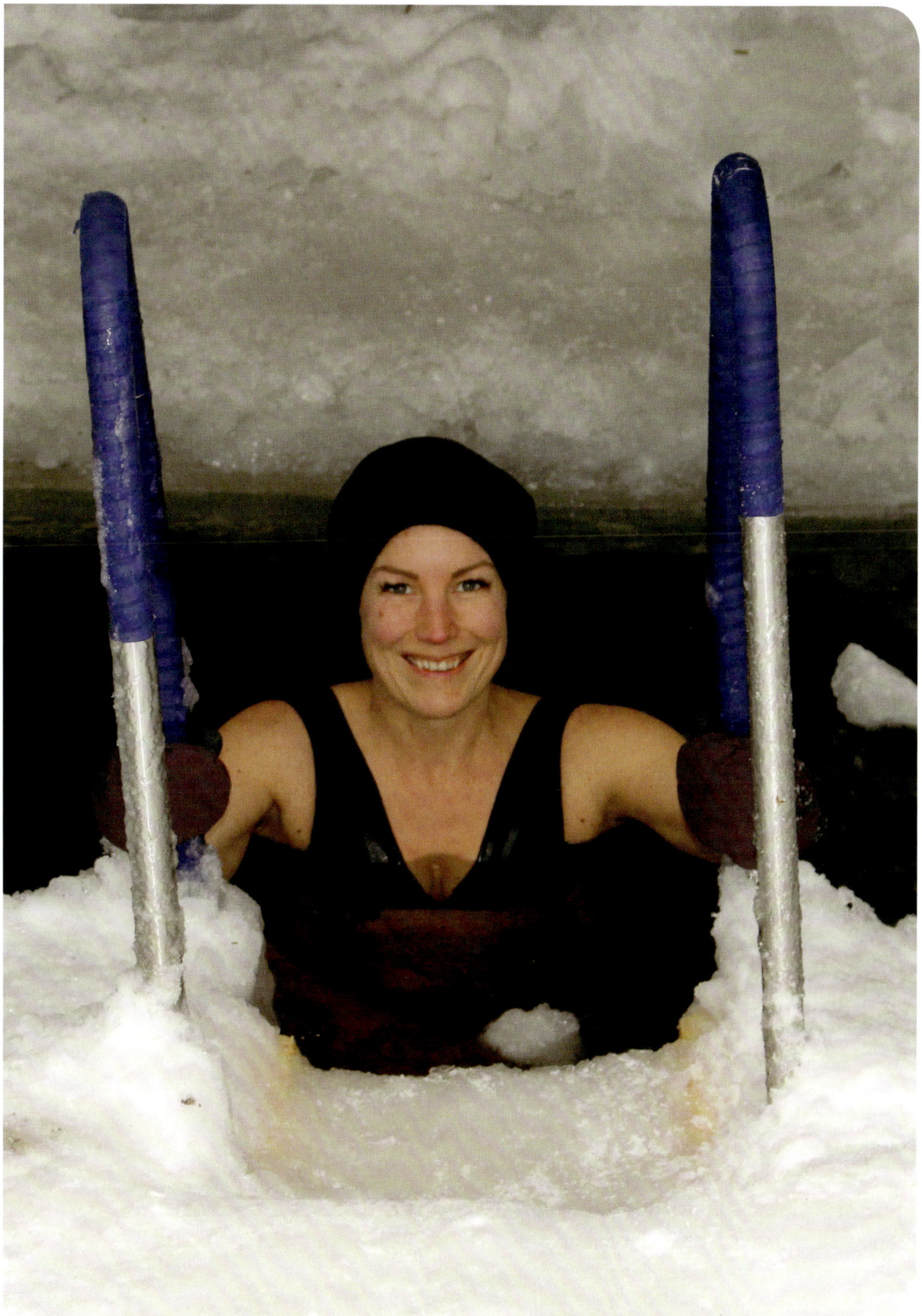

gängig zu machen. In Tierversuchen konnte man vielversprechende Ergebnisse für Alzheimer und Parkinson erzielen. Der Effekt von Kälteschockproteinen hält bei einmaliger Exposition drei Tage an, nach Expositionen von dreimal in der Woche bleibt der Effekt noch 14 Tage bestehen. Bei langfristiger Anwendung über Monate persistiert der Effekt auch nach Beendigung der Kälteexpositionen für sechs Wochen.

Kälte führt direkt zu einer Verminderung des Entzündungszytokin Prostaglandin E2. Gleichzeitig wird in großen Mengen Makrophageninhibitor Protein-1 Alpha ausgeschüttet, das bedeutet, Kälte wirkt stark beruhigend auf die Berserkertrolle (die aktivierten Makrophagen). Die Anwendung kann durch Baden in kaltem Wasser, Kryokammer, aber auch durch lokale Anwendung auf abdominalem Fettgewebe erfolgen. Letzteres funktioniert, weil sich hier die meisten proentzündlich aktivierten Makrophagen befinden. Hiermit kann verhindert werden, dass eine Gewichtsreduktion, welche grundsätzlich zur Entzündungskontrolle absolut empfehlenswert ist, durch das Schrumpfen und Absterben von Fettzellen zusätzliche Entzündung verursacht.

Da Omega-3-Fettsäuren wesentlich kältestabiler sind als Omega-6-Fettsäuren, ist der Körper bemüht, unter Kälteeinfluss mehr Omega-3-Fettsäuren in die Zellmembranen einzubauen. Diese werden hierdurch robuster und flexibler, was ebenfalls zu einer geringeren Entzündungslage beiträgt.

Ab und zu wird angeführt, dass Kälte durch die Ausschüttung von Stresshormonen selbst ein Grund für oxidativen Stress ist. Dies ist auch richtig, allerdings fährt der Körper gleichzeitig die antioxidativen Enzyme Glutathion-Transferase und Superoxid-Dismutase um über die Hälfte ihrer ursprünglichen Wirkung nach oben, wodurch Kälte in Summe dann einen antioxidativen Effekt hat. Allerdings müssen dafür beiden Enzymen ausreichend Substrat zur Verfügung stehen, wie zum Beispiel Selen. Zudem gibt es genetische Varianten, die die Funktion dieser Enzyme einschränken. Wer von Kälte keinerlei positiven Effekt verspürt, sollte seinen Mikronährstoffhaushalt prüfen und gegebenenfalls einen Gentest durchführen lassen, wie man ihn inzwischen von einigen Anbietern zu überschaubaren Preisen bekommt.

Auch wenn wir noch nicht alle Auswirkungen von Kälte auf unser Immunsystem und unseren Körper verstehen, so zeigen viele Untersuchungen den klinischen Nutzen von Kälte. Regelmäßige Winterschwimmer leiden bis zu 40 % weniger an viralen Atemwegsinfekten als eine nicht kälteexponierte Kontrollgruppe. Da vor allem die Kälteschockproteine der Wissenschaft ein vielversprechendes Feld bieten, bin ich sicher, dass wir in den nächsten Jahren immer besser verstehen werden, warum Kälte so viele positive Effekte in unserem Körper erzielt. Bis dahin freue ich mich darüber, dass ich, die ich früher wirklich jeden Infekt eingesammelt habe, der unterwegs war, nun seit fast zwei Jahren keine einzige Erkältung hatte. Ich tauche in meine Eistonne, den naheliegenden See oder die Donau und genieße das Gefühl des tiefen Friedens, das sich unmittelbar in meinem Körper einstellt.

Kälte, Fettgewebe und Gewicht

Viele Vorgänge in unserem Körper sind temperaturabhängig und laufen nur bei einer Temperatur zwischen 36,4 °C und 37,2 °C optimal ab. Daher war ein Halten dieser Temperatur – unabhängig von der Außentemperatur – trotz des erhöhten Aufwandes, ein evolutionärer Vorteil, sodass sich die wechselwarmen Tiere entwickelten. Sinkt unsere Temperatur unter diesen Wert, so kommt es zur vermehrten Ansammlung von Giftstoffen. Je weiter die Temperatur sinkt, desto schlechter funktionieren unsere Lebensfunktionen, bis es schließlich zum Tod kommt. Es ist also naheliegend, dass wir einige Möglichkeiten im Köcher haben, auch bei niedriger Außentemperatur unsere Temperatur zu halten. Schauen wir uns diese Prozesse einmal an.

Die Mitochondrien werden auch als die Energiekraftwerke unseres Körpers bezeichnet. Egal aus welchem ursprünglichen Treibstoff, am Ende werden sie im Mitochondrium in die Atmungskette eingefügt und hier zur Energieproduktion genutzt. Hierzu wird über mehrere komplizierte Regelkreise zunehmend Energie angereichert. Diese wird unter anderem mithilfe von NAD+ von einem Regelkreis zum nächsten transportiert, weswegen dieser Stoff und das ihm zugrunde liegende Vitamin B_3 so entscheidend für eine gute Mitochondrienfunktion sind. In den Mitochondrien selbst wird die an Elektronen gebundene Energie zwischen den Membranen gebunden, während die Elektronen unter der Produktion von Wasser

Energiefreisetzung in den Mitochondrien

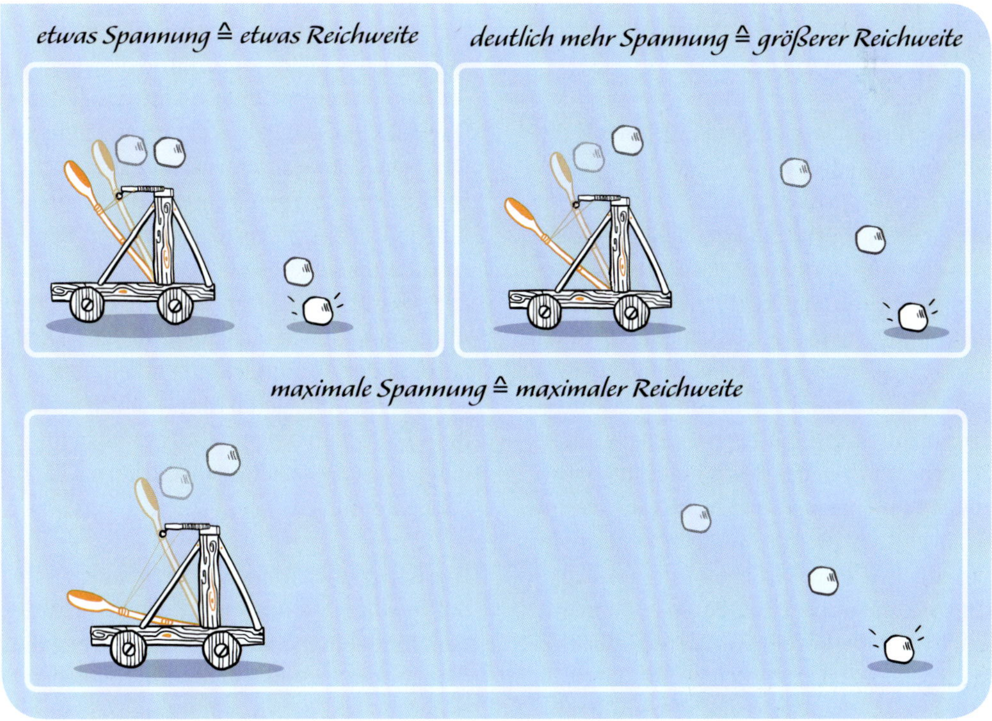

und CO_2 wieder abgegeben werden. Von Komplex zu Komplex entsteht so eine höhere Ladung und Energie, die schließlich genutzt wird, um ein zusätzliches Phosphatteilchen an Adenosindiphosphat anzuhängen. Denn hierzu ist sehr viel Energie nötig. Man kann sich das vorstellen, wie ein super straff gespanntes Katapult, für dessen Spannung man mehrere starke Männer braucht. Wird es schließlich losgelassen, so wird die Energie wieder frei und schleudert den eingelegten Stein weit weg und kann bei einem Aufprall durch die enthaltene Energie erheblichen Schaden verursachen. So ist es auch mit der Verbindung zum Phosphat. Dieses trägt enorme Spannung. Wird sie wieder gelöst, kann die Energie (wie Strom aus der Steckdose) für alle Funktionen unseres Körpers genutzt werden. Insgesamt werden im Rahmen der Verbrennung eines Glukosemoleküls bis zum Ende der Atmungskette 38 solcher Verbindungen geschaffen. Ein bisschen Energie geht auch immer verloren und wird als Wärme freigesetzt.

Nun wird auch langsam klar, wohin uns dieser Ausflug in die Zellbiologie führen soll. Die erste Möglichkeit, die der Körper hat, um zu mehr Wärme zu kommen, ist, dass er schlicht dafür sorgt, dass der Energiebedarf der Muskulatur massiv steigt. Dann muss die Atmungskette stark beschleunigt werden und es wird auch mehr von ihrem eigentlichen Abfallprodukt frei, nämlich Wärme. Dies nennt man dann Thermogenese mit Zittern und ist in der Realität das unkontrollierbare Zittern, das sich bei Kälte irgendwann einstellt. Da die Muskelbewegung aber eigentlich nicht gebraucht wird und auch die Glukose in unserem Körper ein begrenztes Gut ist, hat der Körper wechselwarmer Tiere, zu denen auch der Mensch gehört, einen weiteren Mechanismus, um Wärme unabhängig von Muskelaktivität zu produzieren: die kalte Thermogenese unter Entkopplung der Atmungskette. Dieser Mechanismus funktioniert umso besser, desto häufiger er nötig ist. Bei den meisten in herrlich beheizten Räumen lebenden Menschen also nicht besonders gut.

Bei der Entkopplung der Atmungskette wird die Anreicherung der Elektronen zwischen den Membranen aufgehoben und die Energie wird nach außen als Wärme frei, statt zum Spannen der Katapulte genutzt zu werden. Auch dieser Mechanismus verbraucht Glukose, da jedoch wesentlich mehr Energie in Wärme umgesetzt wird, ist er effektiver als Zittern. Dennoch findet auch hier ein hoher Verbrauch von Energie ohne irgendeine Art an Betätigung statt. Deshalb sollte bei Menschen, deren Hypothalamus-Hypophysen-Nebennieren-Achse beeinträchtigt ist, eine Kälteexposition nicht übertrieben werden, da der Körper, wenn keine Glukose mehr zur Verfügung steht, Stresshormone ins Rennen schickt, um Glukose aus anderen Quellen zu gewinnen. In einem metabolisch flexiblen Stoffwechsel wird nun Energie aus Fett gewonnen. Diese Fähigkeit ist bei vielen durch die ständige Verfügbarkeit von Nahrung etwas eingerostet, wird aber wie fast alles besser, desto öfter der Körper sie »übt«. Allerdings können nicht alle Zellen den Zaubertrick der Atmungskettenentkopplung, sondern nur die, deren Mitochondrien an ihrer Membran das Protein Thermogenin haben, welches bei Kälteinduktion als Entkoppler dient.

Diese speziellen Mitochondrien finden sich nur in einer besonderen Art von Fettgewebe, dem braunen und beigen Fett. Während die Menge an braunem Fettgewebe weitgehend genetisch bedingt zu sein scheint und nordische Vorfahren eher zu einem erhöhten Anteil an brauem Fett neigen, bildet sich beiges Fettgewebe überall in unserem Körper zwischen den weißen Fettzellen. Einige Forscher glauben sogar, dass es direkt aus dem weißen Fettgewebe gebildet wird. Während weißes Fettgewebe proentzündlich und hormonell ungünstig ist, trägt ein hoher Anteil an beigem Fettgewebe zu einer erhöhten metabolischen Flexibilität, einer Programmierung der Makrophagen in die antientzündliche Richtung und der Möglichkeit einer drastischen Stoffwechselerhöhung bei Kälteinduktion bei. So konnte bei Geübten, durch einen längeren Aufenthalt in 14 °C kaltem Wasser, eine kurzfristige Erhöhung der Stoffwechselrate um 350 % erreicht werden. Dieser Effekt schwächte sich nach der Exposition ab, hielt aber noch Stunden an. Ebenfalls führt Kälte zu einer starken Verbesserung der Insulinsensitivität. Dies ergibt angesichts der oben erläuterten Vorgänge sehr viel Sinn, denn der erhöhte Bedarf kann nur gedeckt werden, wenn Glukose schnellstmöglich in die Zellen transportiert wird, und hierfür benötigen wir Insulin.

Alle oben genannten Mechanismen helfen dabei, eine Gewichtsreduktion erheblich zu beschleunigen, zu erleichtern und dafür zu sorgen, dass das Gewicht auch gehalten werden kann.

Optionen der Kälteexposition

Es gibt verschiedene Arten, Kälte zu erleben, und alle haben Vor- und Nachteile. Für die antientzündliche Komponente von Kälte reichen kurze und damit auch wenig zeitintensive Expositionen. Wer sich den erhöhten Energieverbrauch durch Kälte zu Nutzen machen will, sollte eher auf moderatere Temperaturen und längere Exposition setzen. Dafür, wie lange es dauert, bis Kälte zu einer Änderung der Körperkerntemperatur und damit zu einer Induktion aller in den vorherigen Teilen genannten Vorteile führt, sind unterschiedliche Aspekte verantwortlich.

Temperaturgradient Hier geht es um den Unterschied zwischen der eigenen Körpertemperatur und der Außentemperatur. Der Temperaturgradient ist der größte Pluspunkt von Kältekammern und Saunen, da hier massive Temperaturunterschiede erreicht werden können. In kaltem Wasser ist der Gradient physikalisch begrenzt, da das Wasser niemals kälter als der Gefrierpunkt sein kann. Obwohl dies ein Nachteil von Kälteexposition im Wasser ist, gibt es hier bei sehr niedrigen Temperaturen aber auch einen besonderen Reiz: Da selbst bei minus 40 Grad das Wasser unter dem Eis null Grad hat, ist die Wassertemperatur deutlich höher als die Außentemperatur.

Leitungsvermögen Wasser leitet sehr gut, Metall leitet noch besser, führt aber sehr schnell zu Kälteverbrennungen. Luft leitet nur sehr schlecht, weswegen Kryosaunabehandlungen kaum zu einem Absinken der Körpertemperatur führen. Kühlpacks leiten je nach Inhalt ebenfalls sehr gut. Durch den direkten Kontakt zur Haut sollte darauf geachtet werden, dass es nicht zu Erfrierungen kommt.

Expositionsoberfläche Auch hier gewinnt Wasser, wo man zumindest für einen kurzen Zeitraum den ganzen Körper exponieren kann, wenn man möchte für einen kurzen Zeitraum sogar den Kopf. Lokale Exposition ist auf die Größe der Kühlutensilien begrenzt, und bei der Kryosauna schauen üblicherweise Beine und Kopf heraus, sodass im Wesentlichen nur eine Exposition des Körperkerns erfolgt.

Lokal Da nachgewiesen werden konnte, dass eine lokale Exposition die Makrophagen inhibieren und es hervorragend zu Schmerzlinderung eingesetzt werden kann, sind auch lokale Anwendungen ein großartiges Werkzeug. Angeblich können auf die Stellen des braunen Fettgewebes und auf die Schilddrüse aufgelegte Kühlpacks den Körper glauben machen, dass der ganze Körper exponiert ist. Das Großartige bei dieser Art der Anwendungen ist, dass man dabei anderen Tätigkeiten nachgehen und sich sogar eine Wärmflasche auf die Füße legen kann. Produktion von Kälteschockproteinen erreicht man so sicher nicht, aber eine Anregung der Stoffwechselleistung wäre physiologisch herleitbar.

Wie man bereits herausliest, bin ich ein großer Freund von kalten Bädern. Beim Baden kommt der meditative Aspekt und das sich Ergeben in die Kälte hinzu, was beides einen stark stressreduzierenden Effekt hat. Zudem kann es mental starken Aufschwung geben, sich überwunden zu haben, durch ein Loch im Eis in einen See zu steigen. Und auch wenn die Wissenschaft hier noch etwas dünn ist, scheint es unserem Nervensystem gutzutun, den Schwingungen der Erde ausgesetzt zu sein. Kaum etwas erdet so schnell und nachhaltig, wie ein Bad in einem natürlichen Gewässer, völlig unabhängig von der Temperatur. Und wie im dritten Kapitel (Seite 32) hoffentlich klar geworden ist, ist jede stressreduzierende Maßnahme auch eine Maßnahme zur Reduktion chronisch systemischer Entzündung.

Vorsichtsmaßnahmen und Kontraindikationen

Als wir im Winter bei etwa null Grad badeten, beobachtete uns ein älteres Ehepaar. Die Frau schüttelte unablässig ihren Kopf und rief dann zu uns rüber: »Aber das ist doch sicher schlecht fürs Herz.« Tatsächlich gibt es Kontraindikationen hinsichtlich Kältetherapie, die etwas mit dem Herzen zu tun haben. Vor allem, wenn man die Kälte nicht gewöhnt ist, sind einige Dinge zu beachten, um das Nervensystem nicht mit der Kälte zu überfordern. Kälte kann vor allem in der ersten Zeit, wenn das Stresssystem noch nicht adaptiert ist, zu einer Erhöhung des systolischen Blutdrucks führen. Da Kälte langfristig jedoch positive Auswirkungen auf den Blutdruck hat, kann es mit den richtigen Vorsichtsmaßnahmen, langsamer Gewöhnung und der Aufsicht eines Arztes aber dennoch mit dem Kaltbaden begonnen werden.

Absolute Kontraindikationen sind eine schwere Herzrhythmusstörung, wie ein Sinusknoten-Syndrom, zusätzliche Leitungsbahnen wie bei Wolff-Parkinson-White-Syndrom und Ähnliches. Das plötzliche Ansteigen von Noradrenalin könnte hier eventuell zu einem Arrhythmie-Ereignis führen, was man natürlich vermeiden möchte. Menschen, die einen Herzschrittmacher tragen, sollten Rücksprache mit ihrem Arzt halten.

Besteht ein sekundäres Raynaud-Syndrom (Finger und Zehen werden bei Kälte durch eine kapillare Durchblutungsstörung zum Beispiel bei systemischer Sklerose nicht ausreichend durchblutet), so darf Kälteexposition nur mit Neoprenschuhen und Handschuhen, am besten mit Wärmeeinlagen, durchgeführt werden. Beide Maßnahmen empfehle ich auch beim primären Raynaud-

Syndrom, da sie das Kaltbaden zu einem viel schöneren Erlebnis machen.

Bei diesen Diagnosen solltest du zuerst mit deinem Arzt sprechen:

- Bluthochdruck
- Herzrhythmusstörungen
- sekundäres Raynaud-Syndrom

Wer sich vor der Kälte stark fürchtet, kann sich nach einem Workshop in der Nähe umsehen, diese gibt es in ganz Deutschland. Hier wird man angeleitet, bis man dann sein erstes Eisbad nimmt. Allerdings ist es hier üblich, dass ein Bad bei 2–3 °C genommen wird, unabhängig davon, wie oft man es schon gemacht hat.

Wenn möglich, sollte man dem Lauf der Jahreszeiten folgen und einfach im September nicht aufhören baden zu gehen, wenn sich ein natürliches Gewässer in der Nähe befindet. So kann der Körper sich an die absteigenden Temperaturen anpassen und mit der Routine ist es gar nicht schwer, schließlich auch bei Minusgraden ins Wasser zu gehen.

In natürliche Gewässer sollte man immer zu zweit gehen, damit jemand vor Ort ist, wenn doch mal etwas wäre.

Bei bekannten Vorerkrankungen, vor allem des Herz-Kreislauf-Systems, sollte der behandelnde Arzt konsultiert werden, bevor man mit dem Eisbaden beginnt, um sicherzugehen, dass es keine Einschränkungen gibt.

Nach dem Eisbaden sollte man sich, besonders wenn man länger im Wasser war, vorsichtig wieder aufwärmen, statt eine heiße Dusche zu nehmen. Um den Körperkern vor Unterkühlung zu schützen, vereinigt der Körper die Kapillaren zu Venen, sodass nicht zu viel kaltes Blut in Richtung Organe gelangt. Wenn man nun plötzlich heiß duscht, statt sich vorsichtig wieder aufzuwärmen, werden die Gefäße akut erweitert und es fließt viel kaltes Blut auf einmal in Richtung Organe. Dies kann bei empfindlichen Menschen zu Kreislaufproblemen führen. Außerdem führt es oft dazu, dass einem im Anschluss den ganzen Tag über kalt ist.

Es ist besser, Bewegung zum Aufwärmen zu nutzen. Mit einem Schütteltanz zur Lieblingsmusik kann man das Eisbaden gleich noch mit zusätzlichem Stressabbau und der Ausschüttung von Glückshormonen verbinden.

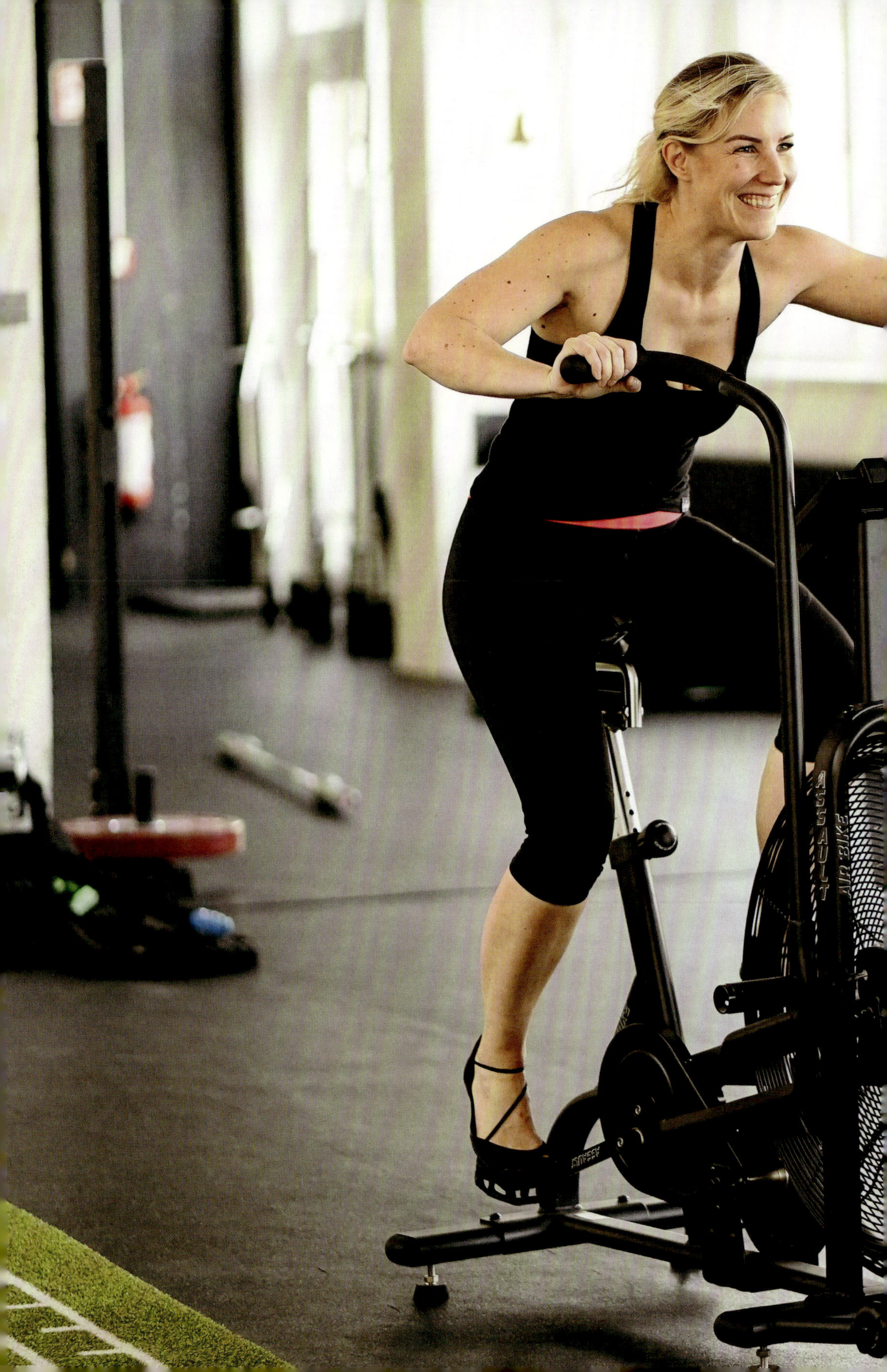
ASSAULT
AIR BIKE

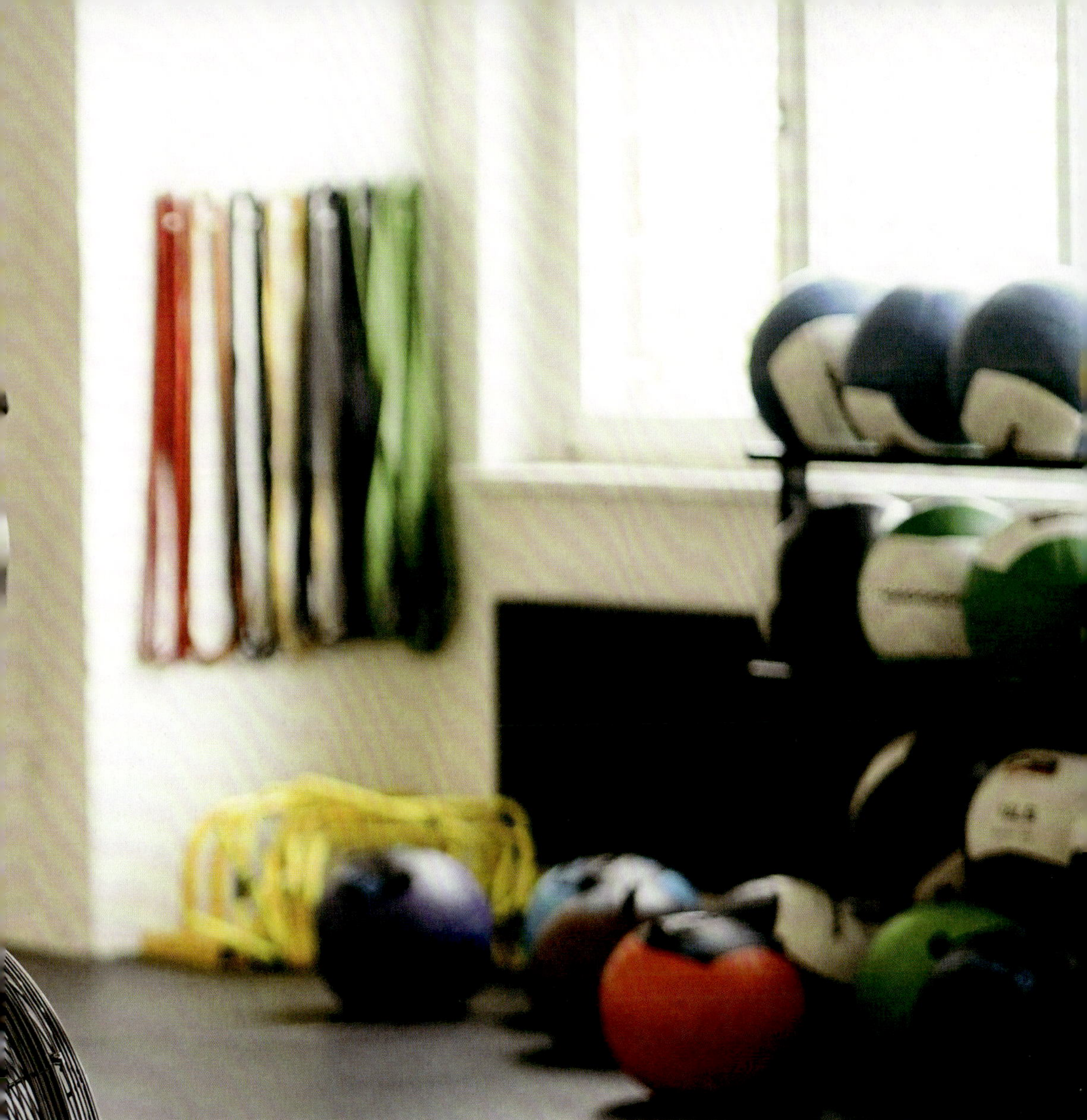

Die praktische Umsetzung

Ab jetzt wird die Theorie in die Praxis umgesetzt. Es folgt ein vierwöchiges Praxis-Programm, zu dem ich dich motivieren und unterstützen möchte – denn grau ist alle Theorie.

Die Vier-Wochen-Challenge

Selbst wenn man viel weiß, ist es manchmal schwierig, ins Tun zu kommen. Deshalb hast du jetzt die Möglichkeit, mit einem Vier-Wochen-Plan ganz gezielt Aufgaben zu erledigen.

Als ich mich 2015 mit einer Praxis selbstständig gemacht habe, hatte ich zwar ein unglaubliches Wissen angesammelt und schon einiges an meinem Gesundheitszustand verbessert, aber ich litt immer wieder unter erheblichen Erschöpfungszuständen und deutlichem Übergewicht. Bewegung kam in meinem Alltag nicht vor. Also habe ich mir einen detaillierten Plan geschrieben und mir für den Sportteil einen Coach gesucht, der mich motivierend begleitet hat. Nur wenige Monate später waren 30 kg und die Erschöpfung weg. Das Wissen war schon da gewesen, am Tun hatte es aber bisher gemangelt. Im folgenden Teil soll es also darum gehen, dich zu unterstützen, alles was du bis hierhin gelernt hast, für dich umzusetzen, um all den mit chronisch stiller Entzündung einhergehenden Erkrankungen vorzubeugen, oder wenn diese schon vorhanden sind, sie deutlich zu verbessern oder vielleicht sogar zum Stillstand zu bringen.

Die drei Fallen der Prokrastination (»Aufschieberitis«):

- Überbewerten: Viele Menschen neigen dazu, sich unendlich viel Gedanken darüber zu machen, bevor sie mit einer neuen Aufgabe beginnen. Sie stellen sich vor, wie schwer das Unterfangen sein wird, wie viel Zeit es in Anspruch nehmen wird und so weiter. Vor allem, wenn es um Dinge wie Buchhaltung oder Steuererklärung geht, kann auch ich mich hiervon nicht freisprechen. Und am Ende ist es fast immer so, dass man feststellt, dass es viel schneller ging und mehr Spaß gemacht hat, als man gedacht hat.
- Perfektionismus: Hierin war ich früher groß und habe immer noch starke Tendenzen dazu. Wenn ich das angestrebte neue Sportprogramm, die Ernährung oder auch nur die Fortbildung nicht zu 100 % im vorgesehenen Umfang und Art umsetzen kann, mache ich es lieber gar nicht. Dabei reichen manchmal kleine Veränderungen, um riesige Dinge zu erreichen. Vor fünf Monaten habe ich mit fünf Minuten Bauchmuskeltraining jeden Morgen begonnen. Fünf Minuten sind nicht viel. Bis

hierhin sind es aber mittlerweile 13 Stunden reines Bauchmuskeltraining. Dies hat dazu geführt, dass ich ein reines Bauch-Work-out ohne große Schwächen erledigen konnte. Es ist nicht wichtig, dass etwas perfekt ist. Es ist auch nicht wichtig, dass man immer zu 100 % durchhält. Es ist nur wichtig, dass man überhaupt etwas tut. Um nicht in diese Falle zu tappen, muss man sich oft von tief verankerten Glaubenssätzen befreien, die uns aus der Tiefe unseres Seins zuflüstern: »Du bist nur liebenswert, wenn du perfekt bist.« Während wir oft gegenüber anderen freundlich und nachsichtig sind, sind wir im Umgang mit uns selbst streng und herablassend. Der erste Schritt zur Veränderung ist, sich dieser Tatsache bewusst zu werden und dann auch mal fünf gerade sein zu lassen.

- Schnelles Aufgeben: Dieser Fall hängt stark mit Punkt zwei zusammen. Denn wenn wir endlich angefangen haben und eben nicht die angestrebten 100 % erreichen, führt dies schnell dazu, dass wir sofort wieder frustriert aufgeben. Besonders beliebt ist dies bei Diäten, wenn man, nachdem man ein Stück Schokolade gegessen hat, die ganze Tafel futtert. Ich finde hier den Vergleich mit einem Kratzer am Auto gut. Denn niemals würde man, nachdem man einen Kratzer ins Auto gemacht hat, das Auto gegen die Wand fahren, weil jetzt ja »eh alles egal ist«.

Daher gilt für dieses Programm: Jedes kleine Bisschen zählt. Wenn du es zeitlich nicht schaffst, alles in einer Woche unterzubringen, verlängere sie auf zwei oder drei oder sogar noch länger und suche dir langfristig all die Techniken und Ideen raus, die für dich passen. Wenn du dich zu einigen Aufgaben noch nicht bereit fühlst, sei nett zu dir selbst und sage dir: »Diese Aufgabe ist noch nicht das Richtige für mich.« Denn damit lässt du jede Möglichkeit offen, dass sie es irgendwann sein kann. Und fang erst mal einfach an. Das Programm ist nicht auf Perfektionismus ausgelegt, sondern besteht aus ganz vielen kleinen Aufgaben und Ideen, die man in seinen Tagesablauf integrieren kann, ohne dass man sich eine Woche Urlaub nehmen muss. Hinsichtlich der Ernährung ist es ebenfalls schon superhilfreich, wenn du erst mal nur Teile umsetzt und dich langsam an den Ablauf gewöhnst. Wer allerdings bereits an einer Erkrankung leidet, die von chronischer Entzündung herrühren kann, sollte die proentzündlichen Lebensmittel so komplett wie möglich weglassen und gegebenenfalls gemeinsam mit einem Therapeuten herausfinden, welche genau problematisch sind. Alles zu den entsprechenden Tests usw. ist in meinem Buch »Autoimmunhilfe« aufgeführt.

Woche 1: die Magie des Beginns

Da bekanntermaßen in jedem Anfang ein Zauber liegt, betrachte das Programm mit Freude und als Herausforderung – nicht als Strafe. Von hier an kann es nur immer besser werden.

Jeder Tag birgt die Chance, wieder neu zu beginnen. Daher werden wir uns in dieser Woche vor dem Ausarbeiten einer neuen Morgenroutine widmen. Damit es nicht zu viel wird, gibt es Aufgaben für jeden einzelnen Tag. Wenn sie dir gefallen, kannst du sie an den Folgetagen fortführen, musst du aber nicht. Ich würde dir jedoch raten, es mit jeder Aufgabe zumindest ein- bis zweimal zu probieren.

Damit eine Morgenroutine möglich ist, müssen wir Zeit dafür haben. Damit fangen wir erst mal an.

Die Magie des Beginns

Montag	*Dienstag*	*Mittwoch*	*Donnerstag*	*Freitag*	*Samstag*	*Sonntag*
Aufstehzeit festlegen	entzündungsarmes Frühstück	Vitalpilze	Sonne reinlassen	Morgensport	Kälteinduktion	Erlebnistagebuch
positive Tagesaffirmation	Frühstücks-Giftstoff-check	Atemübung	Augentraining	Frühstück überdenken	Schütteln	Morgenroutine planen

Montag

Eine gute Aufstehzeit festlegen

Das Wechseln zwischen der Aufstehzeit unter der Woche und einer völlig anderen am Wochenende, wird von unserem Körper als kleiner Jetlag empfunden. Tatsächlich wird dies in der medizinischen Literatur auch als »Social Jet Lag« beschrieben. Für den Körper ist es daher enorm hilfreich, immer zur gleichen Zeit aufzustehen. Damit noch Zeit für eine gesunde Morgenroutine bleibt, sollten mindestens eineinhalb Stunden zwischen dem Erwachen und dem Beginn des Tagewerks liegen. Wer einen Job hat, in dem er früh aufstehen muss, kann diese Dinge vielleicht auf die Mittagspause legen. Dennoch sollte die Aufstehzeit möglichst beibehalten werden. Am Wochenende, wenn man abends gerne Zeit mit Familie und Freunden verbringen würde, bietet es sich an, einen Mittagsschlaf einzufügen, um auf die ausreichende Menge an Schlafzyklen zu kommen.

Nachdem du diese Zeit festgelegt hast, versuchst du sie für die gesamten vier Wochen durchzuhalten. Wenn du im Laufe der Zeit merkst, dass sie für dich nicht passt, kannst du noch kleine Änderungen machen. Glaube mir, es gibt nichts Schöneres, als jeden Morgen vor dem Wecker von allein wach zu sein und zu spüren, dass nun der Tag beginnt.

An alle Eltern von Babys und Kleinkindern, die schon Wutgefühle entwickeln, wenn sie das Wort Morgenroutine hören: Ich kann eure Bedenken absolut nachvollziehen, es ging mir selbst lange so. Als ich gelesen habe, dass der amerikanische Fitnesscoach und Biohacker Ben Greenfield, zu dem Zeitpunkt Vater zweier vierjähriger Zwillinge, jeden Morgen 30 Minuten meditiert, bevor er seinen Morgensport macht und dann ein kaltes Bad nimmt, dachte ich nur: Na, der muss aber eine nette Frau haben. Die hat er sicher auch. In einer Partnerschaft liegt genau hier der Punkt: Wenn ihr zu ähnlichen Zeiten gemeinsam mit den Kindern aufsteht, versucht euch gegenseitig morgens ein Minimum an Freiheit zu ermöglichen, um zumindest eure Lieblingsaufgaben machen zu können. Schlafen eure Kinder länger, dann steht etwas früher auf und genießt diese Zeit für euch. Schlafen eure Kinder gefühlt überhaupt nicht: Versucht jede Minute Schlaf zu bekommen, die möglich ist und nehmt das Buch in besseren Zeiten wieder in die Hand. Ich verspreche, die werden kommen.

Für den Rest des Tages und der Woche solltest du Protokoll führen, zu welchen Uhrzeiten du isst, trainierst und schläfst. Diese Grunddaten brauchen wir dann in der nächsten Woche.

Positive Tagesaffirmation

Am Spiegel im Bad meines Elternhauses hingen jahrelang folgende Sätze:

»Es geht mir gut. Ich bin voll Zuversicht und Selbstvertrauen. Ich freue mich auf diesen Tag.«

Notgedrungen habe ich sie jeden Morgen gelesen. An einigen Morgen habe ich sie geliebt, an anderen gehasst. Aber über die Zeit haben sie sich so in meinem Kopf verankert, dass sie auch heute noch oft in meinen Gedanken auftauchen. Schreibe dir selbst einen solchen Satz, der für dich passt. Wichtig ist, dass er sich für dich, wenn du ihn aussprichst, richtig anfühlt. Und verwende keine negativen Formulierungen, dass diese von unserem Unterbewusstsein nicht richtig aufgenommen werden. Schreibe also nicht: »Es geht mir heute nicht schlecht«, sondern lieber »Es geht mir heute gut.« Formuliere dabei immer den Zustand, den du dir wünschst als Ist-Zustand in der Gegenwartsform.

Dienstag

Entzündungsarmes Frühstück

Zunächst würde ich deiner täglichen Routine gerne etwas hinzufügen. Wie im achten Kapitel (Seite 103) beschrieben, können Flavonoide einen großen Beitrag zu einer gesunden Ernährung leisten. Das Gleiche gilt für Probiotika. Daher sollte ab heute ein Getränk, das beides enthält, zu deiner Morgenroutine gehören. Wer zu Blähungen neigt, sollte zunächst mit ¼ TL rotes Phenol-Pulver, ¼ TL Apfelschale und ½ Banane beginnen. Leichte Blähungen sind zu Beginn normal. Jedes Mal, wenn keine mehr auftreten, kann die Menge der oben genannten Präbiotika erhöht werden. Menschen mit Histaminintoleranz verwenden erst mal nur Wasser und fügen dann einen TL Kefir hinzu. Alle fünf Tage kann um 1 TL Kefir erhöht werden. Der Shake kann langfristig dazu beitragen, dass die Toleranz sich massiv erhöht, wenn sie vor allem an einer gestörten Darmflora liegt (Empfehlungen, Seite 171).

Rotes Wunder

Zutaten

- 2 EL Kollagen (veganes Eiweißpulver geht natürlich auch, verfälscht aber massiv den Geschmack)
- 1 TL rotes Phenol-Pulver (wer mag, kann noch frische oder gefrorene Beeren zufügen)
- Schale von einem Apfel (es gibt auch getrocknete Apfelschalen zu kaufen, dann 2 TL)
- 350 ml Wasser oder Milch- bzw. Pflanzenmilchkefir
- ½ unreife Banane
- 1 EL Erythrit
- 1 TL Ceylon-Zimt

Alles zusammen in einen Mixer geben und 1 Minute mixen – fertig.

Milchkefir und Pflanzenmilchkefir selbst machen

Zutaten

- Milchkefirknollen, mindestens 1 EL (kann man bestellen)
- 1 l Milch oder Pflanzenmilch
- 2 EL Laktose, wenn keine tierische Milch verwendet wird

Da normale Kuhmilch Alpha-1-Casein enthält, welches deutlich entzündlicher ist als das in der Milch von Ziegen, Schafen und braunen Kühen enthaltende Alpha-2-Casein, würde ich Pflanzenmilch empfehlen.

Kefir mit Milch oder Pflanzenmilch und gegebenenfalls Laktose in eine Flasche füllen. Der Kefir muss nun in einer warmen Umgebung 3 Tage stehen, bis er flockt. Nach 24 Stunden hat man aber schon einen ganz guten Kefir, der noch kaum Histamin hat. Damit er nicht weiter fermentiert, sollte man ihn zum Beispiel in einem Eiswürfelbehälter einfrieren. Es hilft, ihn ab und an zu schütteln. Dann durch ein Sieb abgießen. Die Knollen können sofort für den nächsten Ansatz verwendet werden. Bei guter »Fütterung« halten sie ewig. Wenn man die Knollen mal eine Weile nicht benutzen will, stellt man sie in Milch in den Kühlschrank. Ich habe mal eine Charge nach einem ganzen Jahr reaktiviert. Sie verzeihen einem also einiges.

Frühstücksgiftstoff-Check

Worauf bereitest du dein Frühstück vor und in welchen Behältern befinden sich die Dinge, die du isst? Wenn du jeden Morgen auf einem Plastikbrett schneidest und deinen Joghurt aus einer Plastikverpackung holst, kann dies schon eine ständige Anhäufung von Giftstoffen aus Plastik sein. Die meisten Menschen frühstücken im Wesentlichen immer das Gleiche und ich will daran auch bei niemandem mehr etwas ändern, sondern lediglich Verbesserungen vorschlagen. Daher ist es relativ einfach, dieser Routine durchzugehen und sich zu überlegen, wo man etwas verbessern kann. Also statt des Plastikbretts eins aus Holz. Wer Angst vor Bakterien hat, nimmt eins aus Kampferholz, das desinfiziert sich durch die enthaltenden ätherischen Öle selbst und riecht auch noch gut. Ist aber nicht günstig. Prinzipiell konnte aber gezeigt werden, dass sich in Holz, wenn es richtig gereinigt wird, weniger Keime halten als in Plastik. Den Joghurt (und auch fast alles andere) kann man im Glas kaufen. Verpackte Wurst solltest du entweder gar nicht mehr kaufen, sondern besser den örtlichen Metzger unterstützen, oder du packst sie sofort nach dem Kauf aus. Dafür sollten entsprechende Glasbehälter benutzt werden. Das schwedische Möbelhaus ist hier eine gute und günstige Anlaufstelle. Übriggebliebenes kann man auch in leere Marmeladen- oder Joghurtgläser verpacken. Die kosten nichts und man kann sehen, was drin ist und wann es nicht mehr gut ist, was sich bei blickdichten Plastikdosen zumindest in meinem Kühlschrank sonst gerne als Problem entpuppt. Nimm dir nicht vor, gleich deine ganze Küche auszumisten, denn das wird eventuell zum Großprojekt, das Jahre bis zur Umsetzung braucht. Versuche lieber, dir dein ganz persönliches giftstofffreies Frühstücksset zusammenzustellen. Wer Smoothies oder Shakes frühstückt: Für den Vitamix gibt es, zugegeben recht teure, Aufsätze aus Edelstahl. Andere Hochleistungsgeräte sind bereits aus Edelstahl. Einfachere Mixer gibt es auch aus Glas.

Kurz zusammengefasst: Versuche Plastik zu meiden, wo immer du kannst und ersetze es durch Glas, Edelstahl oder Holz.

Mittwoch

Vitalpilze im Heißgetränk

Vitalpilze werden in der traditionellen Medizin seit Jahrtausenden verwendet. Egal, ob es sich um den chinesischen Raupenpilz (Cordyceps) oder den europäischen Birkenporling oder Chaga handelt, sie spielten eine große Rolle in der traditionellen europäischen Medizin. Nachdem sie längere Zeit in Vergessenheit geraten waren, feiern sie un-

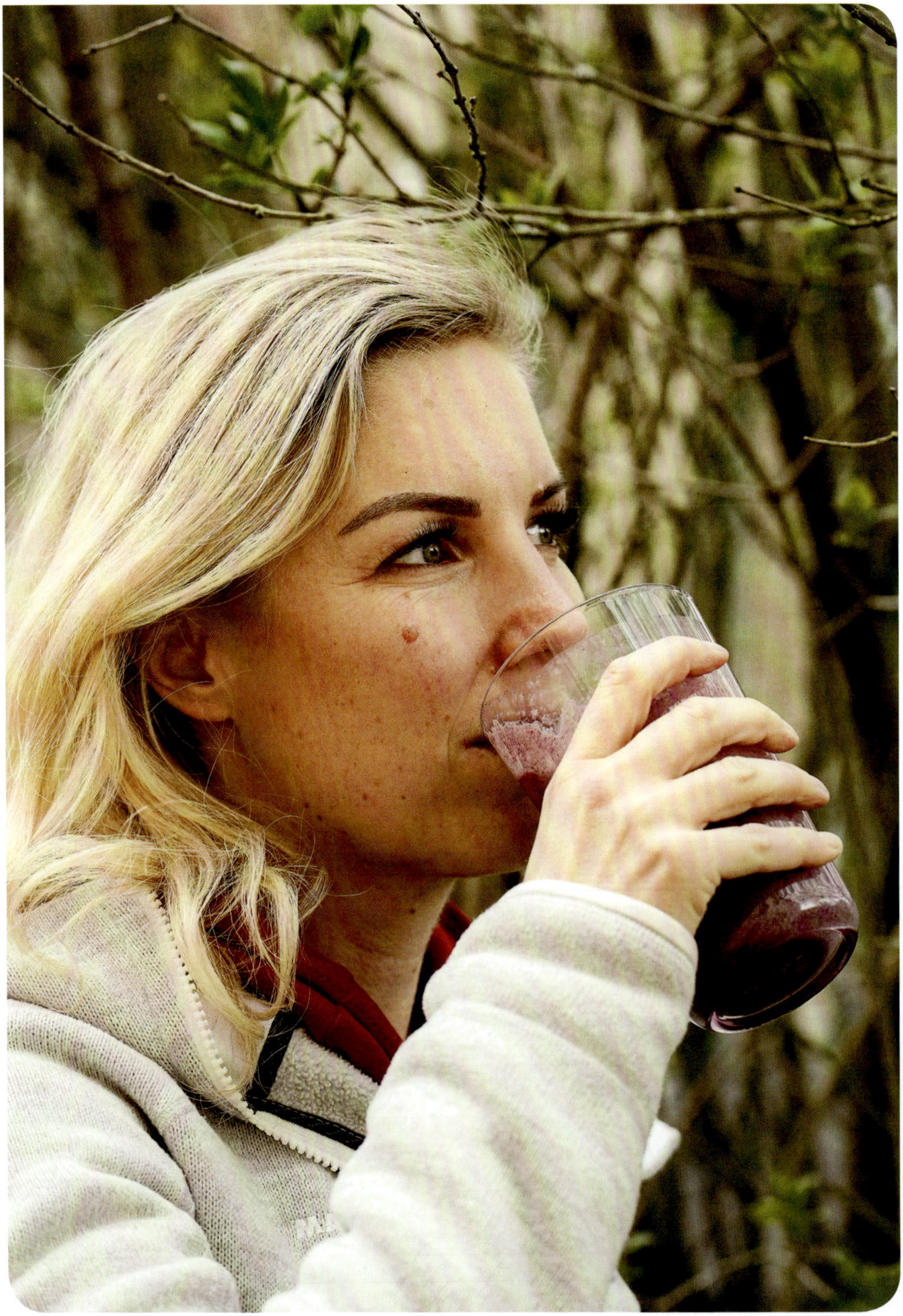

ter anderem auch durch das Verdienst der Biohacking-Szene ein modernes Revival. Vitalpilze zeichnen sich durch ihr nahezu vollständiges Mineralstoffprofil aus. Sie enthalten auch sehr seltene Spurenelemente wie Geranium, welches aber eine Rolle in den Entgiftungsprozessen der Leber spielt. Auch ihr Gehalt an essenziellen Aminosäuren, die vom Körper nicht selbst hergestellt werden können, kann sich sehen lassen. Darüber hinaus findet man bei ihnen eine große Menge von Triterpenen, die zur Gruppe der Flavonoide gehören. Triterpene wirken antientzündlich und hemmen die Ausschüttung des Entzündungsmediator Histamin. Sie haben einen würzig bitteren Geschmack und passen daher hervorragend zu Kaffee. Viele berichten darüber, weniger Nebenwirkungen durch Kaffeekonsum zu haben, wenn sie ihn mit Vitalpilzen kombinieren.

Reishi Er gilt als König der Vitalpilze, weil er so viele positive Eigenschaften hat. Seine Wirkung ist antibakteriell, schmerzlindernd und entzündungshemmend. Dazu hat er einen beruhigenden Effekt, ohne müde zu machen und auch die Stresstoleranz wird erhöht.

Chaga Chaga stärkt vor allem die Sofortabwehr und ist damit nützlich bei Virusinfekten. Er stabilisiert den Blutzucker und unterstützt die Leber. Konsumiert werden sollte er als Tinktur, nicht als Pulver.

Lions Mane Dieser Pilz wird wegen seines Aussehens auch Igel-Stachelbart genannt. Er verbessert das Konzentrationsvermögen und die Fähigkeit zur Fokussierung. Auch bei innerer Unruhe und Angstzuständen ist er nützlich und hilfreich. Vor allem im Magen-Darm-Trakt entfaltet er entzündungshemmende Eigenschaften und kann bei allen Arten von Magen-Darm-Beschwerden Linderung bringen.

Cordyceps Der Raupenpilz verbessert die Regenerationsfähigkeit und hilft bei Erschöpfungszuständen. Außerdem ist er besonders nützlich bei Problemen der Lunge.

Suche dir einen Vitalpilz aus und bestelle noch heute sein Extrakt. Sobald er da ist, füge jeden Morgen einen Teelöffel zu deinem Morgengetränk hinzu. Wer ein bisschen mehr möchte, kann gleich alle bestellen und sie in einem Glas mischen. Bei dauerhafter Anwendung können sie den Körper stark in ihrer Nährstoffversorgung unterstützen.

Atemübung mit Getränk

Wenn du heute Morgen deinen Kaffee trinkst (oder welches Heißgetränk du sonst morgens zu dir nimmst), nimm einen Schluck und atme ein. Halte den Atem bei eingezogener Luft für ein paar Sekunden, atme aus und halte dann so lange den Atem an, bis du das starke Bedürfnis verspürst, einzuatmen. Wiederhole dies so lange, bis die Tasse leer ist.

Hierdurch erhöhst du bereits am Morgen deine CO_2-Toleranz für den ganzen Tag.

Donnerstag

Lass die Sonne rein

Egal wo du bist und was du machst, versuche heute, zehn Minuten Morgensonne zu bekommen, am besten in Zusammenhang mit ein paar Atemzügen an der frischen Luft. Halte dein Gesicht mit geschlossenen Augen in die Sonne und stelle dir vor, wie ihr Licht jede Zelle in deinem Körper erreicht und ihr laut und deutlich: »Energie« zuruft. Idealerweise sollte sich kein Fenster oder Glas zwischen dir und der Sonne befinden.

Augentraining

Unsere Augen sind dazu gemacht, uns Halt im Raum zu geben. Als Jäger und Sammler musste der Blick ständig zum Horizont schweifen, nach Feinden Ausschau halten und die Kinder beaufsichtigen. Heute schauen wir nur noch auf unser Smartphone und unsere Augen sind gefährlich untertrainiert. Dies führt zu einer Instabilität im gesamten Körper, da bestimmte Verknüpfungen nicht mehr ausreichend gebildet werden.

Halte vor dem Zähneputzen einen Finger im Abstand von ca. 10 cm vor dein Gesicht und beschreibe immer größer werdende Kreise von der Nase um deine obere Gesichtshälfte. Folge dem Finger mit den Augen, so lange, bis er außen aus deinem Gesichtsfeld verschwindet. Mache mindestens zehn Kreise in jede Richtung. Beobachte, ob du im Laufe des Tages einen Unterschied in deiner Fähigkeit zur Fokussierung findest.

Freitag

Morgensport

Suche dir ein fünf- bis zehnminütiges Sport-Video raus, das dir Freude macht. Es kann etwas zu Mobilität, Yoga, Bauchmuskeltraining oder Pilates sein. Wichtig ist, dass es dir Freude macht. Nach dem Aufstehen machst du als Erstes das Video an und machst mit. Fühlt es sich nicht großartig an, den Tag schon mit Bewegung begonnen zu haben?

Überdenke dein Frühstück

Wie schon erwähnt, möchte ich niemandem sein geliebtes Frühstück komplett wegnehmen. Aber gemeinsam können wir vielleicht ein paar Änderungen durchführen, die es antientzündlicher machen. Wenn du ein Brotliebhaber bist, backe dein eigenes glutenfreies, hefefreies Brot oder, wenn du dazu die Muße hast, Sauerteigbrot und belege es mit buntem Gemüse, Rohmilchkäse und möglichst naturbelassenem Aufschnitt. Man kann größere Mengen backen und einfrieren und muss es dann nur noch auftauen – das ist ganz einfach. Isst du sonst Frühstückscerealien, kannst du dir dein eigenes Knuspermüsli machen und dieses mit Kefir und fermentiertem Obst genießen. Wenn du Porridge magst, könntest du diesen aus über Nacht fermentierten Haferflocken machen. Eier mit Speck? Nimm Rinderschinken vom Weiderind statt Speck und schon ist das entzündliche Potenzial entschärft. Hier ein paar Ideen.

Knusperflocken

Zutaten

- 500 g gekeimte Haferflocken oder gekeimte Buchweizenflocken (enthält Ruetin) oder Erdmandelflocken
- 4 EL Kokosblütenzucker
- 1 TL Spekulatiusgewürz
- 4 TL Ceylon-Zimt
- 2 EL geschmolzene Butter

Alles gut miteinander vermengen und 25 Min. im Ofen bei 180 °C backen.

Probiotischer Porridge

Zutaten

- 4 EL Haferflocken oder 2 EL Erdmandelmehl
- Milchkefir, bis Flocken und Mehl bedeckt sind

- Gewürze nach Geschmack
- Erythrit nach Geschmack
- Beerenobst, am besten fermentiert

Haferflocken mit Kefir bedecken, mit einem Teller abdecken und über Nacht stehen lassen.

Am Morgen Gewürze, Erythrit und Beerenobst untermischen.

Aber Vorsicht: Dieses Frühstück hat so viel Probiotika, dass es bei »Ungeübten« zu Durchfall führen kann. Eventuell erst mal rantasten.

Gluten- und hefefreies Landbrot

Zutaten

- 460–500 g Maniokmehl
- 65 g Kartoffelstärke
- 30 g Flohsamenschalen
- 8 g Salz
- 2 TL Brotgewürz
- 175 ml lauwarmes Wasser (45 °C)
- 300 ml selbstgemachter Milch- oder Pflanzenmilchkefir
- 2 TL Honig
- 100 g Apfelmus
- 2 EL Olivenöl

Erst alle trockenen Zutaten miteinander vermischen. Dann die feuchten Zutaten dazugeben und gut durchkneten. Der Teig sollte recht weich sein, sonst schafft der Kefir es nicht, ihn gehen zu lassen. Über Nacht bei ca. 30 °C gehen lassen. Hierfür kann man die Schüssel mit einem feuchten Tuch bedeckt in den Ofen stellen und eine Wärmflasche dazu geben. Bei einem alten Ofen, der noch eine Glühbirne hat, kann man nur die Lampe anmachen, die dann allein genug Wärme produziert.

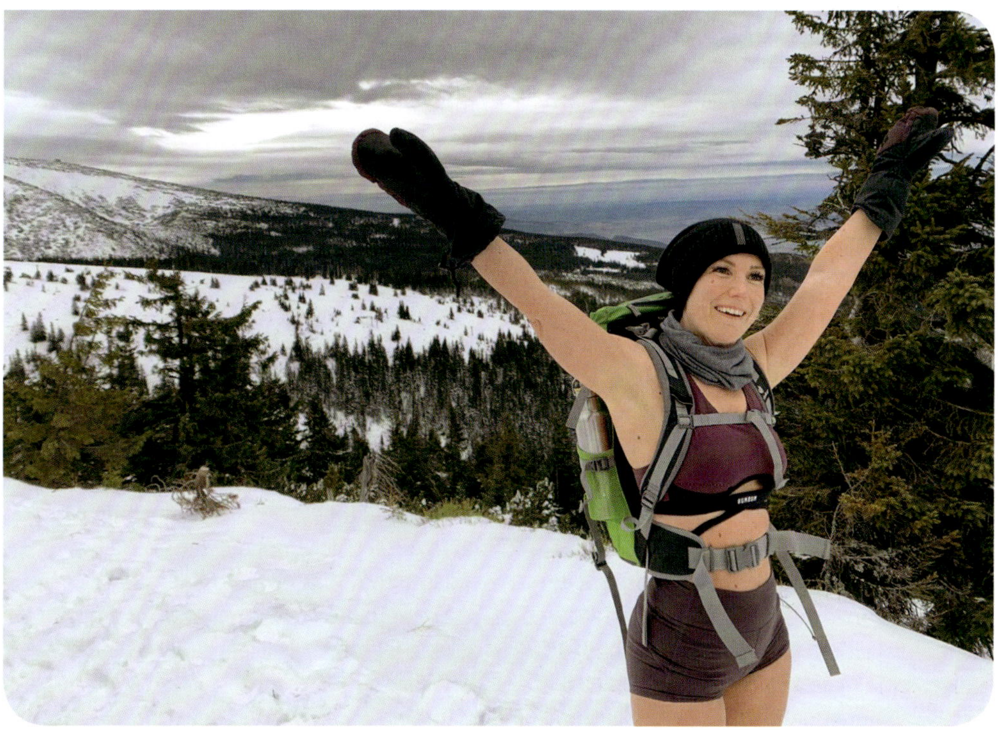

Am nächsten Tag 60 Min. bei 180 °C backen. Das Brot sollte beim Draufklopfen hohl klingen. Gut abkühlen lassen und erst dann aufschneiden. Wenn man heiße Maniokbackwaren schneidet, klumpen diese zusammen.

Fermentiertes Obst

Zutaten

- Wasserkefir
- Obst nach Wahl

Obst mit dem Kefir bedecken und 24 Std. fermentieren. Danach sollte es in den Kühlschrank, sonst wird es zu weich. Zügig konsumieren, sonst entwickelt das Obst Alkohol. Den Wasserkefir kann man später noch trinken.

Samstag

Kälteinduktion

Kälteinduktion am Morgen verbessert die Insulin- und Leptinsensitivität für den ganzen Tag und führt hierdurch zu einer deutlichen Verminderung dieser Hormone insgesamt. Hierdurch können diese proentzündlichen Hormone reduziert werden, ohne dass komplett auf Kohlenhydrate verzichtet werden muss.

Ich selbst habe mit einem Dauerblutzuckersensor eine ganze Reihe von Tests zur Ermittlung der Auswirkung von Lebensstilmaßnahmen wie Sport oder Kälte auf den Blutzucker gemacht. Hier konnte ich eindeutig feststellen, dass Kälte den am stärksten stabilisierenden Einfluss hat, und zwar vor allem, wenn sie VOR dem Frühstück einwirkt. Ein Porridge, der ohne jegliche Maßnahmen zu einem Blutzuckeranstieg auf 150 führte, hatte nach einem Eisbad bei ca. 10 °C für drei Minuten nahezu keine Auswirkungen auf den Blutzucker. Diese Ergebnisse konnten von zahlreichen meiner Follower bestätigt werden. Natürlich ist dies keine medizinische Studie, aber unter Berücksichtigung der Studien, die hierzu existieren, auf jeden Fall ein Grund für den Sprung ins kalte Wasser.

Normalerweise wird in solchen Ratgebern an dieser Stelle zu einer sanften kalten Dusche von zwei Minuten geraten. Ich möchte dich aber an dieser Stelle motivieren, wirklich komplett ins kalte Wasser zu gehen. Der Effekt auf das gesamte Nervensystem ist ein anderer als bei der kalten Dusche und außerdem wird es dir einen unglaublichen Motivationsschub für die nächsten Wochen geben, wenn du das geschafft hast. Wenn du dieses Buch in der kalten Jahreszeit liest, suche dir eine Begleitung, fahre an ein natürliches Gewässer und gehe einfach hinein. Berücksichtige dabei die Tipps aus dem neunten Kapitel (Seite 116). Lies noch mal das gesamte Kapitel, um deinem Gehirn Information zur Verfügung zu stellen und das Reptiliengehirn zu überlisten.

Immer noch nicht motiviert? Schau dir die Wim-Hof-Folge bei »The Goob Lab« bei Netflix an und dann geh. Bleibe so lange drin, wie du es aushältst. Auch eine Sekunde drin gewesen zu sein, ist ein Erfolg. Und wenn du nur die Beine schaffst, dann hast du die Beine geschafft. Ist in der Umgebung kein natürliches Gewässer vorhanden, so tut es auch die Badewanne, in die man zunächst das Wasser so kalt wie möglich einlässt. Auch hier kann man die Tatsache nutzen, dass das Leitungswasser zum Winter hin immer kälter wird. Wer es ein bisschen intensiver möchte, fügt Eiswürfel hinzu. Es ist zusätzlich eine psychische Herausforderung, in ein Bad mit Eiswürfeln zu steigen. Wer lieber duscht, kann auch kalt duschen. Da hier meist jedoch nicht der ganze Körper dem Wasser ausgesetzt ist, ist es ein bisschen schwieriger, eine Erniedrigung der Körperkerntemperatur zu erreichen. Wenn man aber keine andere Möglichkeit hat oder einfach gerne duscht, ist es ebenso eine gute Option. Ich persönlich finde es schwer, unter der Dusche die meditative Stille in mir zu finden, weswegen ich mir mittlerweile ein Tauchbecken aus Holz in meinen Vorgarten gestellt habe. Die Nachbarn haben sich sehr schnell daran gewöhnt, und die meisten finden es gut. Wenn man sich für so eine Dauerkaltbademöglichkeit entscheidet, kann man das Wasser mit effektiven Mikroorganismen in ein kleines Minibiotop verwandeln. So bleibt es über Monate klar, was definitiv auch die umweltfreundlichste Variante ist.

Meine persönliche Erfahrung als jahrelange Eisbaderin ist: es wird niemals wärmer, und wirklich leichter auch nicht. Daher geht es vor allem um die feste Intention und das Machen. Dir kann nichts passieren, also trau dich und genieße das unfassbar gute Gefühl hinterher.

Schüttle dich durch

Diese Übung dient dem Stressabbau und der Erhöhung des Energielevels. Sie macht nach dem Kaltbaden besonders viel Spaß, da sie dabei hilft, wieder warm zu werden. Mach dir deinen Lieblingssong an und tanze wild dazu. Bewege alle Gliedmaßen und schüttle dich wie ein nasser Hund. Mach dir keine Gedanken darüber, wie du dabei aussiehst oder wer dich beobachtet, sondern folge ganz der Musik. Optimalerweise machst du so lange weiter, bis du wieder vollständig warm bist.

Sonntag

Erlebnistagebuch

Schreibe drei Dinge auf, die diesen Tag großartig machen würden. Mach mindestens eins davon. Versuche wenn es wahr werden zu lassen, damit du dich großartig fühlst. Wenn du den Morgen immer mit anderen Personen verbringst, könnt ihr euch das auch erzählen. Ich mache diese Übung mit meinen Kindern, die sich so daran gewöhnt haben, dass sie ganz allein damit beginnen.

Plane deine zukünftige Morgenroutine

Die erste Woche ist geschafft. Ziehe für dich ein Resümee. Was hat dir gefallen, was eher nicht so und was hat dir vielleicht nicht gefallen, aber die Argumente dafür sind so überzeugend, dass du es dennoch weiterhin machen willst. Schreibe auf, wie deine künftige Morgenroutine aussehen soll. Einige Dinge, wie die Aufstehzeit und möglichst auch der Shake, sind nicht verhandelbar. Ein bisschen Bewegung sollte auch dabei sein. Vielleicht entscheidest du dich für ein- bis zweimal Kälte in der Woche. Mach dir einen konkreten Plan und verspreche dir selbst, dich auch so gut wie möglich daran zu halten. Zumindest für die nächsten drei Wochen.

Woche 2: die goldene Mitte

Du bist bereits bei der Mitte des Programms angelangt. Sei stolz auf dich und mache einfach inspiriert weiter. Essenszeiten, Bewegung, Atmung, Meditation und Entspannung stehen im Fokus dieser Woche.

Als Nächstes wollen wir uns möglichen Tagesgestaltungen widmen. Auch in dieser Woche bekommst du wieder jeden Tag zwei Aufgaben, die dir dabei helfen sollen, zu einem entzündungsfreien und unbeschwerten Leben zu finden. Weiterhin gilt, wenn es dir zu viel ist, kannst du dir auch zwei oder drei Wochen Zeit nehmen. Hauptsache, du machst es.

Montag

Begrenzte Essenszeiten

Erst nach einem Fastenintervall erreicht der Körper den Höhepunkt der Autophagie, das heißt in den Zellen wird mal so richtig aufgeräumt. Da eine chronische Entzündung aber zu einer Belastung der Hypothalamus-Hypophysen-Nebennierenrinden-Achse

Die goldene Mitte

Montag	Dienstag	Mittwoch	Donnerstag	Freitag	Samstag	Sonntag
begrenzte Essenszeiten	luftige Mittagspause	Flugmodus testen	Auspowern	Meditation in der Mittagspause	Siesta machen	Wim-Hof-Atmung testen
mehr Alltagsbewegung	Mittagessen planen	Luft anhalten	lokale Kälte	bewusstere Handyzeit	Zink einnehmen	Oxytocin erhöhen

führt, kann intermittierendes Fasten hier zusätzlichen Stress bedeuten. Daher beschränken wir uns zunächst auf ein Festlegen eines Essensfensters, das sich kaum wie Fasten anfühlt, nämlich auf zwölf Stunden. Wem es leicht fällt, abends nicht mehr zu essen, der kann auch ein Zehn-Stunden-Fenster wählen. Da Frühstück als erste Mahlzeit des Tages ein starker Zeitgeber ist und die meisten Menschen von der Einführung eines festen Rhythmus profitieren, ist intermittierendes Fasten mit einem Verzicht auf das Frühstück nicht Teil des Programms. Wer schon länger einen 16:8-Rhythmus hat, kann das Abendessen weglassen. Lege also genau fest, wann du in den folgenden Wochen deine Mahlzeiten einnehmen wirst und wie viele. Schreibe dies auf und programmiere dir am besten einen Wecker in deinem Smartphone für alle Zeiten.

Idealerweise solltest du drei Mahlzeiten täglich einnehmen, wenn du aber immer einen Snack am Nachmittag genießt, so kannst du diesen auch mit einplanen. Wichtig ist, ein Schema zu finden, das gut zu deinem Tagesablauf passt und mit dem du dich wohlfühlst. Ziel ist es, dass dein Körper in Zukunft genau weiß, wann Essen kommen wird und die Verdauungstätigkeiten bereits zuvor hochfährt, um Heilung zu begünstigen und Gärungsprozesse zu verhindern.

Ist ein Zwölf-Stunden-Intervall geplant und du frühstückst um 7 Uhr, so kannst du bis 19 Uhr essen. Die weiteren Mahlzeiten könnten zum Beispiel für 13 und 18 Uhr geplant werden. Kleine Abweichungen (vor allem nach hinten) machen nichts. Halbwegs sollten die geplanten Zeiten aber für den Rest der Zeit, und dann am besten immer, eingehalten werden.

Mehr Alltagsbewegung

Ein alter Hut, oder? Schon vor zwanzig Jahren stand in jeder Frauenzeitschrift, man soll mal eine Station früher aus dem Bus aussteigen. Aber so richtig gut funktioniert es trotzdem nicht. Wir, die wir eigentlich dafür gemacht sind, fünfzehn bis zwanzig Kilometer am Tag zu laufen, bewegen uns fast gar nicht mehr. Durch die Digitalisierung und Corona wird Homeoffice gerade zum Standard und es ist zu erwarten, dass dies auch so bleiben wird. Der Vorteil ist weniger Verkehr und gesparte Ressourcen. Der Nachteil ist, dass man dann im Prinzip gar nicht mehr raus muss. Versuche also, Bewegungsabläufe als Automatismen einzuplanen. Hier ein paar Vorschläge.

Laufe beim Zähneputzen auf der Stelle

Mache jedes Mal, wenn du auf die Toilette gehst, am Waschbecken zwei Liegestütze. Klingt lächerlich, aber es summiert sich. Benutze einen Timer wie zum Beispiel Focus Keeper und mache alle 25 Minuten eine

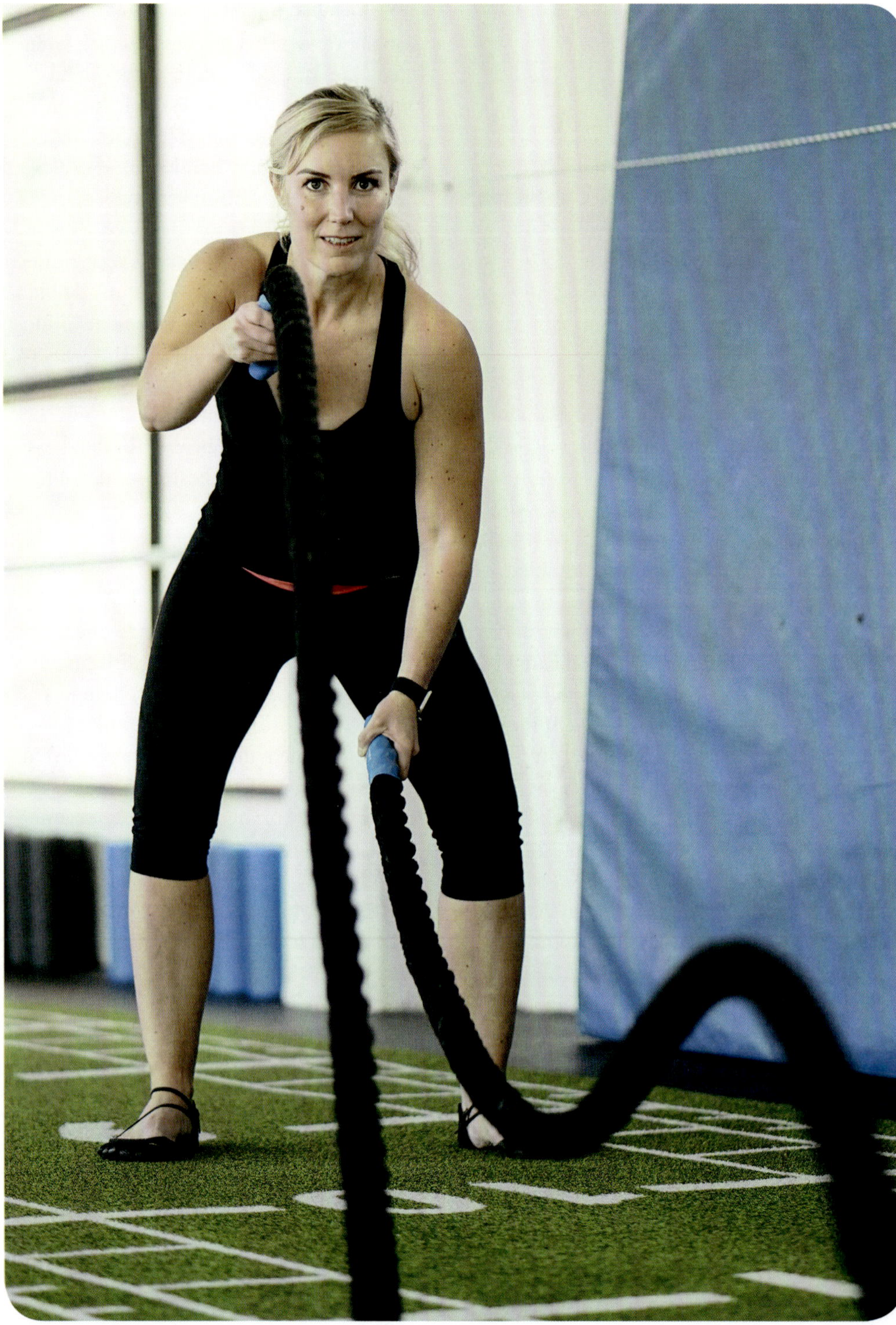

kurze Bewegungseinheit, wie auf der Stelle laufen, dehnen oder zwei Kniebeugen.

Wer viel am Schreibtisch sitzt und langfristig mehr Bewegung bekommen möchte, kann über ein Arbeitssportgerät nachdenken. Ich habe in der Praxis ein Laufband und zu Hause einen Ellipsentrainer, den man beim Arbeiten unter dem Tisch hat. Benutzt man diese ständig, so kommt am Tag einiges an gering intensiver Bewegung zusammen. Wem das zu viel Investition ist, der kann auch erstmal einen Aufsatz für seinen Schreibtisch besorgen und zwischen Stehen und Sitzen wechseln. Schon dies erhöht den Umsatz, auch wenn dauerhaftes Stehen auch nicht so gesund ist. Verbessern kann man es, wenn man zusätzlich eine ergonomische Matte benutzt, die die Fußsohlen stimuliert (zum Beispiel ein Gymba Board).

Wer noch mehr will, kann alles oben Genannte mit einer Gewichtsweste kombinieren. Durch das zusätzliche Gewicht wird jeder Schritt zum Work-out. Setze so viel von diesen Tipps um, ohne dich unter Druck zu setzen. Die Nutzung eines Schrittzählers kann die Motivation erhöhen, auch wenn Studien hierzu gezeigt haben, dass man weniger Freude an der Bewegung hat, wenn man diese aufzeichnet und versucht, einen gewissen Wert zu erreichen.

Dienstag

Mittagspause an der frischen Luft

Verbringe deine Mittagspause draußen und versuche, so viel Tageslicht wie möglich zu bekommen. Vielleicht kannst du das mit einem kleinen Spaziergang verbinden – aber auch Draußensitzen ist in Ordnung. Wenn du keine Mittagspause hast, stelle dich wenigstens ab und zu ans Fenster. Falls du kein Tageslicht abbekommst, solltest du über die Anschaffung einer Tageslichtlampe und vielleicht sogar einer UV-Lampe nachdenken. Letztere gibt es im Reptilienbedarf. Es ist recht wahrscheinlich, dass Geräte wie die Applewatch bald auch die Menge an Licht tracken werden, die wir im Laufe des Tages abbekommen. Aber bis es soweit ist, müssen wir uns selbst darum kümmern.

Falls du mehr willst, nutze deine Pause, um dir einen Vitamin-D-Test im Kapillarblut zu bestellen. Der optimale präventive Wert sollte zwischen 65 und 70ng/ml liegen. Der Bedarf eines Erwachsenen liegt bei etwa 6000IE täglich. Bekommt man kaum Tageslicht, so besteht wenig Chance zur Produktion. Daher ergibt für die meisten Menschen eine tägliche Substitution von 5000–10000IE Sinn, immer unter einer regelmäßigen Kontrolle.

Plane dein Mittagessen

Wenn du dir normalerweise immer ein belegtes Brötchen beim Bäcker holst, solltest du dein Mittagessen grundsätzlich überdenken. Isst du in der Kantine oder im Restaurant, versuche möglichst gesunde, nährstoffreiche Varianten zu wählen. Problematisch sind hier immer die Omega-6-Fettsäuren, da selbst in sehr hochwertigen Restaurants üblicherweise mit Omega-6-Fettsäuren gebraten und gekocht wird. Gegebenenfalls kann man darum bitten, dass Butter oder Olivenöl verwendet wird. Bei Salat empfiehlt es sich immer, ihn ohne Dressing reichen zu lassen und selbst mit Essig und Öl anzumachen.

Zum Mitnehmen eigenen sich Salate im Glas oder gemischtes gebackenes Gemüse mit

Kartoffeln und etwas Protein hervorragend. Ob es sich hierbei um Schafskäse, Fleisch, Ei oder auch Kichererbsen, Tofu oder Tempeh handelt, sei jedem selbst überlassen.

Die meisten modernen Öfen lassen sich programmieren, sodass der Ofen anspringt und das Essen bereits fertig ist, wenn man nach Hause kommt. Wenn man es sich ganz einfach machen will, kauft man eine tiefgekühlte Bio-Gemüsemischung, gibt Gewürze drüber, Ei und Käse, Würfel von zwei Kartoffeln oder Süßkartoffeln oder was auch immer gewünscht ist. Nach 25 Minuten im Ofen ist es fertig und steht bereit für den nächsten Tag. Mit verschiedenen Gewürzen kann man dieses super einfache und schnelle Gericht sehr abwechslungsreich gestalten. Im Folgenden findest du einige Beispiele.

Süßkartoffelnudeln mit Kürbis und Basilikum-Matcha-Pesto

Zutaten für 2 Portionen

- 25 g Kürbiskerne (verbessern die Durchblutung)
- 1 Knoblauchzehe (verbessert die Durchblutung)
- 60 ml Olivenöl
- 1 Bund Basilikum
- ½ TL Bio-Matchapulver (reich an Catechinen)
- 1 TL Zitronensaft
- Salz und Pfeffer
- 1 kleine Zwiebel
- 125 g Kirschtomaten
- 200 g Hokkaidokürbis
- 2 Stängel Thymian
- 100 g Ziegenweichkäse
- 125 g Süßkartoffelnudeln

Kürbiskerne in einer Pfanne ohne Öl anrösten, bis sie duften. Währenddessen Knoblauch schälen. Abgekühlte Kürbiskerne, Knoblauch, Olivenöl, Basilikum, Matcha, Zitronensaft sowie Salz und Pfeffer (nach Geschmack) in einen Mixer geben und zu einem cremigen Pesto verarbeiten.

Zwiebel schälen und in halbe Ringe schneiden, Tomaten halbieren und Kürbis würfeln. Alles auf ein Backblech geben und 15 Min. bei 200 °C backen.

Nudeln nach Packungsanweisung kochen, Wasser abschütten. Nudeln auf einem Teller mit dem Pesto mischen und mit Gemüse und zerbröseltem Ziegenkäse garnieren.

Galettes

Ich liebe Galettes. Als wir sie das erste Mal auf dem Markt am Maybachufer in Berlin gegessen haben, war es eine Offenbarung für mich. Ich konnte endlich auch mal etwas auf einem Markt essen. Richtig zubereitet, sind sie knusprig und unglaublich abwechslungsreich. Man kann sie für jeden so befüllen, wie gewünscht. Durch den Fermentationsprozess wird das Buchweizenmehl sehr gut verdaulich.

Meine Kinder lieben den Klassiker mit Schinken, Käse und Ei. Ich selbst mag gerne eine etwas ausgefallenere Variante. Wer es vegan möchte, hat freie Auswahl beim Gemüse. Am besten bereitet man sie, wie eigentlich alle anderen Gerichte, in einer gusseisernen Pfanne zu. Entgegen dem, was die Industrie uns weißmachen will, ist eine gusseiserne Pfanne – richtig verwendet – problemlos ohne Anhaften zu verwenden. Sie muss nur gut eingebacken sein und darf niemals mit Spülmittel abgewaschen werden. Daher kauft man sie idealerweise gebraucht. Eine meiner Lieblingspfannen habe ich für fünf Euro auf dem Flohmarkt gekauft.

Sie hat so eine gute Patina, dass man in ihr sogar Spiegeleier ohne Fett anbraten kann. Wichtig ist, die Pfannen immer erst gut ohne Fett zu erhitzen, damit unter dem Gargut sofort eine Maillard-Reaktion entsteht. Erst dann stellt man die Hitze herunter.

Zutaten für 8 Galettes

- 300 g Buchweizenmehl
- 600 ml Wasser
- 9 g Salz

Zum Ausbacken:

- 100 g Rindertalg
- 1 Eigelb

Mehl, Wasser und Salz mindestens 10 Min. schlagen und dann 8 Std. bei Raumtemperatur oder über Nacht im Kühlschrank fermentieren.

Rindertalg gut mit dem Eigelb vermischen. Pfanne hoch erhitzen, das Fett darf aber nicht rauchen. Wenn man einen Wassertropfen darauf gibt, sollte er sofort verdampfen. Mit einer Schöpfkelle Teig in die Mitte setzen und mit einem Crêpeverteiler dünn ausstreichen. Mit dem Pfannenwender vier Sollbruchstellen in den Teig drücken, dann die Mitte befüllen und die vier Seiten werden so hochgeklappt, dass das Ei in der Mitte rausschaut. Insgesamt muss der Fladen ca. 10 Min. backen.

Traditionell werden Galettes in einer Mischung aus Schmalz oder Talg und Eigelb ausgebacken. Wer keinen Rindertalg (Empfehlungen, Seite 171) nehmen möchte oder nicht bekommt, kann Butterschmalz oder Olivenöl nehmen.

Zutaten für 1 Portion Galettes complete

- 1 Scheibe hochwertigen Kochschinken
- 20 g geriebener Gruyère-Käse
- 1 Ei
- Frühlingszwiebeln
- 50 g Babyspinat
- 50 g Ziegenweichkäse
- 1 Trockenfeige gehackt
- 3 Walnusskerne gehackt

Die Galette in der Mitte mit allen Zutaten belegen und dann die Ecken zur Mitte hin auf den Belag klappen. Ei auf die Mitte platzieren. Bei geringer Hitze weiter backen, bis der Käse geschmolzen und das Eiweiß gestockt ist.

Kürbis-Apfel-Suppe mit Ingwer und Kurkuma

Zutaten für 2 Portionen

- 1 TL Kurkumapulver
- ¼ TL Pfeffer
- 1 TL gemahlener Koriander (am besten frisch gemahlen)
- ¼ TL gemahlener Kreuzkümmel
- 1 Prise Chili, wenn gewünscht
- 1 Apfel
- 300 g Hokkaidokürbis
- 1 Zwiebel gehackt
- 1 Knoblauchzehe gehackt
- 2 cm Ingwer in kleinen Stückchen
- 400 ml Gemüsebrühe
- 100 ml Kokosmilch
- Salz

Die Gewürze ohne Öl kurz anbraten. Apfel, Hokkaido, Zwiebel, Knoblauch, Ingwer und Gemüsebrühe hinzugeben und garen, bis alles ganz weich ist. Kokosmilch dazugeben und pürieren. Mit Salz abschmecken. Dazu schmeckt eine Scheibe geröstetes Milchkefirbrot (Seite 129) hervorragend.

Roastbeef vom Weiderind mit Mangold und Trauben

Zutaten für 2 Portionen

- 400 g Roastbeef
- Olivenöl
- Salz und Pfeffer
- 1 Staude Mangold
- 50 g gemischte italienische Kräuter (TK)
- 2 TL Apfelessig
- 150 g grüne oder rote Trauben

Roastbeef von allen Seiten in einer Pfanne anbraten, salzen, pfeffern und dann bei 120 °C in den Ofen, bis es eine Kerntemperatur von 53–57 °C hat. Wer kein Bratenthermometer hat, stellt den Ofen auf 180 °C und lässt das Fleisch 30 Min. drin. Dann wird es aber weniger zart.

Mangold, Knoblauch und Zwiebeln klein schneiden und kräftig mit Olivenöl anbraten. Beim Anbraten geht bis zu 90 % der im Mangold enthaltenen Oxalsäure kaputt, was hilfreich ist, wenn man hier sensibel sein sollte. Mit den Kräutern würzen und Apfelessig hinzufügen. Trauben halbieren und unter den Mangold mischen.

Fleisch in dünne Scheiben schneiden und mit dem Mangold servieren. Wer noch eine Kohlenhydratbeilage mag, kann zum Beispiel kleine Kartoffeln mit dem Roastbeef garen.

Roastbeef isst man traditionell kalt. Daher empfehle ich es an einem Tag, wo etwas mehr Zeit ist, vorzubereiten. Das Fleisch hält sich im Kühlschrank bis zu 5 Tage.

Kohlsalat mit Heidelbeeren und Grapefruit-Kurkuma-Dressing

Zutaten für 2 Personen

Für den Kohl:

- ½ Kopf Rotkohl in feine Streifen geschnitten
- 1 zerdrückte Knoblauchzehe
- 125 ml Wasser
- 125 ml guter Bio-Rotweinessig
- 30 g Glycin
- 2 Wacholderbeeren
- ¼ TL gelbe Senfsaat

Für den Salat:

- 2 Süßkartoffeln in Würfeln
- 300 g Brokkoli klein geschnitten
- 100 g Rucola
- 50 g Walnusskerne
- Saft von ½ Grapefruit
- 1 TL Honig
- 2 EL Olivenöl
- Salz und Pfeffer
- 100 g Heidelbeeren
- Fleisch von ½ Grapefruit
- 2 EL eingelegter Rotkohl
- 2 Stangen Staudensellerie
- 1 TL Kurkumapulver

Kohl mit Knoblauch mischen. Wasser und Essig mischen und mit Glycin sowie Gewürzen aufkochen. Kochend über den Kohl gießen und mindestens 2 Std. ziehen lassen. Im Kühlschrank hält sich der Kohl mehrere Monate.

Süßkartoffelwürfel in Salzwasser 10 Min. bissfest garen und abgießen. Für die letzten 5 Min. Brokkoli dazugeben. Staudensellerie roh in feine Würfel schneiden und ebenfalls zusammen mit dem Kurkumapulver unterrühren, aber nicht mehr kochen. Rucola und Walnüsse grob hacken. Grapefruitsaft mit Honig und Olivenöl mischen und mit Salz und Pfeffer abschmecken. Mit Süßkartoffelwürfel, Brokkoli, Heidelbeeren und Grapefruit mischen. Mit Walnüssen und eingelegtem Kohl garnieren.

Dieses Gericht enthält jede Menge fermentierbare und nicht fermentierbare Ballaststoffe und ist damit perfektes Futter für das Mikrobiom. Ist dies noch nicht optimal, kann es zu Blähungen kommen. Daher erst mal mit kleinen Portionen als Beilage beginnen.

Bei diesem Gericht ist alles dabei: Di-Indolyl-Methan und Sulforapham aus den Kohlarten, rote Phenole aus den Heidelbeeren und antientzündliches aus Kurkuma und CYP-Aktivierung der Grapefruit.

Der eingelegte Rotkohl schmeckt auch als Beilage zu ganz vielen anderen Gerichten.

Mittwoch

Teste den Flugmodus

Unsere ständige Erreichbarkeit hat verschiedene Nachteile. Zum einen schränkt sie unsere Produktivität erheblich ein und vermindert unser Leistungsvermögen, zum anderen sorgt das meist am Körper getragene Handy dafür, dass wir unmittelbar seiner Strahlung ausgesetzt sind. Traue dich, dein Telefon mal in den Flugmodus zu schalten, wenn du gerade nicht unbedingt erreichbar sein musst oder einer Aufgabe nachgehst, bei der du nicht gestört werden willst. Viele Menschen halten, wenn sie eine Nachricht bekommen, kurz die Luft an. Dieses Phänomen hat sogar schon einen Namen: E-Mail-Apnoe. Die Auswirkungen sind ähnlich schlimm wie bei der nächtlichen Apnoe: erhöhter Blutdruck, Unruhe, vermehrter Stress und Entzündung. Also trau dich heute mal, den Flugmodus zu benutzen und schalte alle deine Benachrichtigungen auf deinem Telefon aus. Ich mache das schon seit Jahren so und habe festgestellt, dass die Menschen um einen herum sich schnell daran gewöhnen und man viel gezielter Zeiten für Gespräche planen kann, in denen man dann auch wirklich aufmerksam ist.

Halt die Luft an

Diese Übung solltest du nach getaner Arbeit im Auto bzw. auf dem Heimweg machen, damit du einen festen Zeitanker hast. Wenn du das Haus nicht verlässt, mache sie ebenfalls, wenn du dein Tagwerk abgeschlossen hast, oder überlege dir eine feste Zeit, die am besten an etwas geknüpft ist, was du bereits jeden Tag erledigst. Von dieser Aufgabe gibt es mehrere Schweregrade. Wer unter Panikattacken und innerer Unruhe leidet und deshalb nur schwer die Luft anhalten kann, oder wer unter Problemen der Lunge und Atemnot leidet, sollte langsam und mit der einfachsten Variante beginnen.

Leichte Variante Atme tief ein und ohne Druck aus und halte dann die Luft an. Hole erst wieder Atem, wenn du den deutlichen Reiz zum Einatmen verspürst. Atme durch die Nase ein und versuche schnellstmöglich deinen Atem wieder zu beruhigen. Dann halte erneut die Luft an. Das ganze acht Mal wiederholen. Stoppe die Zeit, damit du sehen kannst, ob du mit der Zeit länger die Luft anhalten kannst.

Mittelschwer Mache die gleiche Übung wie oben, gehe dabei aber auf der Stelle.

Schwer In dieser Variante ist es schwerer, die Zeit zu stoppen. Ich mache sie auf einer Strecke, die ich jeden Tag laufe, sodass ich an der Strecke halbwegs überprüfen kann, ob ich mich verbessere. Führe die Übung wie oben aus und versuche eine möglichst lange Strecke zu laufen, während du die Luft anhältst. Alternativ kannst du auch einfach Schritte zählen. Diese Variante kann zu einem so hohem CO_2-Anstieg führen, dass man Kopfschmerzen bekommt, wenn man es übertreibt. Also Vorsicht walten lassen und das Einatmen nicht zu lange hinauszögern.

Am besten notierst du dir deine Zeiten, damit du sehen kannst, wie du besser wirst.

Donnerstag

Auspowern

Für welche Art von Bewegung sind wir gemacht? Was macht aus Sicht unserer Vorfahren Sinn? Ein Marathon über zwei Stunden auf jeden Fall nicht und auch ein zweistündiges Crossfit-Work-out, bei dem Tausende von Kilos bewegt werden, wäre unseren Ahnen sicher nicht in den Sinn gekommen. Gemacht sind wir für kurze, aber sehr intensive Bewegungseinheiten (Kampf, Flucht) und sehr lange leichte bis moderate Bewegung. Heute wollen wir uns dem ersten widmen.

1996 fand Izumi Tabata in einer Studie heraus, dass man mit kurzen Intervallen von 20 Sekunden die Leistungsfähigkeit des Herz-Kreislauf-Systems besser steigern kann als mit einem einstündigen Dauerlauf. Später konnte gezeigt werden, dass diese Art des Trainings auch die Insulinsensitivität verbessert und durch ihre Kürze kaum Stresshormone freisetzt, wohingegen klassischer Ausdauersport die Insulinsensitivität verringern und massiv Stresshormone ausschütten kann.

Bei Anfängern ist Vorsicht vor der Laktatanreicherung geboten. Daher sollte man langsam steigern, sowohl was den Schwierigkeitsgrad der Übungen als auch die Länge angeht:

- Anfänger starten mit 20 Sekunden
- nach 4 Tagen 2 × 20 Sekunden
- nach 8 Tagen 4 × 20 Sekunden
- nach 16 Tagen 6 × 20 Sekunden
- nach 20 Tagen 8 × 20 Sekunden

Der Übungsumfang sollte so gewählt werden, dass man die 20 Sekunden jeweils gut schafft. Wenn man die Einheiten hintereinander macht, sollten dazwischen zehn Sekunden Pause sein. Es ist aber auch okay, sie einfach komplett über den Tag zu verteilen. Dann schwitzt man auch nicht und kann sie idealerweise in Alltagskleidung durchführen. Übungsanregungen sowie Musikzusammenstellungen, die auch die Zeit vorgeben, finden sich bei YouTube, Spotify und Apple Music. Wenn du effektiv etwas für dein Herz-Kreislauf-System tun willst, mach Kardioübungen, die dich auch wirklich anstrengen.

Lokale Kälte

Das Praktische an lokaler Kälte ist, dass man sie anwenden kann, während man etwas anderes tut. Die Anwendung lokaler Kälte kann, wie im neunten Kapitel (Seite 108) beschrieben, zu einem Wechsel der Makrophagen in den antientzündlichen Bereich führen und bei regelmäßiger Anwendung zur Bildung von stoffwechselaktivem beigen Fett führen. Hierzu kann man entweder Kühlpacks auf den Bauch legen oder aufbinden (Tuch dazwischen legen). Falls man es so unauffällig wie möglich gestalten will, kann man eine kühlende Flüssigkeit auf der Basis ätherischer Öle nutzen, mit der man

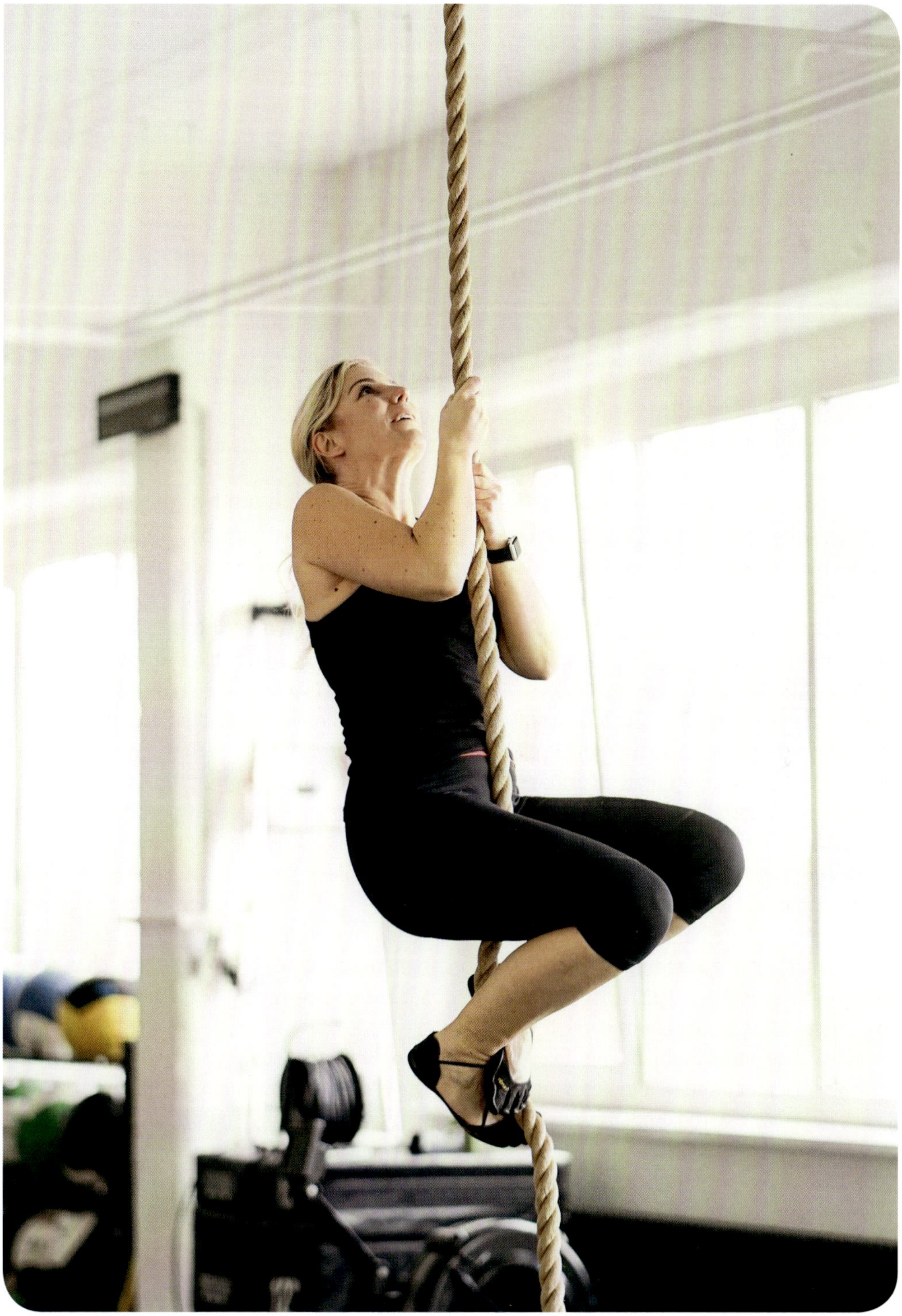

eine Binde tränkt und dann zum Beispiel Frischhaltefolie darüber macht (Empfehlungen, Seite 171).

Wer sehr schlank ist, sollte keine längeren lokalen Kälteanwendungen am Bauch durchführen, um die Organe nicht zu sehr runterzukühlen. Ansonsten sollte die Dauer bei ca. 40 Minuten liegen.

Freitag

Meditation in der Mittagspause

Meditationen und Herzkohärenztraining können den Kortisol-Spiegel und die Gesamtaktivität des Sympathikus bis zu 25% senken. Inzwischen gibt es so viele schöne und hilfreiche Apps zu diesem Thema, dass es eigentlich keine Ausrede gibt. Die meisten sind in der Miniversion kostenlos. Und das Schöne ist, die meisten Übungen dauern nur 5–10 Minuten. Auch die Premiumversion einiger Fitnesstracker bietet Achtsamkeitsübungen an und ist so freundlich, einen so oft in der Woche daran zu erinnern, wie man es eingestellt hat. Wer gerne Kontrollparameter hat, kann Herzkohärenzübungen nutzen, bei denen ein Sensor die Herzfrequenz am Ohrläppchen misst. Über Töne wird einem unmittelbar mitgeteilt, wie entspannt man ist. Wer allerdings, so wie ich, zu kompetitiv veranlagt ist, ärgert sich eventuell, wenn nicht die »Leistung« erzielt wird, die man gerne hätte. Dadurch könnte es natürlich schlechter werden und der Sinn und Zweck der Übung wird komplett verfehlt.

Auch diese Aufgabe sollte man mit einem festen Termin, wie zum Beispiel dem Beginn der Mittagspause verknüpfen. Natürlich kann auch eine Zeit festgelegt werden, aber die Einhaltung ist dann schwieriger. Ich selbst mache dies seit jetzt über drei Jahren immer in der Mittagspause und gehe danach zum Training. Wenn es nicht regnet, verbinde ich das Ganze mit Tageslicht, indem ich die Meditation auf dem Weg ins Fitnessstudio auf einer Parkbank in der Sonne durchführe. Dadurch sind alle diese Aktivitäten nicht verhandelbar und ich habe in den letzten Jahren (außer bei Krankheit, was nahezu nie mehr vorkommt), die einzelnen Dinge jeden Tag durchgeführt. Ohne meine Mittagspause, also zum Beispiel im Urlaub, fällt es mir viel schwerer, mich zu motivieren.

Bewusster Zeit am Handy verbringen

Diese großartige Aufgabe hilft dir dabei, dich von der Sucht, ständig aufs Handy zu schauen, zu befreien. Damit wird auch der Alltagsstress etwas reduziert. Google beschäftigt tatsächlich Leute, die sich nur Gedanken darüber machen, wie sie ihre Seite so attraktiv und abhängig machend wie möglich gestalten. Ich selbst bin ein sehr fokussierter und disziplinierter Mensch, dennoch habe ich eindrücklich erfahren, wie ich durch die Notwendigkeit, meine Social-Media-Kanäle zu bedienen, auch privat zunehmend mehr Zeit damit verbrachte, durch die Feeds zu scrollen etc. Folgende Maßnahmen haben sich sowohl für mich als auch wissenschaftlich bewährt.

Bildschirm auf schwarz-weiß stellen

Die Höhe der Dopaminausschüttung durch einen neuen visuellen Reiz hängt in großem Maße von den auf das Auge einwirkenden Farben ab. Stellt man sein Telefon auf schwarz-weiß, fällt ein Großteil dieser Reize plötzlich weg. Damit wird das Suchtpotenzial deutlich reduziert.

Fokus Timer nutzen

Bei der Pomodoro-Technik, benannt nach einer tomatenförmigen Eieruhr, die auf 25 Minuten eingestellt wurde, wird ein Timer auf diese Zeit eingestellt. In der voreingestellten Zeit widmet man sich ausschließlich der zuvor festgelegten Aufgabe. Nach Ablauf der Zeit hat man fünf Minuten Pause, in der man machen kann, was man möchte, wie zum Beispiel seine Nachrichten checken. Ich wende diese Technik seit drei Jahren immer an, wenn ich konzentriert an etwas arbeiten möchte, und sie hilft mir enorm dabei, fokussiert zu bleiben und weniger häufig aufs Handy zu schauen.

Limits einstellen

Auf Smartphones ist es inzwischen möglich, für jede einzelne App ein Limit einzustellen. Wenn ich mir vornehme, zwei Stunden am Tag mit Instagram zu verbringen und dies möglichst ausschließlich als Arbeitszeit zu verbuchen, so ergibt es Sinn, dies zu verfolgen und ein Limit festzulegen, das einen nach der zweiten Stunde daran erinnert, dass die Zeit abgelaufen ist.

Samstag

Siesta machen

Menschen in Gebieten, in denen Siesta zum Lebensstil gehört, leben länger und haben deutlich weniger Herz-Kreislauf-Erkrankungen. Seitdem die Siesta immer weniger wird, konnte in den mediterranen Ländern ein deutlicher Anstieg an Herz-Kreislauf-Erkrankungen festgestellt werden.

Für Menschen, die nachts nicht gut schlafen, ist Mittagsschlaf allerdings eher nicht empfehlenswert. Hier kann man sich aber

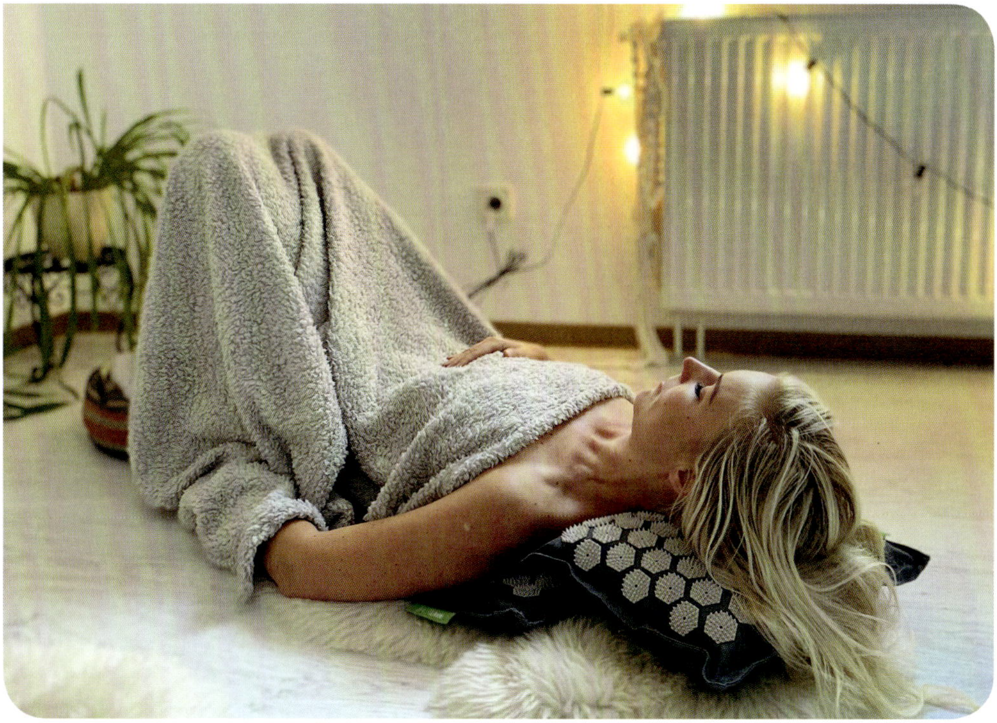

mittags zum Beispiel für eine Heilhypnose-Session zurückziehen. Ich bin mit den Hypnotrancen von Dr. Günther Bayer groß geworden und liebe sie bis heute, auch wenn die Synthesizer-Musik vielleicht nicht mehr unbedingt dem aktuellen Trend entspricht. Man kann natürlich auch die moderne App »Headspace« verwenden.

Mittagsschlaf kann auch helfen, wenn man am Wochenende nicht so früh schlafen möchte. Man sollte dennoch bei der gleichen Aufstehzeit bleiben und lieber im Laufe des Tages ein Schläfchen machen. Der oft gegebene Tipp, vor einem Mittagsschlaf einen Kaffee zu trinken, da das Koffein erst zur Wirkung kommen würde, wenn der Schlaf vorbei ist, ist Nonsens und nicht empfehlenswert. Die Qualität des Schlafes wird erheblich eingeschränkt. Ein zu langer Tagesschlaf ist auch nicht zu empfehlen, da es die Chronobiologie durcheinanderbringt und alle Systeme so weit runtergefahren werden, dass es sehr schwer fällt, zurück in den Tag zu finden. Für die meisten Menschen sind 20–30 Minuten ideal.

Zink einnehmen

Zink ist entscheidend für die DNA-Regeneration, für die Steroidhormonsynthese, für die Schleimhautgesundheit und auch für die Funktion der Diaminoxidase sowie für die Funktion des Immunsystems. In meiner klinischen Tätigkeit und nach Tausenden von Mineralstoffanalysen weiß ich, dass zwei Stoffe den meisten Menschen der westlichen Welt fehlen: Zink und Magnesium.

Da Zink stark die Magenschleimhaut reizt und dann zu Kreislaufversagen, Übelkeit und Erbrechen führen kann, sollte es niemals auf leeren Magen genommen werden. Für viele reicht selbst die Magenfüllung nach dem Frühstück nicht aus, um leichtes Unwohlsein des Magens zu verhindern. Daher empfehle ich die Einnahme von Zink nach dem Mittagessen.

An vielen Stellen liest man, dass regelmäßige Zinkeinnahme ohne zusätzliche Kupfereinnahme zu einem Kupfermangel führt. Dies beruht auf der Idee, dass die beiden Stoffe den gleichen Transporter benutzen. Meine klinische Erfahrung hat aber gezeigt, dass dies praktisch nie der Fall ist. Wird Zink nur einmal am Tag eingenommen, so scheint es keinen Einfluss auf die Kupferspiegel zu haben. Da viele eher an einer Überversorgung mit Kupfer leiden, würde ich von einer Kupfereinnahme ohne Kontrolle grundsätzlich abraten.

Insgesamt ist eine Kontrolle der Mineralstoffe mindestens einmal im Jahr empfehlenswert, denn erfahrungsgemäß brauchen die meisten Menschen Zinkgaben, die die Empfehlungen der Deutschen Gesellschaft für Ernährung um das bis zu zehnfache übersteigen, um auf gute Werte zu kommen. Eine Zinkeinnahme ist daher nach einer größeren Mittagsmahlzeit optimal. Extrem zinkreich ist das Extrakt aus einer Sorte schwarzer Bergameisen (Polyrhachis). Dies hat ebenfalls eine leistungsoptimierende Wirkung ohne Gewöhnungspotenzial, die dabei helfen kann, das Mittagstief zu überwinden. Eingenommen werden 1500 mg täglich. Es ist aber in Deutschland nur schwer zu bekommen. Wer seinen Bedarf ausschließlich aus der Nahrung decken möchte, sollte auf etwas Ungewöhnliches zurückgreifen: die Auster. 100 g Austern haben 86 mg Zink, das nächste Lebensmittel ist dann – weit abgeschlagen – Käse mit 5 mg pro 150 g. Viele mögen keine rohen Austern.

Dann sind gratinierte Austern vielleicht eine großartige Zinkbombe als Alternative.

Gratinierte Austern

Zutaten

- 50 g gewürfelter Speck
- 100 g geriebener Parmesan
- 1 EL Olivenöl
- 8 Austern

Speck, Parmesan und Olivenöl mit einem Mixer zu einer Paste verarbeiten und die geöffneten Austern damit bestreichen.

Bei 250 °C für 5 Min. in den Ofen geben.

Fertig ist die Nährstoffbombe – ganz ohne schleimig-fischiges Mundgefühl. Für Menschen mit Histaminproblemen ist das allerdings nicht geeignet.

Sonntag

Wim-Hof-Atmung testen

Die Wim-Hof-Atmung, benannt nach dem Niederländer Wim Hof, der 26 Weltrekorde in verschiedenen Disziplinen mit Kälteanwendung hält, ist die bekannteste Version der Hyperventilation mit Retention (Luftanhalten). Basierend auf den uralten Tummo-Atemtechniken der Mönche des Himalajas, haben Wim Hof und seine Kinder sie einer großen Allgemeinheit bekannt gemacht. Während Wim eine sehr intensive und anstrengende Variante unterrichtet, bevorzuge ich eher eine ruhigere, aber nicht weniger intensive Version. Da diese leichter durchzuführen und weniger anstrengend ist, halte ich sie für Anfänger besser geeignet. Wichtig ist zu wissen, dass es zu einem Kribbeln und eventuell auch Krampfen der Hände durch eine vorübergehende Verschiebung im Kalziumhaushalt kommen kann. Das vergeht in der Retentionsphase und ist ungefährlich.

Bei dieser etwas sanfteren Version wird erst intensiv in den Bauch und dann hoch in die Brust eingeatmet. Sodann wird der Atem ohne Pause passiv wieder losgelassen. Ebenfalls ohne Pause wird der nächste tiefe Atemzug angeschlossen. Wichtig ist das Ein- und Ausatmen ohne Pause und eine so vollständig wie mögliche Einatmung. Das Tempo sollte nach dem eigenen Wohlbefinden gewählt werden und darf gerne etwas langsamer sein. Dies führt man 30 Atemzüge lang durch, atmet dann vollständig aus und hält die Luft an. Wie im siebten Kapitel (Seite 89) erklärt, gelingt es durch das vorherige Erreichen einer Hypokapnie, deutlich länger die Luft anzuhalten, als dies normalerweise der Fall ist. Da es bei Ungeübten zu Schwindel und eventuell sogar kurzen Ohnmachten kommen kann (die aber komplett ungefährlich sind), sollte man diese Atmung im Liegen (und niemals im Wasser!) durchführen. Durch das lange Luftanhalten kann man mit etwas Übung beeindruckende Hypoxien erreichen, deren Vorteile ebenfalls bereits erklärt wurden. Gleichzeitig werden frische Blutzellen aus der Milz in den Blutkreislauf freigegeben.

Oxytocin erhöhen

Das als Liebes- und Kuschelhormon bekannte Oxytocin wird beim Sex und bei Körperkontakt ausgeschüttet, aber auch wenn wir an jemanden denken, den wir lieben. Sogar das Anschauen süßer Katzenbabys führt zu einer erhöhten Ausschüttung von Oxytocin. Es hilft uns beim Aufbau fester Bindungen, macht uns ruhig und entspannt und lässt uns tiefe Liebe empfinden. Als direkter Gegenspieler des Adrenalins hat es eine stark stressreduzierende Wirkung. Dies kann zu einer Harmonisierung der im dritten Kapitel (Seite 32) beschriebenen Achsen und Regelkreisläufe führen und damit stark antientzündlich wirken. Darüber hinaus hat es beeindruckende regenerative Wirkungen. Studien an Ratten konnten zeigen, dass es die Muskelregeneration drastisch verbessert (vor allem nach Verletzungen), Osteoporose vorbeugt und das Schmerzempfinden stark reduziert. Letzteres ist wahrscheinlich der Grund, warum Frauen die Geburtsschmerzen überhaupt ertragen können: Oxytocin ist auch das Wehen auslösende Hormon in unserem Körper. Es wird niemals in so großer Menge produziert wie unter der Geburt. Gleichzeitig ermöglicht es dann auch, dass sofortige tiefe Liebe zu dem Neugeborenen empfunden werden kann. Wahrscheinlich einer der Gründe, warum es nach einem Kaiserschnitt häufiger zu Problemen bei der Mutter-Kind-Bindung kommt. Ihm werden mächtige Anti-Aging-Eigenschaften zugesprochen, auch wenn die Forschung hierzu noch in den Kinderschuhen liegt. Ebenfalls bei Ratten konnte man einen gewichtsreduzierenden Effekt trotz hochkalorischer Ernährung feststellen, also reichlich Gründe, den Oxytocin-Spiegel zu verbessern.

2019 wurde festgestellt, dass auch unser Mikrobiom, vor allem ein bestimmter Stamm (Laktobazillus reuteri) einen großen Einfluss auf die Produktion von Oxytocin hat und damit ein hohes antientzündliches Potenzial. Wundheilung, Kollagen- und Knochensynthese können dadurch theoretisch verbessert und Stress reduziert werden. Anekdotisch berichten Frauen, die regelmäßig Joghurt mit Lactobacillus reuteri konsumierten, über deutlich schmerzfreiere Perioden und weniger PMS. Andere konnten mehr Tiefschlaf beobachten. Hier also unsere Aufgaben für mehr Oxytocin.

Umarme jemanden

Kaum etwas wirkt so stressreduzierend und erleichternd, wie eine ehrliche Umarmung. Dennoch leben wir in einer Kultur, wo dies selten vorkommt. COVID-19 hat es nicht leichter gemacht. Mit dem Wissen über die positiven Auswirkungen sollte man versuchen, zu einer Kultur zurückzukehren, in der man sich häufiger umarmt. In meinem Freundeskreis gehören ehrliche Umarmungen, wann immer einem danach ist, dazu, aber auch, dass es völlig in Ordnung ist, eine Umarmung abzulehnen. Deine Aufgabe heute ist also: gib drei echte Umarmungen.

Weitere Möglichkeiten für mehr Oxytocin

Jede Art von Hautkontakt führt zur Ausschüttung von Oxytocin. In Phasen, wo nicht viel an Umarmungen und Körperkontakt möglich ist, ist die Buchung einer Massage eine Möglichkeit, trotzdem einen Oxytocinboost zu ermöglichen.

Versuche mit Prüfungsteilnehmern konnten zeigen, dass es zu viel weniger stressbedingten Blackout kam, wenn sie vorher Bilder von Katzenbabys angeschaut hatten. Auch dies kann man sich zunutze machen. Schaue dir Bilder von Menschen oder Tieren an, die du liebst.

Joghurt mit Lactobazillus reuteri

Zutaten

- 10 Kapseln Laktobazillus reuteri (oder 2 TL Laktobazillus-reuteri-Joghurt aus eigener Herstellung)
- 1 l Milch oder Pflanzenmilch (idealerweise vollfett)
- 2 TL Akazienfaser, Inulin oder Ähnliches (hinsichtlich der Joghurtkonsistenz habe ich die besten Erfahrungen mit Inulin gemacht)
- optional 1 TL guter Naturjoghurt
- 3 EL Gelatine von Tieren aus Weidehaltung

Inhalt der Kapseln mit ein wenig Milch und dem Präbiotikum (zum Beispiel Akazienfaser) verrühren und unter den Rest der Milch mischen. Bei 35–37 °C über einen Zeitraum von 24–32 Std. fermentieren. Hierbei trennt sich der Joghurt oftmals von der Molke. Gibt man beides in den Mixer, so emulgiert es wieder.

Nimmt man normale Joghurtkulturen und Laktobazillus reuteri, so funktioniert es auch mit etwas heißeren Temperaturen. Ich hatte auch schon sehr gute Ergebnisse im Instant Pot (Multifunktionskocher), der ebenfalls etwas heißer ist. Fermentieren ist auch immer ein bisschen Glückssache, bei zu heißen Temperaturen können die Bazillen sterben. Am besten eignet sich ein Sous-Vide-Garer (Niedrigtemperaturgarer), bei dem man die Temperatur sicher einstellen kann. Die Anschaffung ist natürlich ein bisschen teurer, aber wenn man bedenkt, dass man sich damit ein selbst vermehrendes Probiotikum züchtet (und was diese sonst so kosten), ist es eine gute Anschaffung.

Laktobazillus reuteri soll ebenfalls eine stark appetitzügelnde Wirkung haben und kann daher einen guten Beitrag beim Versuch einer Gewichtsreduktion leisten.

Woche 3: Zauber der Nacht

Alle sieben Tage sind dem Abend und der Nacht gewidmet. Damit du abends loslassen kannst und wirklich gut schläfst, gibt es wieder viele Tipps und Helfer.

Unser Alltag ist stressig. Zudem sind wir Lichtquellen ausgesetzt, die unseren Tagesrhythmus durcheinanderbringen. Mangelnde Bewegung und chaotische Mahlzeiteneinnahme führen dazu, dass es unserem Körper schwerfällt zu erkennen, wann Ruhe angesagt ist. Dazu kommt, dass der ständige Leistungszwang oft dazu führt, dass es zur vermehrten Aufnahme von Stoffen kommt, die uns wach und agil machen. In der Nacht bekommen wir hierfür nur allzu häufig die Quittung, indem wir nicht mehr erholsam und gut schlafen können. In der dritten Woche konzentrieren wir uns deswegen darauf, wie wir unser gesamtes System beizeiten runterfahren, um entspannt in Morpheus' Arme zu sinken.

Zauber der Nacht

Montag	*Dienstag*	*Mittwoch*	*Donnerstag*	*Freitag*	*Samstag*	*Sonntag*
Schlafumgebung inspizieren	Dankbarkeitsritual	Abendtrunk	Abendmahlzeit	Yin Yoga	Omega-3-Fettsäuren und Niacin	Infrarotlicht
Schlafenszeit festlegen	Box-breathing	nackt schlafen	Tiefenmassage	Strahlung reduzieren	blaues Licht ausschalten	bildschirmfrei

mit hinnehmen und sie geben ein sehr angenehmes Licht. Um mich von einer schlimmen Phase der Schlaflosigkeit zu befreien, gab es bei mir eine Zeit lang nur noch echtes Kerzenlicht. Mein Partner beschwerte sich daraufhin, dass ihn das müde machen würde. Das ist aber genau das, was auch passieren soll.

Wie sieht es sonst in deinem Schlafzimmer aus? Benutzt du immer noch die Bettwäsche, die du dir irgendwann mal nach deinem ersten Auszug gekauft hast? Es ist ein herrliches Gefühl, in hochwertiger Bio-Bettwäsche zu schlafen. Ein Naturmaterial sollte es aber auf jeden Fall sein. Auch der Rest des Raums sollte so gestaltet sein, dass er beruhigend wirkt und keine grellen Farben hat. Wer in einer Ein-Zimmer-Wohnung wohnt, kann vielleicht eine Abtrennung mit einem Raumteiler machen, um zumindest optisch Schlaf- und Wohnumgebung zu trennen.

Montag

Inspiziere deine Schlafumgebung

Das Schlafzimmer sollte zum Schlafen einladen. Idealerweise dient es nur dem Zweck von Schlaf und Sex. Betrete heute mal dein Schlafzimmer wie ein Fremder. Fühlt es sich gemütlich und gut an? Möchtest du dich ins Bett legen und dort friedlich schlafen? Ist deine Matratze bequem und magst du dein Kissen?

Es wird vielfach gesagt, man sollte seine Matratze alle zehn Jahre wechseln. Wir schwitzen täglich bis zu zwei Liter in unsere Matratze. Würden wir einen Pullover zehn Jahre lang tragen, ohne ihn zu waschen? Aus meiner Sicht ist es daher sinnvoller, eine etwas günstigere (trotzdem schadstoffarme) Matratze zu kaufen und diese regelmäßig auszutauschen. Ansonsten sollte es im Schlafzimmer möglichst kühl und »blaulichtfrei« sein. Ich nutze hierzu tragbare Candle Lights (LED-Lampen, die Kerzenlicht imitieren). Diese sind ästhetisch, man kann sie überall

Lege deine Schlafenszeit fest

Was glaubst du, wieviel Schlaf du brauchst? Lege die Gesamtlänge deines Schlafs anhand der Menge an Schlafzyklen von 90 Minuten fest, die du meinst zu brauchen, plus einen Zeitraum x zum Einschlafen. Da ich Probleme beim Einschlafen habe und die Menschen, die gefühlt in den Tiefschlaf fallen, sobald ihr Kopf das Kissen berührt, immer sehr beneidet habe, rechne ich mit 30–40 Minuten. Wer weiß, dass er zügig einschläft, rechnet mit entsprechend weniger Einschlafzeit.

Also zum Beispiel:
5 × 90 Min. = 7,5 Std. + 30 Min. zum Einschlafen = 8 Std.

Wenn du um 6:30 Uhr aufstehen musst, versuchst du also, ab 22:30 Uhr zu schlafen.

Wenn du nicht durchschlafen kannst, verkürze die Zeit jeweils um einen Zyklus, bis du durchschläfst. Nachts ständig wach zu sein ist definitiv nicht normal und kann ein Zeichen dafür sein, dass man einfach zu viel Schlaf hat. Entscheidend ist, dass der Körper ausreichend Tief- und REM-Schlaf (Seite 66) bekommt. Sind diese abgearbeitet, so schläft man nur noch flach, und die Wahrscheinlichkeit, zu erwachen, erhöht sich stark. Am einfachsten lässt sich dies mit einem Schlaftracker überprüfen. Haben REM- und Tiefschlaf die gleiche Länge, dann bekommt der Körper wahrscheinlich ausreichend Gesamtschlaf. Es gibt einige Fitnesstracker und Smartwatches mit gutem Schlaftracker, das beste Schlaftracking macht aber der finnische Oura-Ring.

Wenn man eine Länge gefunden hat, bei der man durchschläft, versucht man einen weiteren Zyklus anzuhängen und beobachtet, wie es dann ist. Sind nächtliche Toilettengänge das Problem, so deutet das zum einen auf einen nicht ausreichend tiefen Schlaf und zum anderen auf eine Überstimulation des Sympathikus hin, wodurch nachts nicht ausreichend antidiuretisches Hormon ausgeschüttet wird. Hier sollten dann vor allem die Entspannungs- und Atemtechniken in den Fokus gerückt werden.

Dienstag

Dankbarkeitsritual

Der Mensch hat die Neigung, sich auf das Schlechte zu konzentrieren. Dies ergibt Sinn, denn in früheren Zeiten war es wesentlich wichtiger, sich zu merken, von welchen Beeren man Durchfall bekommen hat und welche Tiere gefährlich sind, als wer nett zu uns war. Unser Gehirn ist immer noch auf Überleben eingestellt und daher permanent auf

Boxbreathing

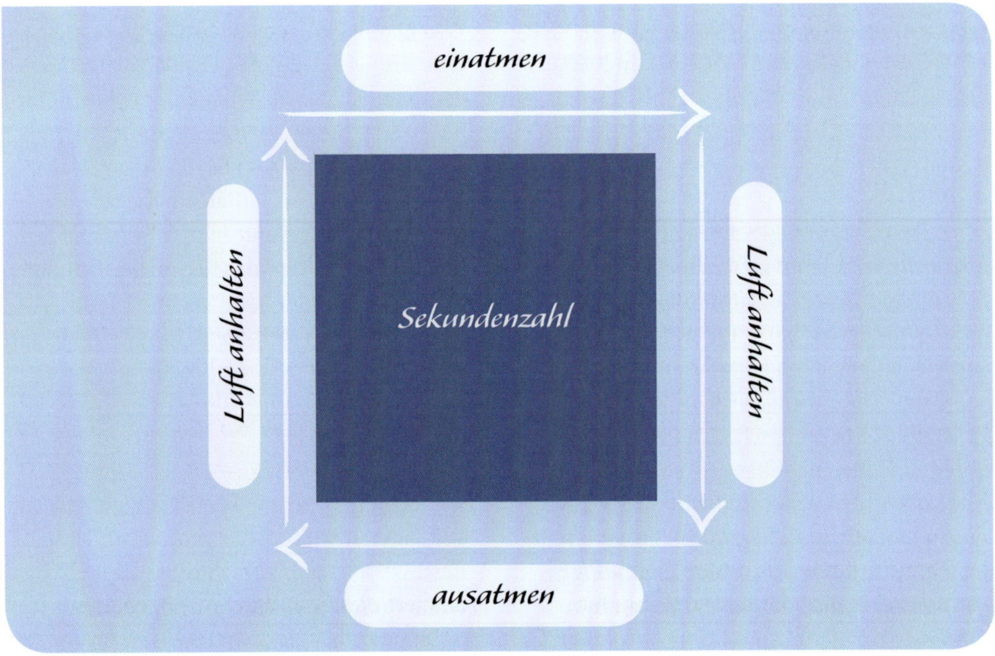

der Suche nach Gefahr. Der US-amerikanische Psychologe Dr. John Gottman hat in seinen Beziehungsforschungen herausgefunden, dass es durchschnittlich sechs positive Interaktionen braucht, um eine negative auszugleichen. Diesen Mechanismus können wir ganz einfach überlisten, indem wir uns auf die guten Dinge im Leben konzentrieren. Dies kann man in Form eines Tagebuches oder im Rahmen eines Gespräches mit sich selbst oder mit anderen tun. Das Schöne an einem Tagebuch ist, dass man später zurückblättern und feststellen kann, wie viel Gutes einem doch Tag für Tag widerfährt.

Finde heute drei Dinge, die an diesem Tag besonders schön waren und für die du dankbar bist. Dies muss nichts Großes sein, »Zum Mittag gab es mein Lieblingsgericht.« reicht auch. Wir führen auch dieses Achtsamkeitsritual im Rahmen der Familie durch. Wenn Schlafenszeit ist, kuscheln wir uns alle zusammen ins Bett und jeder nennt reihum etwas, für das er heute besonders dankbar ist. Da es auch meinen Kindern sehr gut gefällt, vergessen wir es eigentlich nie, außer wir sind ausgesprochen müde.

Boxbreathing

Diese Atemtechnik kommt aus der US-amerikanischen Armee und dient dazu, in Stresssituationen für Beruhigung zu sorgen. Zu eben diesem Zweck lässt sie sich auch überall anders anwenden. Beim Boxbreathing atmet man, wie der Name schon sagt, in Form einer Box.

Normalerweise wählt man ein Intervall von vier Sekunden. Je nachdem, was man als angenehm empfindet, dürfen es aber auch gerne fünf, sechs oder sieben Sekunden sein.

Durchgeführt wird die Atmung dann wie folgt: für vier Sekunden einatmen, vier Sekunden die Luft anhalten, vier Sekunden Ausatmen, vier Sekunden die Luft anhalten und dann von vorne.

Durch die Verlängerung der Zeit zwischen den Einatmungen entsteht ein parasympathischer Reiz, der auf das gesamte System beruhigend wirkt. Diese Übung eignet sich besonders gut vor dem Einschlafen, aber auch in Stresssituationen können ein paar Minuten Boxbreathing dabei helfen, zur Ruhe zu kommen. Wer nicht zählen will, kann eine App nutzen, die die Atmung optisch und auditiv darstellt (Empfehlungen, Seite 171).

Mittwoch

Abendtrunk

Ich leide schon mein ganzes Leben unter Schlafstörungen. Bereits als Siebenjährige räumte ich nachts all meine Kisten in meinem Zimmer auf und besuchte meine Oma gegen 1 Uhr, weil ich einfach nicht schlafen konnte. Dank sehr guter Schlafhygiene und vielerlei Tricks ist es mittlerweile besser, aber wenn ich mich abends über irgendetwas aufregen muss, kann ich auch heute noch nicht schlafen.

Einer der Stoffe, der mir enorm hilft, um in meine Balance zu finden, ist Ashwagandha. Die im Ayurveda beliebte Schlafbeere ist bei uns als Nahrungsergänzungsmittel in Kapselform erhältlich. Diese Heilpflanze senkt die Entzündungsbereitschaft, verbessert die Regeneration und harmonisiert den Kortisolspiegel. Sie balanciert die Hypothalamus-Hypophysen-Nebennierenrinden-Achse, hilft signifikant bei Ängsten und innerer Unruhe und stabilisiert den Blutzucker. Auch auf die Schilddrüse hat Ashwagandha eine ausgleichende Wirkung, und Studien bei Ratten und beim Menschen konnten zeigen, dass mit Ashwagandha eine latente Schilddrüsenunterfunktion in den Normalbereich gebracht werden konnte. Zum Teil gewarnt wird vor Ashwagandha bei Schilddrüsenüberfunktion aufgrund einer Einzelfallstudie, die eine thyreotoxische Krise beschreibt. Da ein solches Ereignis auch völlig unabhängig von der Einnahme auftreten kann und es der einzige beschriebene Fall dieser Art ist, halte ich die Datenlagen für deutlich zu dünn, um es auf Ashwagandha zurückzuführen. Ein weiterer Punkt über den viel geschrieben wird, ist die Frage, ob Ashwagandha zu einer Erhöhung des Testosteronspiegels führen kann. Diese Frage ist für Männer eindeutig mit »Ja« zu beantworten. Ashwagandha führt zu einer Hemmung der Aldo-Keto-Reduktase, welche Androstendion in Testosteron umwandelt. Hierdurch erhöht sich der DHEA-Spiegel. Testosteron kann zunächst vermindert werden, in der Folge wird dann aber DHEA gebildet. Allerdings ist für die Höhe dieser Reaktion auch die Menge an Androgenen wichtig. Frauen haben viel weniger Androstendion als Männer, weswegen diese Reaktion bei ihnen normalerweise geringer ausfällt. In einer Fallstudie bei einer übergewichtigen Patientin mit hormonellen Dysbalancen, wurde unter Ashwagandha ein Abfall des Testosterons und ein Anstieg des DHEA gezeigt. Frauen mit einer echten Hyperandrogenämie (erhöhte Androgenproduktion) sollten unter der Einnahme beobachten, ob Akne und Körperbehaarung stärker werden. Alle anderen müssen sich darüber keine Sorgen machen.

Im folgenden Rezept wird Ashwagandha mit Glycin kombiniert, welches ebenfalls beruhigend wirkt, ohne am nächsten Tag müde zu machen. Unter einer kalorienreduzierten Diät verhinderte es bei Mäusen Muskelmasseverlust und verringerte Entzündungsparameter. Außerdem schmeckt Glycin süß und ist daher das perfekte Süßungsmittel. Dazu kommt noch Lavendel, der in Studien im Vergleich mit Lorazepam eine ähnlich beruhigende Wirkung hatte wie dieses.

Moon Milk

Zutaten für 2 Portionen

- 500 ml Pflanzenmilch nach Wahl
- 1 TL getrocknete Lavendelblüten
- ¼ TL Zimt
- 1–2 TL Ashwagandha
- 2 TL Glycin
- 2 TL Erythrit (falls gewünscht)

Alles aufkochen, etwas abkühlen lassen und einmal durchmixen.

Nackt schlafen

Nackt schlafen erhöht den Melatoninspiegel. Tatsächlich wurde hierzu eine recht umfangreiche Studie durchgeführt und festgestellt, dass der Körper nur nackt zu einer sauberen Temperaturregulation in der Lage ist, und dass schon wenig Kleidung die Melatoninproduktion negativ beeinflusst. Wenn man nackt schläft, werden weniger Stresshormone produziert, die Flüssigkeit in der Niere wird zurückresorbiert, der Blutzucker wird stabil gehalten und alle Systeme werden verlangsamt. Dadurch wird der Schlaf tief und erholsam. Da Melatonin und Kortisol den gleichen Transporter nutzen (Transcortin), führt ein hoher Melatoninspiegel darüber hinaus dazu, dass weniger Kortisol frei im Blut unterwegs ist, auch wenn die Nebennierenrinde eventuell zu viel davon produziert. Dies hängt damit zusammen, dass der Körper die Möglichkeit haben muss, die Kerntemperatur abzusenken, um den chronobiologischen Reiz »Nacht« zu erhalten. Dies macht er unter anderem über eine bessere Durchblutung der Haut und der Extremitäten. Sind wir dick bekleidet, so ist dieser Wärmeaustausch nicht mehr möglich. Daher hilft nackt schlafen, oder eben nur sehr gering bekleidet, besser und tiefer zu schlafen.

Donnerstag

Abendmahlzeit

Die Abendmahlzeit sollte den Blutzucker nicht zu stark nach oben treiben, da dies ein Tagessignal für den Körper ist. Idealerweise sollte sie mindestens zwei Stunden vor dem Schlafen eingenommen werden. Da der Darm in der Nacht kaum arbeitet, sollte das Abendessen nicht allzu schwer zu verdauen sein und kein hohes Gärungspotenzial haben. Nach dem Essen sollte man möglichst eine Stunde stehende Tätigkeiten ausführen oder spazieren gehen, damit die Nahrung im Verdauungstrakt, unterstützt durch die Schwerkraft, nach unten rutscht.

Wer nachts oft wach wird, sollte versuchen, abends langkettige Kohlenhydrate kombiniert mit Fett, wie zum Beispiel kalte oder wieder erwärmte gekochte Kartoffeln mit Butter zu sich zu nehmen. Am Abend sollten keine großen Mengen Ballaststoffe aufgenommen werden, da sie nachts zu starken Blähungen führen können, sodass der Schlaf beeinträchtigt wird. Gut eignen sich Suppen, da diese durch das Kochen und Mixen dem Verdauungstrakt einiges an Arbeit abnehmen. Wenn sich eine schwere Abend-

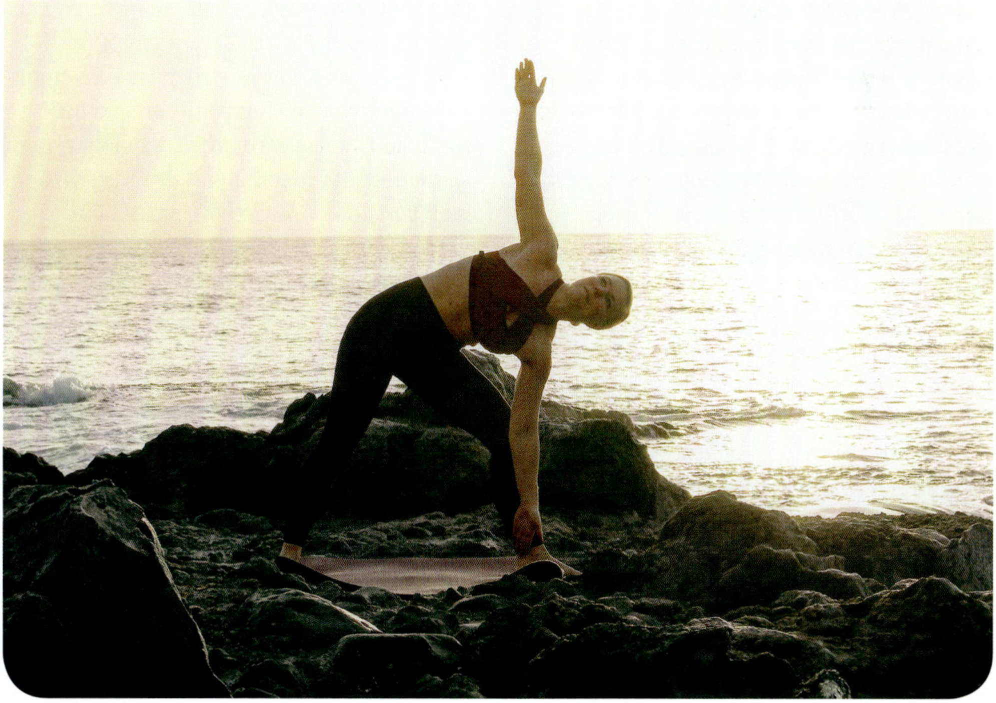

mahlzeit nicht vermeiden lässt, sollten Verdauungsenzyme dazugenommen werden. Blähungen und Völlegefühl können hierdurch erheblich reduziert werden.

Tiefenmassage

Jeder unserer Muskeln ist von einer oberflächlichen Faszie umhüllt und dann noch mal von drei verschiedenen Schichten, die Muskelfasern und -bündel umhüllen. Dazwischen befindet sich ein flüssigkeitsgefüllter Raum, der Verschiebungen ermöglicht. Bei Entzündungen kann es hier zu Verklebungen kommen. Massage der Faszien und des tiefen Gewebes können dabei helfen, diese Verklebungen aufzulösen, Schmerzen zu lindern und das Lymphsystem im Entgiftungsprozess zu unterstützen.

Mithilfe von Faszienrollen, -bällen und Co lassen sich Übungen ganz einfach selbst ausführen. Wer erst mal kein Geld investieren möchte, der nehme einen Tennisball und eine leere Glasflasche. Mit beidem arbeitet man sich langsam von den Füßen den ganzen Körper hinauf. Genaue Anleitungen finden sich haufenweise im Netz unter den Schlagwörtern »myofasziales Release« und »Faszienmassage« (Empfehlungen, Seite 171).

Freitag

Yin Yoga

Bei Yin Yoga werden die einzelnen Positionen über einen langen Zeitraum von mindestens fünf Minuten gehalten. Dies entspricht der ursprünglichen Form des Yogas, bei der schnelle Wechsel der Asanas nicht vorgesehen waren. Es wird tief und entspannt in die Positionen hineingeatmet. Hierdurch kommt es zu einer starken Aktivierung des Parasympathikus sowie in der Kombination mit den Stellungen zu einer verbesserten Durchblutung des tiefen Gewebes, was den Abtransport von Giftstoffen verbessert und die Regeneration beschleunigt. Auch hier findet man sehr schöne Anleitungen bei YouTube. Wer mehr will und wem es gut gefällt, der findet sicher einen Yin-Yoga-Kurs in seiner Nähe.

Strahlung reduzieren

Während meiner Studienzeit konnte ich monatelang schlecht schlafen, da ich ein Brummen zu hören glaubte, das mich massiv störte. Schließlich fand ich heraus, dass das, was ich merkte, die Strahlung war, die mein Radiowecker abgab. Nachdem er entfernt war, konnte ich erheblich besser schlafen. Nicht alle Menschen sind sensibel gegenüber elektromagnetischen Strahlungen. Und wie bei so vielem sollte man sich nicht verrückt machen. Das Bett in einen strahlungssicheren Käfig zu stellen ist zum einen kostenintensiv und auch mit hohem persönlichem Stress verbunden. Ich denke, man sollte es daher erst mal mit den Maßnahmen versuchen, die einem leichtfallen.

Strahlung kann den Schlaf, aber auch das gesamtheitliche Wohlbefinden beeinträchtigen. Vor allem während der Nacht kann sie zu einer Beeinträchtigung der Regenerationsfähigkeit führen. Das Schlafzimmer sollte daher so strahlungsarm wie möglich sein. Folgende Dinge können dabei helfen:

- WLAN-Router während der Nacht deaktivieren. Dies lässt sich im Router selbst programmieren, sodass man sich ab dann nicht darum kümmern muss. In Mietwohnungen ist man oft über fünf unterschiedlichen WLANs gleichzeitig ausgesetzt. In

unserem Wohnhaus haben alle Mieter gemeinsam beschlossen, dass zwischen 1 Uhr und 5 Uhr morgens alle Router aus sind. Dies ermöglicht einen strahlungsärmeren Nachtschlaf für alle.
- Das Mobiltelefon sollte nachts in den Flugmodus gestellt werden, und da es dennoch weiterhin eine Reststrahlung abgibt, in einem anderen Zimmer bleiben.
- Nach Möglichkeit sollte sich kein Fernseher im Schlafzimmer befinden. Wenn doch, sollte er einen Abstand von mindestens 2,5 m zum eigenen Kopf haben.

Samstag

Omega-3-Fettsäuren und Niacin

Niacin wurde intensiv in der Behandlung von Herz-Kreislauf-Erkrankungen untersucht. Es verringert endotheliale Entzündungen, verbessert den Triglyceridspiegel, das Gesamtcholesterin, erhöht HDL und senkt LDL und kann sogar bei einer genetischen Lipoprotein-A-Erhöhung zu einer deutlichen Verbesserung führen. Unglücklicherweise reagieren die Langerhans-Zellen der Haut (die gehören zu den Trollen) auf Niacin mit einer Ausschüttung von Entzündungsfaktoren aus Arachidonsäure. Das wiederum führt zu einer starken Vasodilatation und dadurch zu Hitzegefühl, Kribbeln, Rötung und Jucken der Haut. Zum einen ist die Einnahme von Niacin hierdurch quasi ein Omega-Fettsäuren-Test für Arme, denn wer sehr intensiv zu Flushs (starke Rötungen der Haut) neigt, der hat wahrscheinlich zu viel Arachidonsäure im Verhältnis zu Eicosapentaensäure und Docosahexaensäure im System. Zum anderen kann man durch die gleichzeitige Einnahme von Omega-3-Fettsäuren dafür sorgen, dass weniger Flushs auftreten, weil akut mehr Omega-3-Fettsäuren im Blut zu Verfügung stehen. Hierdurch kann der positive und entzündungshemmende Effekt des Niacins genutzt werden, ohne die störenden Flushs, welche bei vielen zu einem Therapieabbruch führen.

Dosieren Sie folgendermaßen:
- Niacin: 500 mg Slow release
- Omega-3-Fettsäuren: 2000 mg EPA und DHA, am besten in Form von Algenöl

Treten trotzdem Flushs auf, kann man sowohl die Einnahme des Niacins vermindern als auch die Einnahme von Omega-3-Fettsäuren erhöhen.

Blaues Licht ausschalten

Im vierten Kapitel (Seite 52) habe ich bereits über die Auswirkungen auch schon kleinster Mengen blauen Lichts auf unsere Chronobiologie gesprochen. Um seinen Schlaf zu verbessern und die Regeneration zu erhöhen, sollte daher jegliches blaue Licht im Schlafzimmer eliminiert werden und drei Stunden vor dem Schlafengehen so gut wie möglich reduziert werden. Am einfachsten macht man dies mit einer sogenannten Blaulichtblockerbrille. Da hier aber immer noch blaues Licht über den Rand einfällt, sollte man für zu Hause nach blaulichtfreien Alternativen suchen. Viele Experten empfehlen, in allen Zimmern einen zweiten Satz Glühbirnen zu installieren, die gesondert geschaltet werden und die als Nachtbeleuchtung zur Verfügung stehen. Dies ist eine sehr schöne Idee, aber in der Praxis nur schwer umzusetzen, vor allem wenn man in einer Mietwohnung wohnt, wo es eben nur einen Stromkreislauf gibt. Zudem sind blaulichtfreie Glühbirnen ein teurer Spaß (ca. 20 Euro). Ich habe daher transportable Lichtquellen, die man laden kann und die

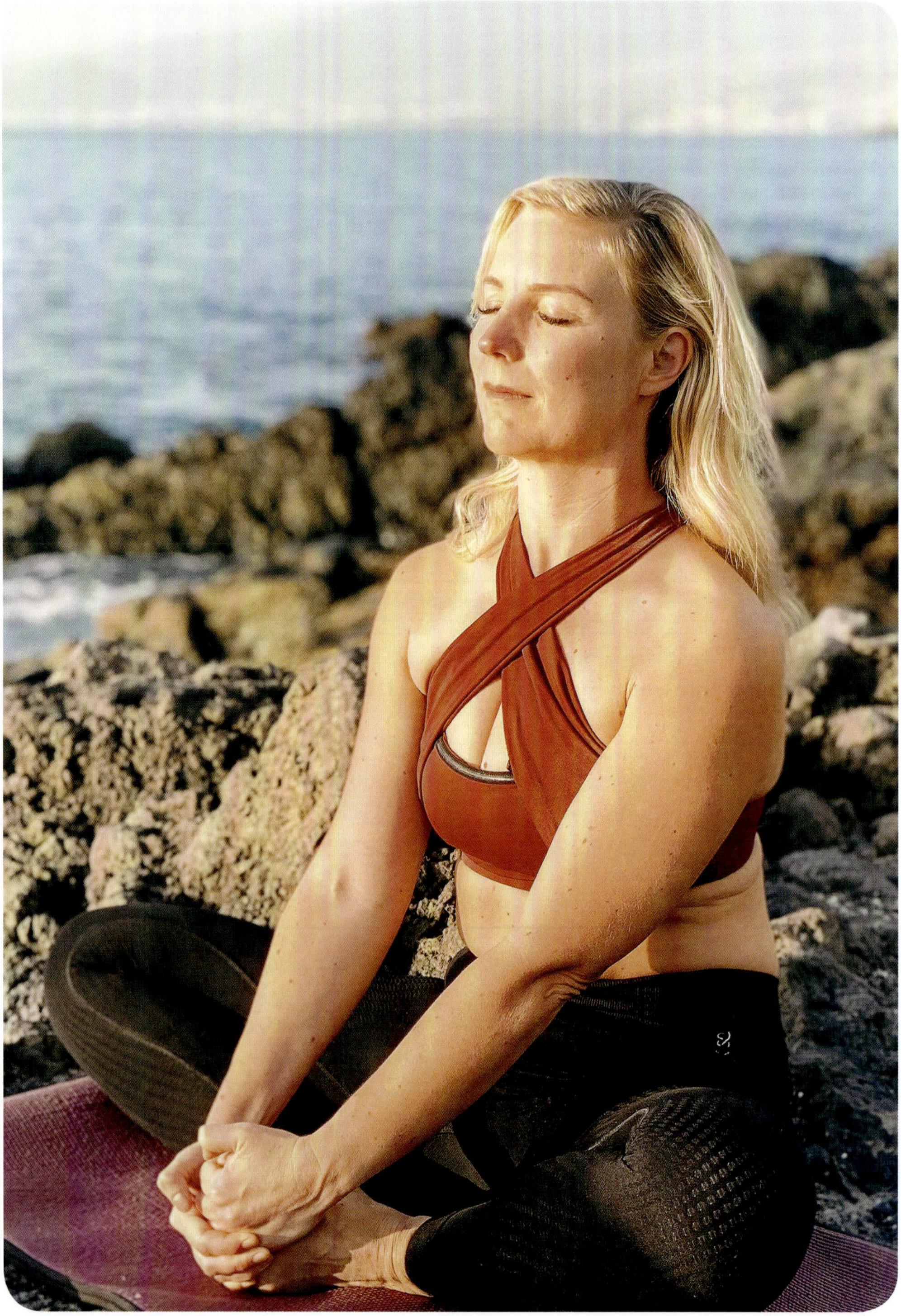

dann mit einem Akku über mehrere Stunden Licht spenden. Da sie nicht mehr an eine externe Stromquelle angeschlossen sind, sind sie strahlungsfrei und man kann sie überall mit hinnehmen. Auch in den Urlaub. Alternativ möglich und sehr stimmungsvoll sind Kerzen. Allerdings beeinträchtigen diese die Luftqualität, vor allem wenn es sich um paraffinhaltige Kerzen handelt.

Versuche heute nach Sonnenuntergang alle Blaulichtquellen aus deinem Sichtfeld zu verbannen. Am einfachsten macht man das wahrscheinlich mit Kerzen. Spüre in dich hinein, ob du schneller müde wirst und welchen Unterschied das sonst noch für dich macht.

Sonntag

Infrarotlicht

Gibt man bei Pubmed (Studiendatenbank) Infrarotlicht ein, so erhält man 1500 Einträge. 150 davon allein aus dem Jahr 2020. Wenn so intensiv an einer Sache geforscht wird, kann man ziemlich sicher sein, dass die Wissenschaft da etwas Größerem auf der Spur ist. Lichttherapien rücken zunehmend aus der Nische der Alternativmedizin heraus und werden für die verschiedensten Indikationen erfolgreich eingesetzt.

Infrarotlicht regt die Regeneration des Gewebes an, hilft dabei, nicht wasserlösliche Stoffe zu freizusetzen und zur Entgiftung zu mobilisieren. Es signalisiert dem Körper, dass es auf den Abend zugeht.

Infrarotlicht findet sich im Sonnenlicht der Abendstunden oder eben in Infrarotlichtquellen. Versuche dich so oft es geht, den Sonnenstrahlen des Sonnenuntergangs auszusetzen. Alternativ kannst du dir ein Infrarotpanel besorgen und es zur Zeit des Sonnenuntergangs anmachen. Weniger starke lassen sich auch gut als Lichtquelle zum Arbeiten nutzen, sofern die Lampe für den Gebrauch ohne Schutzbrille geeignet ist.

Bildschirmfrei

Ein Punkt bei der Beschäftigung an Bildschirmen vor dem Schlafen ist das blaue Licht. Ein anderer ist jedoch die Aufregung, die sich dadurch oft einstellt. Egal, ob es sich um die E-Mails, private Nachrichten oder einen aufregenden Film handelt, zum Runterfahren der Systeme tragen sie nicht bei. Um den Schlaf so optimal wie möglich zu gestalten, sollte daher die Bildschirmzeit ca. eineinhalb Stunden vor dem Schlafengehen enden. Wie wäre es damit, mal wieder ein Buch im Bett zu lesen? Vielleicht sogar zu zweit. Deine Aufgabe heute ist es, sämtliche Bildschirme eineinhalb Stunden vor dem Schlafen abzuschalten.

Woche 4: das große Ganze

Herzlichen Glückwunsch. Du hast bis hierhin durchgehalten. Jetzt heißt es, den Grundstein für neue Gewohnheiten und ein entzündungsfreieres Leben zu legen.

In der heutigen Woche gibt es daher nur noch eine Aufgabe am Tag. Dafür sind die Aufgaben komplexer und erfordern eine längere Auseinandersetzung mit dir selbst. Natürlich könnte ich dir jetzt auch einfach einen Plan vorgeben, ohne dass du dir selbst Gedanken machen musst. Meine Erfahrung ist aber, dass man sich wesentlich besser an Dinge hält, die man selbst für sich beschlossen hat und die vor allem auch gut in den eigenen Tagesablauf integrierbar sind. Am Ende setzt man nur Dinge dauerhaft um, hinter denen man auch steht.

Montag

Speiseplan

Versuche in dieser Woche strikt vorzugehen und meide folgende Dinge:

- Getreide
- Kuhmilch

Das große Ganze

Montag	Dienstag	Mittwoch	Donnerstag	Freitag	Samstag	Sonntag
Speiseplan	Tagesplan	Trainingsplan	Supplement-Plan	Langzeitplan	die Erde spüren	Abenteuer

- stark histaminhaltige Nahrungsmittel
- alle Pflanzenöle außer Oliven- und Avocadoöl
- Schweinefleisch, da es sehr viel Arachidonsäure (eine besonders ungünstige Omega-6-Fettsäure) hat

Folgendes sollte jeden Tag integriert sein:
- fünf verschiedene Sorten Gemüse
- fermentierte Nahrungsmittel
- Präbiotika wie Apfelschalen, Beeren und Co

Alle Lebensmittel sollten aus biologischem Anbau oder bekannten, sauberen Quellen (saisonal/regional) stammen.

Nimm eine ausreichende Proteinmenge von mindestens 1,5 g pro Kilogramm Körpergewicht dazu.

Proteinquellen:
- Ziegen- und Schafskäse sowie Joghurt und Kefir
- Fisch mit 7–10 Tabletten Chlorella oder 1 TL Zeolith/Bentonit (eine Vulkanerde), um Schwermetallbelastungen zu vermeiden
- Rind, Wildschwein, magere Teile vom Hähnchen oder Pute, Lamm
- Kollagen vom Weiderind (dies finde ich besonders praktisch, da es nahezu geschmacksneutral ist und man es fast überall reinrühren kann)
- Ziegenkasein und Schafswhey

Nutze den heutigen Tag, um dir einen kompletten Essens-Wochenplan zu erstellen. Nimm dafür Rezepte aus den vorherigen Wochen und überlege dir eigene. Für die schnelle Mahlzeit oder etwas zwischendurch sollte man es sich so einfach wie möglich machen. Meine zwei Standardgerichte sind Blechgemüse mit Kartoffeln plus Protein und Gedünstetes aus der Pfanne mit Protein. Beides dauert in der Zubereitung ca. 30 Minuten und ist supereinfach.

Abwechslung bekommt man über die Verwendung sauberer Gewürzmischungen, die man inzwischen sogar im Supermarkt bekommt. Je nachdem, ob man mexikanisch, mediterran oder indisch würzt, erhält man dadurch immer ein anderes Gericht.

Ansonsten ist es nicht schlimm, auch häufiger mal das Gleiche zu essen. Meiner Meinung nach ist eins der Probleme aller Kochbücher zu bestimmten Ernährungsformen, dass hier mit besonders aufwendigen und großartigen Rezepten geprotzt wird, für deren Umsetzung man im Alltag keine Zeit hat. Wenn man eine systemische chronische Entzündung verhindern oder verbessern will, ist dies ein Langzeitprojekt. Und als solches muss es möglich sein, es im Alltag zu integrieren. Deswegen bekommst du auf den folgenden Seiten einen Beispielplan (Seite 160).

Mein perfekter Tag

Es braucht nicht viel, um eine entzündungsarme Mahlzeit herzustellen. Mein perfekter Tag lebt von einfachen Gerichten, mit viel Gemüse zu Fleisch und Ei. Sauer Eingelegtes sowie Kräuter und raffinierte Gewürze geben den letzten Schliff.

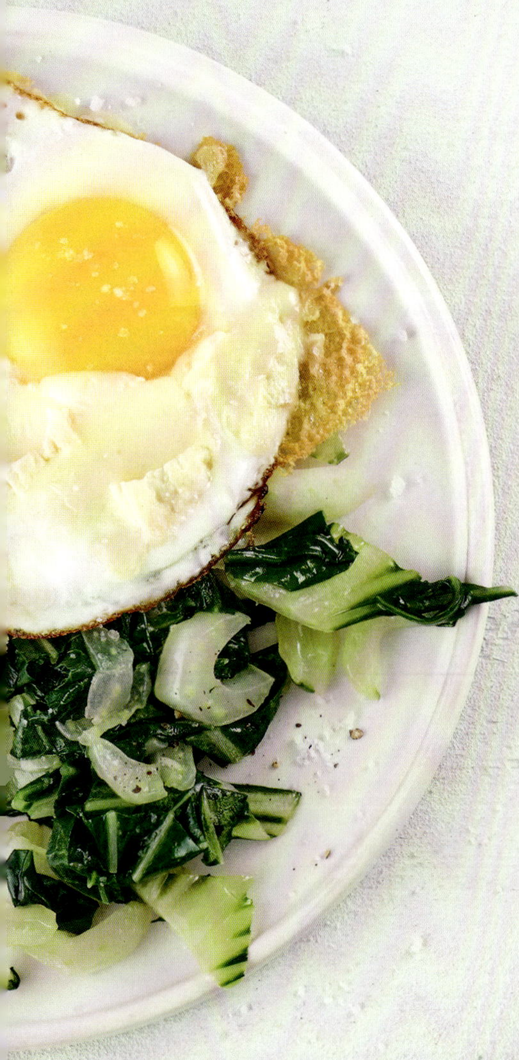

Frühstück: Spiegelei mit tobenden Mikroben

Für 2 Portionen

2 Eier • 50 g Ziegenkäse • 1 Pak-Choi • 2 EL Kimchi

- Eier in eine vorgewärmte Pfanne schlagen und Ziegenkäse darauf verteilen. Beim Braten darauf achten, dass das Eigelb flüssig bleibt. Grob geschnittenen Pak Choi neben den Eiern braten.

- Beides etwas salzen und mit Kimchi verzehren.

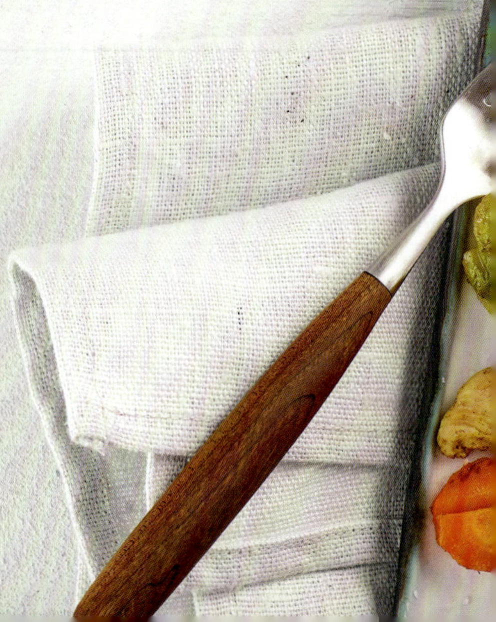

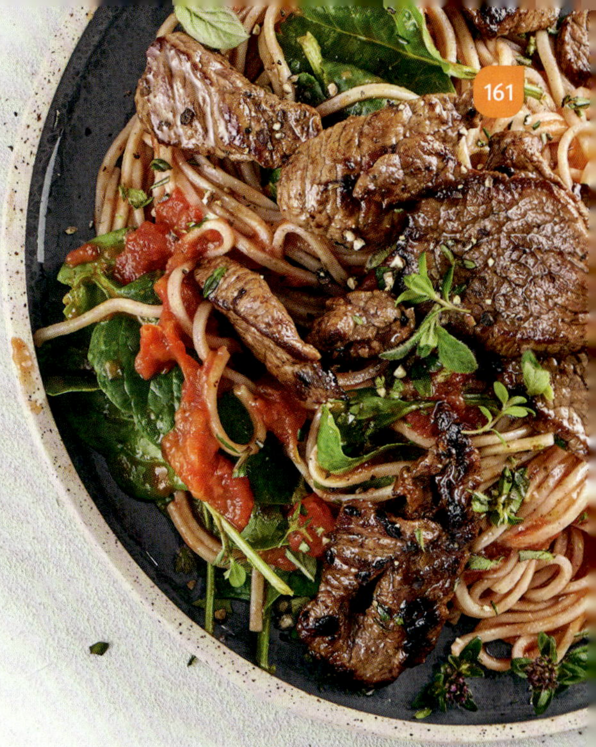

Mittagessen: Ofengemüse mit Huhn

Für 2 Portionen
1 Karotte • 1 Pastinake • 2 Kartoffeln • ½ Brokkoli • 1 Zucchini • 2 TL Olivenöl • 2 TL Ras-el-Hanout • 250 g Hähnchenbrust • 1 TL Zitronensaft

- Gemüse evtl. schälen, grob klein schneiden, auf einem Blech verteilen. Mit 1 TL Olivenöl besprenkeln und mit Ras-el-Hanout-Gewürzmischung würzen.

- Hähnchenbrust in Streifen schneiden und mit 1 TL Olivenöl, Zitronensaft und etwas von der Gewürzmischung marinieren. Über dem Gemüse verteilen. Alles etwas salzen und 25 Min. im Ofen backen.

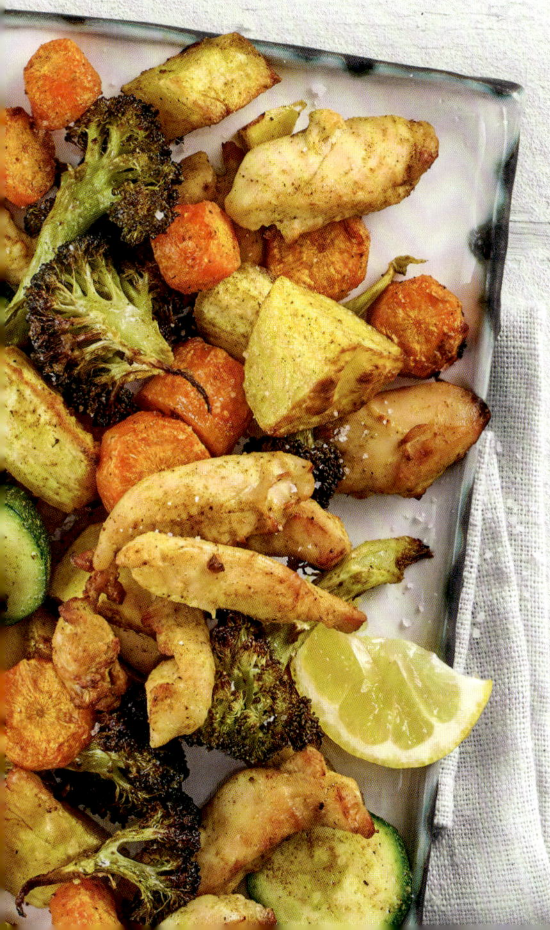

Abendessen: Buchweizennudeln mit Rind

Für 2 Portionen
125 g Soba (Buchweizennudeln) • 1 Glas Tomaten • ½ TL Glycin (muss nicht unbedingt sein, Tomaten profitieren aber immer von etwas Süße) • 2 TL Italienische Kräuter (TK) • Salz und Pfeffer • 200 g Rinderhüfte oder ähnliches • 1 TL Olivenöl • 150 g Babyspinat

- Nudeln nach Packungsanweisung kochen.

- Währenddessen die Tomaten aus dem Glas erhitzen und mit Kräutern und Salz abschmecken.

- Fleisch in Streifen schneiden, in Olivenöl scharf von allen Seiten anbraten, salzen und pfeffern.

- Nudeln abgießen und mit Spinat sowie Sauce mischen. Rindfleisch darauf geben und servieren.

Dienstag

Tagesplan

Du hast viel Neues gelernt und erfahren. Welche Tagesaufgaben haben dir besonders gut gefallen oder dich herausgefordert und was lässt sich für dich dauerhaft in deinen Alltag integrieren? Die Wenigsten haben Zeit, jeden Tag fünf Atemübungen und eine Meditation und zwei Achtsamkeitsübungen zu machen. Aber für zwei bis drei Dinge reicht es schon. Beachte dabei folgende Dinge:

- Mach es dir einfach. Verknüpfe deine neuen Gewohnheiten mit bereits bestehenden. Bereite alles so vor, dass es dir superleicht fällt. Stell zum Beispiel die Yogamatte neben den Fernseher, sodass sie dich immer an dein Fünf-Minuten-Sportprogramm erinnert. Belohne dich für erreichte Ziele und lege heute fest, was die Belohnung ist und wann du sie bekommst.
- Wenn du gerne Meditation und eine Atemübung unterbringen möchtest, aber nicht genug Zeit für beides hast, lege beide Aktivitäten ins gleiche fest verankerte Zeitfenster und wechsle sie ab.
- Wenn du technikaffin bist, kannst du dir einen Plan am Computer erstellen und diesen so attraktiv wie möglich gestalten. Wenn du – so wie ich – immer noch gerne etwas in der Hand hast und lieber mit deinen Händen gestaltest, nimm dir ein großes Blatt und schreibe den Plan da-

Tagesplan

6 Uhr	Aufstehen
6:05 Uhr	Kaffee mit Vitalpilzen (Seite 125) (wer keinen Kaffeevollautomaten hat, trinkt den Kaffee einfach zum Frühstück)
6:10 Uhr	2 Minuten High-Intensity-Intervall-Training, gefolgt von 2 Sonnengrüßen
6:15 Uhr	2 Minuten kalt duschen
6:30 Uhr	Frühstück und Morgenshake zubereiten und essen
7 Uhr	5 Minuten zu Fuß zur Arbeit gehen
12 Uhr	Spaziergang in der Sonne
12:10 Uhr	1 Minute High-Intensity-Intervall-Training
12:15 Uhr	1 Runde Wim-Hof-Atmung (Seite 145) oder 7 Minuten Meditation
13 Uhr	Mittagessen und kleiner Lactobacillus-reuteri-Joghurt (Seite 147) zum Nachtisch, plus Zinkeinnahme (Seite 144)
13:30 Uhr	30 Minuten Arbeiten mit Kühlpack (Seite 140) auf dem oberen Rücken
16 Uhr	letzte halbe Stunde Arbeit mit Infrarotlichtquelle (Seite 157)
17 Uhr	Abendessen (letzte Nahrungsaufnahme außer Abendtrunk)
18 Uhr	Training oder längerer Spaziergang
19 Uhr	Abendtrunk (Moon Milk, Seite 152, oder Lieblingstee)
19:30 Uhr	Blaulichtblockerbrille (Seite 155) aufsetzen beim Gebrauch des Smartphones
21 Uhr	gemütlich im Bett lesen
21:45 Uhr	Boxbreathing (Seite 151)
22 Uhr	Schlafen

rauf. Gestalte ihn optisch ansprechend und hänge ihn dir irgendwo so offensichtlich hin, dass du ihn mehrmals am Tag siehst und so an deine Maßnahmen erinnert wirst.

Ich hoffe, es ist klar geworden, dass viele Aktivitäten nur einen sehr kurzen Zeitraum erfordern und dass sie an feste Zeiten geknüpft sind. Wenn deine Tage unterschiedlich aussehen, so erstelle dir Pläne für mehrere Tagesabläufe.

Mittwoch

Trainingsplan

Wann möchtest du was machen? Reichen dir zwei kleine HIT-Einheiten am Tag und vielleicht einmal die Woche Yin Yoga, oder würdest du deinen Körper gerne mit mehr Bewegung unterstützen? Wenn du mit Krafttraining beginnen möchtest, solltest du dir idealerweise einen Trainer suchen, der dich im Erlernen und Umsetzen unterstützt. Das Training an Geräten im Fitnessstudio hat es ermöglicht, eine große Menge an Menschen gefahrenfrei trainieren zu lassen, effektiv ist es aber nicht, da nur sehr wenige Muskelgruppen angesprochen werden. Zudem ermöglicht dir ein Training mit dem eigenen Körpergewicht oder einer Kugelhantel ein ortsunabhängiges und abwechslungsreiches Training.

Wer wenig Zeit investieren möchte, dem sei das Buch »12 Minuten pro Woche« von John Little und Doug McGuff ans Herz gelegt.

Aber selbst wenn du nur bei den kurzen Einheiten bleibst, solltest du dir einen Plan erstellen, was du wann machen möchtest. Lege zum Beispiel für jeden Tag eine Übung fest. Versuche Übungen, die vor allem für den Oberkörper sind (zum Beispiel Liegestütze) und Übungen, die vor allen für den Unterkörper sind, abzuwechseln. Erstelle dir eine Tabelle, in der du jeden durchgeführten Tag abhaken kannst, um dich zusätzlich zu motivieren und lege eine Belohnung fest, wenn du es eine Woche lang geschafft hat, jeden Tag abzuhaken.

Ärgere dich aber auch nicht, wenn mal ein Tag vergeht, wo dein Training einfach nicht in den Tagesablauf passen wollte, sondern mache einfach am nächsten Tag weiter. Sich selbst kleinzumachen und zu bestrafen ist niemals hilfreich und völlig unnötig. Denk immer daran, wie viele Stunden du am Ende des Jahres mit Training verbracht haben wirst, selbst wenn es nur jeden zweiten Tag zehn Minuten sind.

Donnerstag

Supplement-Plan

Wenn es um Nahrungsergänzungsmittel geht, hört man immer wieder den Satz: »Aber früher ging es doch auch ohne.« Hieran ist leider einiges nicht korrekt, womit wir uns im Folgenden auseinandersetzen wollen.

Es ist richtig, dass in Zeiten der Jäger und Sammler die Menschen eine nahezu optimale Nährstoffversorgung hatten, was sich auch in einer perfekten Knochengesundheit, starken Kiefern mit geraden Zähnen und einem überaus gesunden Habitus widerspiegelte. Einige Forscher, wie die Amerikaner George Catlin und Weston Price, sammelten sehr gute Daten hierzu. Die dennoch geringere Lebensdauer basierte auf Unfällen, Kämpfen und Infektionskrankheiten. Bereits mit dem Beginn der Agrarrevolution veränderte sich dies drastisch. Schon hier litten die Menschen unter zum Teil erheblichem Nährstoffmangel und deutlich schlechterem Gesundheitszustand. Durch die extreme Ausnutzung der Böden hat sich dies in den letzten Jahren stark verschärft. Wissenschaftler gehen davon aus, dass wir, wenn wir so weitermachen wie bisher, nur noch 60 Ernten erzielen können, bevor die Böden endgültig so ausgelaugt sind, dass man keine weiteren Erträge mehr erzielen kann. Die Daten wurden für Nordamerika ermittelt, es sieht aber überall auf der Welt nicht gut aus. Zwar finden sich durch den zugefügten Dünger auch Nährstoffe in unserer Nahrung, aber es fehlt an über 20 zum Teil essenziellen Nährstoffen, die im Dünger nicht enthalten sind und in den ausgelaugten Böden nicht mehr vorkommen. Hierzu kommt, dass Menschen, die unter chronischer Entzündung oder sogar einer chronischen Erkrankung leiden, einen Nährstoffbedarf haben, der weit über dem eines völlig gesunden Menschen liegt. Daher kann man hier auch nicht die Empfehlungen der Ernährungsgesellschaften annehmen.

Ich selbst führte meine erste Mineralstoffanalyse durch, nachdem ich mich bereits zwei Jahre strikt nach der Paleo-Diät, dazu bio und nährstoffdicht ernährte. Dennoch waren fast alle meine Werte im roten Bereich. Eine Auffüllung der vielen Mängel, unter denen ich zu Beginn meines Heilungsweges litt, war auf jeden Fall ein wichtiger Baustein.

Bei der Entscheidung für Nahrungsergänzungsmittel gilt zudem, man sollte sie immer nur in so hoher Dosis nehmen, dass keine Überdosierungen zu erwarten sind. Auf der Packung von Nahrungsergänzungsmitteln steht immer nur eine so hohe Dosis, dass auch ohne Kontrollen keine Überdosierung zu erwarten ist. Individuell und bei nachgewiesenen Mängeln müssen zum Teil Dosen genommen werden, die bei einem zehnfachen der empfohlenen Dosis liegen. Aber ohne Kontrolle muss man mit bestimmten Nahrungsergänzungsmitteln vorsichtig sein. So hatte ich schon Patienten, deren massiver Haarausfall von einer selbstzugefügten Selenvergiftung oder deren Herz-Rhythmus-Störungen vom langfristig substituierten Kalium kamen. Eine Mineralstoffanalyse im Vollblut (hier sind auch die Immunzellen enthalten, was wichtigen Aufschluss über die Versorgung des Körpers insgesamt gibt) kostet ca. 65 Euro und sollte meiner Meinung nach einmal im Jahr »drin« sein, um vernünftig für seinen Körper sorgen zu können.

Hier mein optimaler Supplementplan, aus dem du dir die Dinge raussuchen darfst, die für dich am besten passen und nötig sind.

Morgens

- Antioxidanzien-Blend als Mischung aus allem, was die Natur so hergibt (zum Beispiel Antioxidantien-Mix von Sunday naturals oder Polyphenol Komplex von Supplementa)
- 1000 mg Kurkuma in Kombination mit Pfeffer, Zimt und Ingwer
- 15–30 mg Zink
- Multivitaminkomplex mit aktivierten B-Vitaminen und ohne synthetische Folsäure (es sollte Methylfolat drin sein)
- Omega-3-Fettsäuren aus Algen, mindestens 1000 mg EPA und DHA
- Vitamin D_2 und K_2: 3000IE im Sommer, 10000IE im Winter pro Tag

Abends

- Omega-3-Fettsäuren aus Algen, mindestens 1000 mg EPA und DHA
- 100 mg Niacin (bis zu 1000 mg bei Problemen mit den Blutfetten)
- 400–800 mg Magnesium (bei Durchfall reduzieren): Hier sollte idealerweise ein Mix aus verschiedenen Magnesiumarten genommen werden, da diese viel besser aufgenommen werden.

Dies ist mein absolutes Minimum an Nahrungsergänzungsmitteln, das zumindest dafür sorgt, dass die Spiegel nicht immer schlechter werden. Wenn bereits Mängel bestehen, wird die Einnahme nicht ausreichen, diese aufzufüllen. Dies sollte aber unter Kontrolle passieren.

Da Nahrungsergänzungsmittel kaum Kontrollen unterliegen, sollte auf Qualität geachtet werden. Es bringt wenig, bei einem günstigen Anbieter zu kaufen, wenn die Qualität minderwertig und die Aufnahme schlecht ist. Zudem sollten die Kapseln so wenig Gleitmittel, Binder und Ähnliches enthalten, wie möglich. Dies ist oft ein Problem bei verschreibungsfähigen Mitteln. Da sie mit diesen Beistoffen zugelassen wurden, würde eine Verbesserung der Rezeptur eine Neuzulassung als Arzneimittel nötig machen, was mit erheblichen Kosten verbunden wäre. Daher bekommt man die weit besseren Nahrungsergänzungsmittel oft außerhalb der Apotheke.

Individuell kann diese Liste um unzählige Stoffe ergänzt werden. Wer weniger über die Nahrung machen möchte, kann zum Beispiel Brokkoliextrakt, Astaxanthin, Di-Indolyl-Methan und anderes in Kapselform ergänzen.

Freitag

Langzeitplan

Um langfristig an etwas dran zu bleiben, braucht man eine Vision, auf die man hinarbeitet. Diese sollte mit so vielen Emotionen wie möglich verknüpft sein. Also nicht: »Ich möchte gesünder sein«, sondern »Ich möchte gesünder sein, damit ich mit meinen Kindern draußen toben kann.« Für mich war es die Vision, wieder so fit zu sein, dass ich problemlos auch über Tage wandern und Zeit in der Natur verbringen kann, da ich immer davon geträumt habe, eine Langstreckenwanderung zu machen. Das Bild von mir auf einem Gipfel, wieder fit, schlank und gesund, hat mich immer dann motiviert, wenn ich einen Rückschlag hatte. Denn Rückschläge wird es geben. Das lässt sich gar nicht vermeiden. Der Weg in Richtung Wohlbefinden ist leider keine gerade Linie, sondern ein beständiges Auf und Ab. Daher setze dich heute hin und überlege dir ganz genau, was deine Visionen hinsichtlich deines körperlichen Zustandes sind. Wo möchtest du in einem Jahr sein, wo in fünf Jahren und in welchem Zustand möchtest du deinen Lebensabend verbringen? Was wirst du tun, wenn diese Visionen eintreffen und was hoffst du, wie du dich dann fühlen wirst? Schreibe all das auf und hinterlege es an einem Ort, an dem du es oft siehst. Lies den Text so häufig wie möglich und visualisiere den Zustand für dich, als wäre er bereits eingetroffen. Am besten, du nimmst dann in diesem Gefühl eine bestimme Körperhaltung ein. Über die Zeit verankert dein Körper das Gefühl mit dieser Haltung, sodass du es nur durch Einnehmen dieser Haltung zurückrufen kannst. Wann immer es dir schwerfällt, dich an deine Pläne zu halten, denke an deine Vision und dein Ziel, nimm die entsprechende Körperhaltung ein

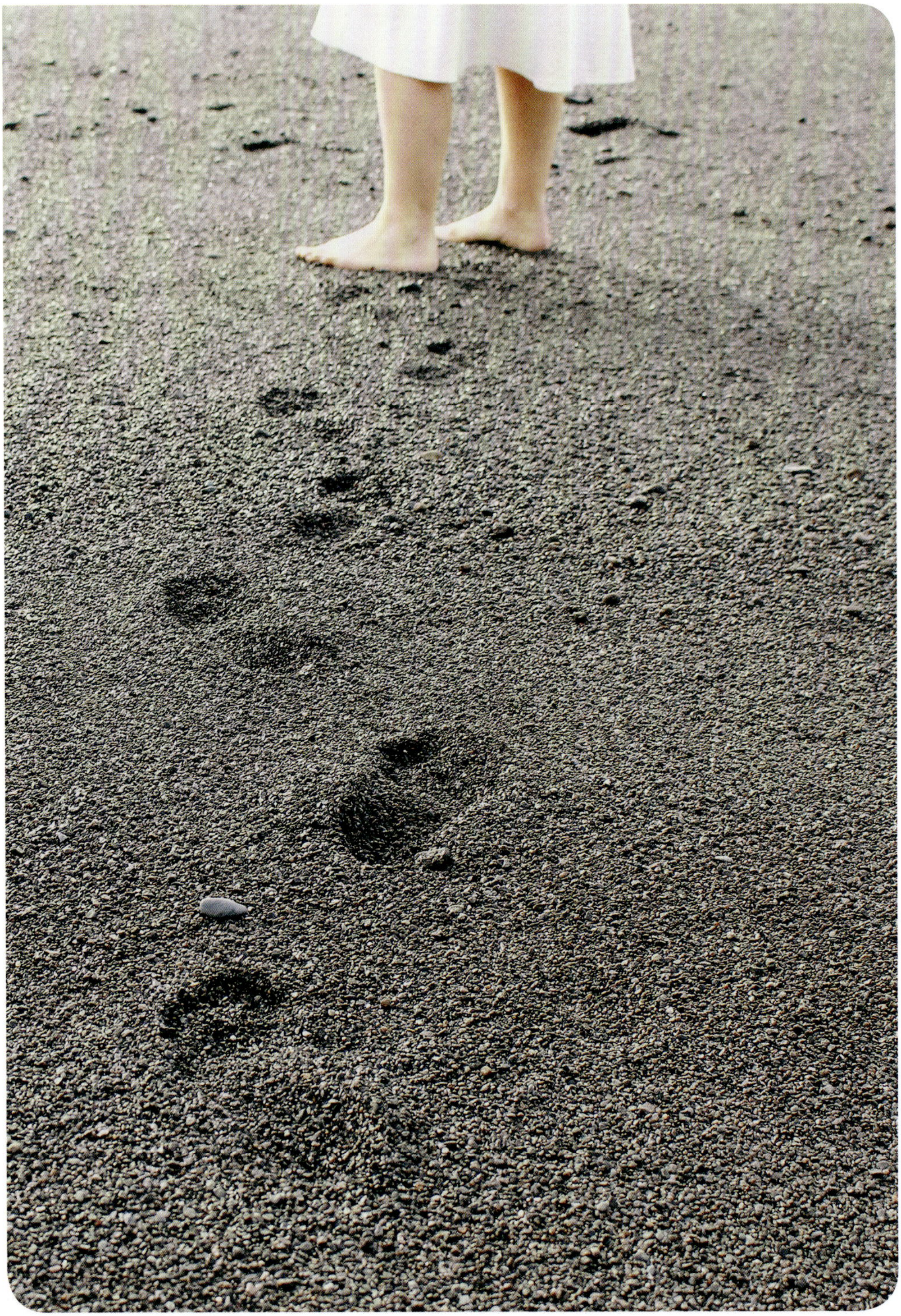

und lass dich neu motivieren. In Phasen von Inkonsequenz sei nett zu dir selbst, bestrafe dich nicht, sondern versuche, so schnell wie möglich zu deinem Plan zurückzukehren.

Samstag

Die Erde spüren

Noch vor gar nicht allzu langer Zeit gab es heftige Debatten in der Wissenschaft, ob der Mensch nun als elektrischer oder chemischer Organismus zu betrachten sei. Am Ende hat sich die chemische Idee durchgesetzt. Leider ist dadurch in starkem Maße das Wissen verloren gegangen, dass wir auch elektrisch sind, und alle Vorgänge in unserem Körper durch die Aktionspotenziale zwischen den Nervenzellen hervorgerufen werden. Dementsprechend sind wir sehr empfindlich auf elektrische Einflüsse. Wer schon mal die Füße in der warmen Erde vergraben hat und sein Gesicht in die Sonne gehalten hat, weiß wahrscheinlich auch so instinktiv, dass etwas dran ist am »Erden«.

Es ist noch gar nicht so lange her, dass Schuhwerk ausschließlich den Reichen und Adligen vorbehalten war. Die Bauern liefen fast das ganze Jahr barfuß und nur wenn es frostig wurde, griff man auf Holzschuhe zurück. Dadurch bestand das ganze Jahr Kontakt zur Erde. Diesen haben wir heute leider fast vollständig verloren und es gibt eine ganze Menge Menschen, die jeden Kontakt der Füße mit der Erde als schmutzig und eklig empfinden. Meine Kinder laufen am liebsten barfuß, aber es brauchte sehr viel Durchsetzungskraft gegenüber Erzieherinnen und der Oma, die dieses Verhalten für ungesund hielten.

Kontakt zum elektrischen Feld der Erde verbessert unsere Physiologie auf der tiefsten Ebene, vermindert Entzündung und verbessert alles, worüber wir in diesem Buch gesprochen haben. Dementsprechend finde ich es angemessen, dass die vorletzte und nahezu abschließende Aufgabe in diesem Buch sich diesem Thema widmet. Eine Metaanalyse aus dem Jahr 2019 trug alle Studien zusammen, die es bisher zu dem Thema gab und kam zu dem eindeutigen Schluss: Erden funktioniert, ist so viel mehr als nur eine spirituelle Idee und darf in keinem ganzheitlichen wissenschaftlichen Konzept fehlen.

Deine Aufgabe heute ist also: Spür die Erde. Leg dich draußen mit so viel nackter Haut wie möglich auf den Boden. Erarbeite dir dann ein Konzept, wie du in Zukunft so oft wie möglich barfuß unterwegs sein kannst.

Sonntag

Abenteuer

Das Hormon, nach dem wir alle streben und das uns wirklich glücklich macht, ist Dopamin. Gutes Essen erzeugt Dopamin, aber auch das Sehen bunter Farben, aufregender Sex, bestandene Aufgaben und unendlich viel mehr. Versuche an Ratten haben gezeigt, dass diese in einer absolut reizarmen Umgebung ohne Gesellschaft und Ablenkung einem bereitgestellten dopaminausschüttenden Suchtmittel komplett verfallen, bis sie darüber sogar das Fressen vergessen und schließlich sterben. Diese Studien werden gerne herangezogen, um die entsprechenden Drogen fatalistisch zu verteufeln und die aktuelle Verbotspolitik zu begründen. Dabei werden die weiterführenden Studien, bei denen den Ratten in einem kleinen Ratteneldorado mit reichlich Sexpartnern, Spielgeräten,

Abenteuer und Ablenkung der gleiche Stoff zur Verfügung gestellt wurde, jedoch ignoriert. Die Ratten in diesem Szenario probierten die Drogen ein-, zweimal, widmeten sich dann aber wieder den wesentlich spannenderen realen Dopaminaktivitäten.

Ähnliches konnte man auch bei heimkehrenden amerikanischen Soldaten aus Afghanistan beobachten. Aufgrund der hohen Verfügbarkeit der Droge und den schrecklichen Umständen ihres Aufenthaltes und der zum Teil unerträglichen Langeweile, kehrte ein hoher Prozentsatz heroinabhängig zurück. So lange sie zu Hause aber ein lebenswertes und spannendes Leben erwartete und sie nicht schwer traumatisiert waren, schafften sie es problemlos, damit aufzuhören und hatten auch kein Bedürfnis mehr nach der Droge. Leider galten die oben genannten Bedingungen für viele nicht, weshalb es dennoch ein großes Problem darstellte. Aber ich hoffe, es wird klar, worauf ich hinauswill: Wenn unser Leben selbst genug Abenteuer beinhaltet, müssen wir unsere Befriedigung nicht in Süßem und Frittiertem suchen. Wenn wir wieder entdecken, wie belohnend Bewegung sein kann, werden wir dieser gerne nachgehen. Deine Aufgabe für heute ist also: Plane ein Abenteuer. Und idealerweise setzt du es gleich heute um. Hier folgen ein paar Beispiele.

- Einsteiger
  - einen Spieleabend mit Freunden machen
  - etwas essen gehen, das man noch nie gegessen hat
  - eine neue Sportart testen
  - ein Museum besuchen
  - nachts baden gehen
  - eine Nachtwanderung im Wald machen
  - einen Abschnitt vom Jakobsweg wandern (der ist echt überall)
  - einen Geocache finden
  - in irgendeinen Bus einsteigen, bis zur Endstation fahren und dort die Gegend erkunden
  - ein Meetup (Empfehlungen, Seite 171) in deiner Stadt zu einem dir völlig fremden Thema besuchen
- Fortgeschrittene
  - in einem Windkanal fliegen
  - einen Gipfel besteigen
  - draußen schlafen oder erst mal im eigenen Garten
  - Schnorcheln oder Tauchen gehen
  - eine Höhle besuchen
  - eine Stadtführung in der eigenen Stadt machen
  - ein Feuer anzünden und eine Mahlzeit darauf zubereiten
  - einen Tag barfuß gehen
- Extrem
  - Fallschirmspringen
  - Gleitschirmfliegen
  - surfen lernen
  - Outdoor Survival Camp besuchen
  - einem Fluss bis zu seiner Quelle folgen (nicht zu weit weg beginnen)
  - 100 km wandern (egal wohin)
  - ein Boot mieten und in den Sonnenuntergang fahren

Da sollte für jeden etwas dabei sein. Die wichtige Botschaft ist: Wir sind nicht dafür gemacht, tagein, tagaus am gleichen Schreibtisch mit der gleichen Aussicht zu sitzen und uns kaum zu bewegen. Trau dich und genieße wieder Abenteuer und Neugierde.

Ein Wort zum Schluss

Wir haben uns unendlich weit von der Lebensweise entfernt, für die wir einmal vorgesehen waren. Dies birgt große Risiken und Probleme in sich. Viele Wissenschaftler gehen davon aus, dass die heutige Generation an Kindern eine geringere Lebenserwartung haben wird als ihre Eltern, da die Menge an Zivilisationskrankheiten so stark zunehmend ist. In diesem Buch habe ich die Gründe dafür dargelegt, aber hoffentlich auch klargemacht, dass es keine großen, unglaublich zeitaufwendigen Veränderungen braucht, um dies zu verändern, sondern ganz viele kleine. Viele davon tragen auch noch dazu bei, unseren Planeten zu einem besseren Ort zu machen. Sie sorgen dafür, dass er noch lange einen Lebensraum für uns bietet.

Ich hoffe, die letzten vier Wochen haben dir Spaß gemacht und dich motiviert, weiterzumachen. Ganz wichtig ist es in diesem Zusammenhang, Menschen zu finden, die ähnliche Ziele verfolgen wie man selbst. Gerne bist du eingeladen, auch meinem Weg in den sozialen Medien zu folgen, damit wir ein Stück zusammen gehen können. Ich wünsche dir viel Freude und Energie in einem neuen, giftärmeren und energiereicheren Leben.

Danksankung

Ich danke dem Team des TRIAS Verlags, vor allem Uta Spieldiener und Kathrin Hage sowie meiner großartigen Lektorin Gabriele Gaßmann für ihre geduldige und tolle Unterstützung bei diesem Projekt.

Und ich danke all meinen Followern, meinen Patienten und meinen Lesern für ihr Vertrauen und stetigen Input, ohne den mein Weg nicht möglich gewesen wäre.

Meine Maria, Ximena, Marc, Fabi, Mira, Tim Ruth, Max, Felix, Judith, Douve, Josi, Nico und Michaela danke ich für ihren Input und ihre HIlfe. Meinen wundervollen Mitarbeitern für ihre Geduld und Struktur in meinem Leben. Vor allem Karo für ihre Hilfe beim Korrekturlesen. Meinen wundervollen Kindern für ihr Verständnis. Meinem Literaturkreis für ihren Zuspruch. Meiner Mutter und ihrem Mann Herbert für ihre Hilfe und Kinderbetreuung sowie meinem Partner Julian, der jeden Überarbeitungsanfall und jedes neue Projekt mit mir trägt.

Stichwortverzeichnis

A
Abendessen 153
Abendtrunk 151
Acrylamide 101
Affirmationen 124
Atemübungen 87, 127, 139, 145, 151
Atmung 86
– Immunsystem 93
– Nervensystem 91
Aufstehzeit 123
Augentraining 128
Autophagie 132

B
Betacarotine 107
Bewegung 133, 140
Blaulicht 155
Boxbreathing 151

C
Chloropropanol 101
Cholesterin 33
Chronotypen 49
– Taktgeber 51

E
Entzündung, akute 14, 25
Entzündung, stille 28
– Diagnostik 30
– Entstehung 30
– Ursachen 29
Entzündung, subakute 14
Erlebnistagebuch 131
Essenplan 158
Essenszeiten 132

F
Fasten, intermittierendes 133
Fermente 104
Fette 95
– Fettbalance 95
Fettgewebe 73
Flavonoide 104
Frühstück 124, 128

G
Gewichtsverlust 75
Gewürze 106
Giftstoffe 81
– Check 125
– lipophile 82
– Schimmelpilzgifte 84
– Schwermetalle 81
Glycin 106

H
Handygebrauch 139, 142
Histamin 98
Hypothalamus 37
Hypothalamus-Hypophysen-Nebennierenrinden-Achse 41
– Test 41

I
Immunsystem 14
– Antikörper 23, 24
– Atmung 93
– Entzündungsmediatoren 25
– Hormesis 27
– MHC-Komplex 23
Immunsystem, angeborenes 16
– Komplementsystem 21
Immunsystem, erworbenes 17
Infrarotlicht 157
Insulinresistenz 39

K
Kältekammern 109
Kältetherapie 108, 130
– Kontraindikationen 116
– lokale 140
Kneipp, Sebastian 109
Koffein 69
Kortisol 36
Krafttraining 79
Kreuzblütler 106
Kryotherapie 108, 130
– Kontraindikationen 116

L
Lektine 101
Licht, Infrarotlicht 157

M
Massage 154
Meditation 142
Melanopsin 52
Melantonin 152
Mitochondrien 34, 113
Mittagessen 135
Mittagspause 135
Morgenroutine 131
Morgensport 128
Muskelmasse 77
Muskelschwund 80
Myokine 79

N
Nahrungsergänzungsmittel 163
Nahrungsmittel
– antientzündliche 103
– entzündliche 94
Nebennierenrindenfunktionstest 41
NO/ONOO-Zyklus 46
Nucleus suprachiasmaticus 53

O
Omega-3-Fettsäuren 103
Omega-6-Fettsäuren 103
Orexinsystem 58
Oxalat 99
Oxytocin 145

R
Rhythmen
– chronologische 61
– circanullar 60
– circaseptane 59

S
Schimmelpilzgifte 84
Schlaf 62
– Non-REM-Schlaf 64
– REM-Schlaf 66
– Schlafbedarf 71
– Schlafenszeit 149
– Schlafhelfer 68
– Schlafstörung (Insomnie) 69
– Schlaftypen 63
– Schlafzimmer 149
Schütteln 131
Schwermetalle 81
Siesta 143
Stärke 96
Steroidhormonabbau 35
Steroidhormone 33
Strahlung 154
Stress, Atmung 86
Stress, chronischer 32, 36
– Kortisol 36
Stresshormonabbau 42
Supplement-Plan 163
Süßstoffe 100

T
Tagesplan 162
Tagesrhythmus, biologischer 48
Telomere 31
Trainingsplan 163
Trauma 32

U
Übergewicht 74
Übertraining 80

V
Vitalpilze 125

W
Wim-Hof-Atmung 145

Z
Zink 144
Zucker 96

Verwendete und weiterführende Literatur

Ein umfangreiches Literaturverzeichnis findest du unter https://extras.thieme.de/trias.htm.

Empfehlungen von Dr. Simone Koch

Im Folgenden findest du weitere Anregungen

Auf meiner Webseite https://www.drsimonekoch.de/AEP findest du:

- Produktvorschläge, die für ein entzündungsarmes Frühstück nützlich sein können
- Bezugsquellen für Rindertalg
- entsprechende Produkte für die lokale Kälteanwendung
- Quellen für Boxbreathing-Apps
- Vorschläge und Quellen für eine Tiefenmassage

Wen interessiert, was ein Meetup ist, wird hier fündig: https://www.meetup.com

Bibliografische Information der Deutschen Nationalbibliothek
Die Deutsche Nationalbibliothek verzeichnet diese Publikation in der Deutschen Nationalbibliografie; detaillierte bibliografische Daten sind im Internet über http://dnb.d-nb.de abrufbar.

Programmplanung: Uta Spieldiener
Projektmanagement: Kathrin Hage
Redaktion: Gabriele Gaßmann
Bildredaktion: Christoph Frick

Umschlaggestaltung und Layout:
CYCLUS · Visuelle Kommunikation, Stuttgart

Bildnachweis:
Umschlagfoto und Bild S. 3: Alicia Kassebohm
S. 4/5, 6, 9, 55, 58, 111, 129, 143, 153, 156, 166: Julian Gunkel
S. 12/13, 45, 65, 78, 105, 118/119, 126, 134, 141: Alicia Kassebohm
S. 160/161: Rogge & Jankovic, Köln
Zeichnungen: Susi Schaaf, Bellheim

1. Auflage 2021

TRIAS Verlag in Georg Thieme Verlag KG
Rüdigerstraße 14, 70469 Stuttgart, Germany
www.trias-verlag.de

Printed in Germany

Satz und Repro: Fotosatz Buck, Kumhausen
Druck: Westermann Druck Zwickau GmbH, Zwickau

Gedruckt auf chlorfrei gebleichtem Papier

ISBN 978-3-432-11318-0 1 2 3 4 5 6

Auch erhältlich als E-Book:
eISBN (ePub) 978-3-432-11319-7